全国药学、中药学类专业实验实训数字化课程建设

药品分析检验实验操作技术

YAOPIN FENXI JIANYAN SHIYAN CAOZUO JISHU

（第2版）

主编　张海丰　杜学勤

手机扫描注册
观看操作视频
一书一码

北京科学技术出版社

图书在版编目（CIP）数据

药品分析检验实验操作技术/张海丰，杜学勤主编．－2版．－北京：北京科学技术出版社，2019.6
全国药学、中药学类专业实验实训数字化课程建设
ISBN 978-7-5714-0348-5

Ⅰ.①药…　Ⅱ.①张…②杜…　Ⅲ.①药物分析－实验－高等职业教育－教材②药品检定－实验－高等职业教育－教材　Ⅳ.①R917-33②R927.1-33

中国版本图书馆 CIP 数据核字（2019）第 117774 号

药品分析检验实验操作技术

主　　编：张海丰　杜学勤
策划编辑：曾小珍　张　田
责任编辑：宋　玥
责任校对：贾　荣
责任印制：李　茗
封面设计：铭轩堂
版式设计：崔刚工作室
出 版 人：曾庆宇
出版发行：北京科学技术出版社
社　　址：北京西直门南大街 16 号
邮政编码：100035
电话传真：0086-10-66135495（总编室）
　　　　　0086-10-66113227（发行部）　0086-10-66161952（发行部传真）
电子信箱：bjkj@bjkjpress.com
网　　址：www.bkydw.cn
经　　销：新华书店
印　　刷：河北鑫兆源印刷有限公司
开　　本：787mm×1092mm　1/16
字　　数：350 千字
印　　张：14
版　　次：2019 年 6 月第 2 版
印　　次：2019 年 6 月第 1 次印刷
ISBN 978-7-5714-0348-5/R · 2643

定　　价：56.00 元

全国药学、中药学类专业实验实训数字化课程建设

总 主 编

张大方

长春中医药大学、东北师范大学人文学院　教授

方成武

安徽中医药大学　教授

张彦文

天津医学高等专科学校　教授

张立祥

山东中医药高等专科学校　教授

周美启

亳州职业技术学院　教授

朱俊义

通化师范学院　教授

马　波

安徽中医药高等专科学校　教授

张震云

山西药科职业学院　教授

编者名单

主　编　张海丰　杜学勤

副主编　王蕾蕾　纪从兰　孙仁爽　王　庆

编　者　（按姓氏笔画排序）

王　庆（亳州职业技术学院）

王　蓉（亳州职业技术学院）

王迪涵（东北师范大学人文学院）

王蕾蕾（山东中医药高等专科学校）

孙仁爽（通化师范学院）

纪从兰（安徽中医药高等专科学校）

杜学勤（山西药科职业学院）

张府君（山西药科职业学院）

张海丰（通化师范学院）

张黎娟（亳州职业技术学院）

范婷婷（通化市专利管理局）

郝晶晶（山西药科职业学院）

曹　雯（浙江医药高等专科学校）

戴　胜（安徽中医药高等专科学校）

总前言

为贯彻教育部有关高校实验教学改革的要求,即"注重增强学生实践能力,培育工匠精神,践行知行合一,多为学生提供动手机会,提高解决实际问题的能力",满足培养应用型人才的迫切需求,我们组织全国20余所院校的优秀教师、行业专家启动了"全国药学、中药学类专业实验实训数字化课程建设"项目。

本套教材以基本技能与方法为主线,归纳每门课程的共性技术,以制定规范化操作为重点,将典型实验实训项目引入课程之中,这是本套教材改革创新点之一;将不同课程的重点内容纳入综合性实验与设计性实验,培养学生独立工作的能力与综合运用知识的能力,体现了"传承有特色,创新有基础,服务有能力"的人才培养要求,这是本套教材改革创新点之二;在专业课实验实训中设置了企业生产流程、在基础课中设置了科学研究案例,注重课堂教学与生产、科研相结合,提高人才培养质量,改变了以往学校学习与实际应用脱节的现象,这是本套教材改革创新点之三;注重培养学生综合素质,结合每门课程的特点,将实验实训中的应急处置纳入教材内容之中,提高学生的专业安全知识水平与应用能力,将实验实训后的清理工作与废弃物的处理列入章节,增强学生的责任意识与环保意识,这是本套教材改革创新点之四。

该系列实验教材,经过3年的使用,反响很好,解决了以往教与学的关键问题,同时也发现有些实验需进一步规范化、有些实验内容需进一步优化。在此基础上,我们开展了对纸质教材配套视频的摄制工作。将纸质教材与教学视频相结合,将更有利于突出实验的可视性,使不同学校充分利用这一教学资源,提高教学质量,这是本教材的又一特点。

教学改革是一项长期的任务,尤其是实验实训教学,更需要在实践中不断探索。对本套教材编写中可能存在的缺点与不足,恳请各位读者在使用过程中提出宝贵意见和建议,以期不断完善。

张大方

2019 年 2 月

前　言

　　《药品分析检验实验操作技术》(第2版)作为"全国药学、中药学类专业实验实训数字化课程建设"项目之一,紧紧围绕医药企业的工作实际和药品监督管理部门质量检测的具体要求,根据药品分析的基本工作流程而编排。教材内容由浅入深,由点到面,部分内容与全国食品药品类职业院校"药品检测技术"职业技能大赛有机衔接,并同步进行了数字化资源建设,在其中补充了实验操作视频,实现立体化教学,有助于学生对药品实际检测操作过程的理解和掌握,从而使其更加适应药品质检等岗位的工作要求。

　　本教材内容在第1版的基础上进行了适当调整,内容的更新比例在50%左右,分为上、下两篇,包括5个章节、参考文献与附录。上篇为药品分析检验的基础知识、基本技能训练与专项技能训练。基础知识部分系统地介绍了实验室的安全与管理,样品的采集、制备与保存,记录与报告书的书写要求、有效数字和数值的修约以及药典的查阅方法;基本技能训练部分对常用玻璃仪器、分析天平以及溶液配制的基本操作,分别以具体实验项目的方式展现,便于学生理解和掌握;专项技能训练部分,按照药物分析的三大步骤,即鉴别、检查与含量测定展开,安排多个实用性强、适于学生操作的项目,以强化理论知识的实际应用。下篇为综合性与设计性实验,目的是通过此部分的训练,使学生能够依据药品标准,独立、系统地完成待检测药品的质量分析,培养学生综合分析问题和解决问题的能力。本教材可作为药学及相关专业的实验实训教材,也可作为药学工作者的参考书籍。

　　本教材的编写得到北京科学技术出版社的大力支持,以及各位再版编者和所在院校的配合,在此一并表示衷心的感谢!

　　由于编者水平所限,书中难免会有不妥或疏漏之处,恳请专家和读者提出宝贵的意见,我们一定虚心接受并改正,以便进一步修订和完善。

编　者

2019 年 2 月

目　录

上篇　基础知识与技能训练

下篇　综合性与设计性实验

上　篇

基础知识与技能训练

第一章　基础知识

药品分析检验实验实训是学习药物检测技术的重要组成部分,是药品质量与安全专业必修课程。学生通过本实验实训的学习,可加深对药物检测技术的基本原理、基础知识的理解,正确掌握药物检测技术的基本操作技能,提高观察、分析和解决问题的能力,使学生树立全面控制药物质量的观念,培养良好的实验习惯、严谨细致的科学态度,以及实事求是、认真负责的职业道德和工作作风,强化学生的环保意识和安全意识,为今后个人的可持续发展打下良好的基础。

第一节　实验实训须知

为了保证实验实训的安全操作和顺利进行,创造实验实训室的良好环境,维护精密仪器正常运行,节约实验实训耗材,实验实训时必须遵守下列规定。

一、实验实训前的准备

(1)了解实验实训室的安全守则,熟悉常用仪器设备的使用方法,了解所用药品和试剂的毒性及相关物理、化学性质,特别是要了解危险化学药品使用与保存的一般知识,熟悉消防器材的放置地点和使用方法,做好自身防护措施,避免事故的发生。

(2)认真做好实验实训前的预习,明确实验实训的目的、工作任务,掌握分析方法,掌握仪器的工作原理,熟悉实验实训的内容和操作步骤,熟悉实验实训的注意事项,写出实验实训预习报告,做到心中有数。

二、实验实训检验过程中

(1)必须严格遵守实验实训室守则,穿好实验服方可进入。遵守课堂纪律,按时出勤,服从实验实训指导教师的管理。

(2)实验实训开始前,检查玻璃仪器是否完整无损,是否干净、干燥,仔细检查仪器设备的安装是否良好,运行状态是否正常,药品、试剂的种类与数量是否与需要相符。在指导教师检查并同意后方可开始进行实验实训。

(3)实验实训过程中要保持安静,严禁互相打闹和大声喧哗,严禁在实验实训室内饮食或存放与实验实训无关的个人物品。

(4)实验实训过程中严格按照检验标准的操作规程和仪器、设备的标准操作规程进行操作,积极思考,仔细观察,遇到问题要学会运用所学的知识及时找出原因,并采取有效的措施加以解决。不能处理的问题应及时报告指导教师协助解决。实验实训进行期间,不可擅自离开。

(5)实验实训过程中所用的药品和试剂,必须严格按规定量正确取用,节约药品和试剂,不得随意散失、遗弃;取出的药品和试剂不可再倒回原瓶中;取用完毕,应立即盖上瓶塞,放回原处,以免试剂被污染或挥发。

(6)认真做好实验实训记录。实验实训记录应记在专用的记录本上,记录的数据和计算结果的有效数字应与分析的准确度相适应。

(7)在接触有毒有害物品时,应佩戴适当的手套、护目镜、面罩、防毒面具及其他合适的保护装置,并且应在通风橱内处理有毒、易燃或会产生气体的化学品。

(8)使用大型精密仪器,应在指导教师示范并征得指导教师的同意后,方可进行。

(9)始终保持实验实训室的整洁,所用仪器、药品的放置要合理、有序,实验实训时做到台面、地面、水槽和仪器整齐、干净。应及时清理纸屑和破损的玻璃器具,不得随意丢弃,禁止使用破损的玻璃器具。不能将固体废弃物品丢入水池,以免造成堵塞。废酸、废碱以及使用过的有机溶剂应倒入规定的废液缸,并做必要的减毒处理,不得倒入水池。

三、实验实训结束后

(1)实验实训完毕,及时清洗仪器,将洗净的仪器放回指定位置,整理实验实训室的药品和试剂,对实验实训的台面、地面进行清扫,协助指导教师整理公共器材,清理废弃物桶。

(2)离开实验实训室前应做好4项检查,即检查电源开关是否断电,检查气源是否关闭,检查水源是否拧紧关闭,检查门窗是否关好。必须经指导教师检查并同意后方可离开实验实训室。

(3)及时、认真、实事求是地完成实验实训报告。

第二节　实验室管理知识

药品生产企业的实验室是企业生存发展中质量保证的重要载体,承担着质量验证和研发检验的重要任务,是企业预防质量事故发生的有力保障。所有的检验及验证数据都由实验室出具,实验室的高效管理是企业实施药品生产质量管理规范(GMP),建立有效质量保证体系,保证药品安全、有效的关键因素,因此,实验室的高效管理在企业质量管理和技术进步工作中都具有无可争议的重要地位。

实验室管理制度,包括实验室的布局及人员要求、文件管理、试剂试液的管理、仪器的验证以及实验室废液的收集与管理。以下重点介绍实验室的布局,实验室文件的管理,仪器设备管理,试剂试液、标准物质、菌种管理,废弃物的管理。

一、实验室的布局

一般企业的实验室有天平室、滴定液配制与标化室、烘箱间、特殊样品测试室、无菌检查室、微生物检验室、精密仪器室、普通仪器室、留样观察室、辅助区域及其他区域。办公区域和实验区域要明确隔离开。此处针对检验所用的精密仪器及特殊实验间进行简要介绍。

1. 电子天平室　电子天平室应避免或减少阳光直射造成的温度变化对天平元件和称量的影响;精度在百万分之一及以上的天平室的面积应为 $3\sim5m^2$,精度在十万分之一及以下的

天平室的面积应为 $10\sim20m^2$;工作温度保持在 $15\%\sim30℃$,最好是 $25℃$;相对湿度保持在 $45\%\sim60\%$ 为最佳;光源以冷光源(如日光灯和节能灯)为最佳;要有稳固的实验台面,最好为全大理石平台,以避免其他材质产生振动及静电干扰;避免距离热源过近,避免距离离心机等高、低频振动的仪器过近,避免距离有磁性的仪器及样品过近;对安装好的天平要进行水平调节,调节好的天平不得擅自移动;电源220V,须接地线,以消除或减小静电带来的影响。

2. 红外光谱仪实验室 红外光谱仪实验室不得与其他无关的实验设备在同一房间使用;进入实验仪器区之前要有缓冲间;实验温度应控制在 $15\sim30℃$,相对湿度应小于60\%;适当通风换气,以避免积聚过量的二氧化碳和有机溶剂蒸气;台面稳定,无振动。

3. 原子吸收分光光度计实验室 原子吸收分光光度计实验室应有良好的排风设备;所用钢瓶应有钢瓶柜或独立的存放间;应有专门的消解室;应用石墨炉法时,应有相应的冷却水设施。

4. 理化实验室 理化实验室的实验区面积应满足实验品种的检验项目要求,上下水、电源应位置合理且充足,应设置通风橱和良好的排风设备。

5. 微生物限度检查及无菌检查实验室 微生物限度检查及无菌检查实验室的实验操作间应与其他理化实验室完全隔离,并有相应的空气净化消毒设施。实验室布局设计的基本原则是既要最大可能地防止微生物的污染,又要防止检验过程对人员和环境造成危害。一般情况下,药品微生物检验实验室应有符合无菌检查法和微生物限度检查要求的,可用于开展无菌检查、微生物限度检查、无菌采样等检测活动的独立设置的洁净室(区)或隔离系统,并配备相应的阳性菌实验室、培养室、实验结果观察区、培养基及实验用具(包括灭菌用具)准备区、样品接收和贮藏室(区)、标准菌株贮藏室(区)、污染物处理区和文档处理区等辅助区域,同时应对上述区域进行明确标识。无菌检查应在 B 级背景下的 A 级单向流洁净区域或隔离系统中进行,微生物限度检查应在不低于 D 级背景下的 B 级单向流空气区域内进行。A 级和 B 级区域的空气供给应通过终端高效空气过滤器,滴定液的保存和配制须在独立的实验室中进行。

二、实验室文件的管理

实验室的管理体系是通过管理体系文件系统来实现的。通过设立管理体系文件系统进行控制的目的:一方面是保证文件的现行有效性,检验标准要现行有效,要根据药典不断更新;另一方面是要保证文件能够满足使用的要求,确保有效文件的贯彻执行,防止工作人员误用无效和作废的文件。管理体系文件系统的架构一般分为4层;第1层为质量手册,第2层为程序文件,第3层为作业指导书及标准操作规程(SOP),第4层为记录表格。

实验室所有文件的起草、修订、发放、存档、销毁等均应受控管理。文件类别包括:质量标准及分析方法;取样操作规程和记录;实验室样品的管理规程;检验记录、原始数据、超标结果的处理;检验报告或证书;环境监测的操作规程和记录;生产用水的监测操作规程和记录;检验方法、验证方案及报告;实验室分析仪器的使用;校准和维护的操作规程及记录;实验室分析仪器的确认方案及报告;实验室试剂的管理规程及配制、使用记录;标准物质的管理规程及标定、使用记录;菌毒种的管理规程及记录;实验室剧毒物品、易制毒品的管理规程及记录。

三、仪器设备的管理

仪器设备必须满足检验(包括原辅料、成品及药包材检验)的需求。《中华人民共和国药典》(以下简称《中国药典》)2015 年版实施后,应及时增加必要的检验设备,强检仪器设备必须按时进行检定,非强检仪器有些要进行自检,计量玻璃仪器应按国家标准进行检定和校正。记录检验数据的仪器需要做期间核查,必要时进行仪器比对实验。保持仪器处于正常工作状态,仪器上应具有仪器状态标识、设备管理标识、仪器使用记录、标准操作规程、检定证书复印件、仪器维护及保养记录。

四、试剂试液、标准物质、菌种管理

试剂试液的管理,主要包括购买(制备)、使用及废弃三个环节。实验室应有试剂、试液接收记录,必要时应在其容器上标注接收日期。应按照相关规定或使用说明配制、贮存和使用试剂试液,已配制的试液应标注配制批号、配制日期和配制人员姓名,并有配制记录,不稳定的试剂试液应标注有效期及特殊贮存条件,标准溶液、滴定液还应标注最后一次标化的日期和校正因子,并有标化记录。

应从正规渠道订购足够数量的标准物质,并按照要求存放。干燥与低温是必要条件,配制后的标准物质不宜存放时间过长(配制后的标准物质存放时间应通过验证获得)。标准溶液按标准物质管理。菌种的购进、传代、使用、灭活记录要齐全、完整。菌种应单独存放,按照每个菌种各自的要求进行特定温度保存,并要由专人管理(双人双锁)。

五、废弃物的管理

实验室废弃物处置包括收集、暂存、转移及处理等环节。产生废弃物的实验室应按废弃物类别配备相应的收集容器,容器不能有破损或其他可能引起废弃物泄漏的隐患。废弃物收集容器应贴有危险废弃物标签,明显标识废弃物的名称、主要成分与性质,并保持清晰可见。

实验室应设有废弃物存放室,并建立废弃物管理制度、危险化学品及危险废弃物意外事故防范措施和应急预案,根据不同的试药、试剂特性和法规要求制定相应的报废处理流程。酸碱化学试剂需要中和后废弃,毒性试剂和试液使用后一般要做减毒处理。剧毒或易制毒试剂需要有相关资质的机构进行特殊处理并记录。对于有机挥发试剂,也需要委托有相关资质的机构进行集中处理并记录。

第三节　实验室安全知识

为防止实验事故的发生,保证实验人员的安全和实验实训工作的正常进行,应熟悉以下安全知识。

(1)所有试剂、样品均应贴有标签,切勿用容器盛装与标签不相符的药品。

(2)浓酸、浓碱具有强烈的腐蚀性,使用时切勿溅在皮肤和衣服上。在配制溶液过程中有放热现象产生时,必须在烧杯或耐热容器中进行。稀释浓硫酸时,只能将浓硫酸在不断搅拌的同时缓缓加入水中,若温度过高应冷却,待温度下降之后再继续加入。配制氢氧化钠等浓溶液时,也必须在耐热容器中溶解。

(3)开启储存有挥发性液体(如浓盐酸、浓硝酸、高氯酸、氨水)的试剂瓶时,应在具有通风条件的地方进行,开启时瓶口不要对人。

(4)配制的药品有毒或反应后能产生有毒或有腐蚀性气体的药品(如氢氰酸、一氧化氮、一

氧化碳、二氧化硫、硫化氢、氢溴酸、氢氟酸等)时,均应在通风橱内进行。使用汞盐、砷化物、氰化物等剧毒药品时,要特别小心,并采取必要的防护措施。氰化物不能接触酸,否则会产生剧毒的氢氰酸气体。实验残余的毒物应采用适当的方法加以处理,切勿随意丢弃或倒入水槽。

(5)使用易燃的有机溶剂(如乙醇、乙醚、苯、丙酮等)时,要保持室内空气流通,远离火源,防止一切火星的产生,避免可能由敲击、鞋钉摩擦或电器开关等产生的火花而引起的爆炸。使用完毕后及时将试剂瓶塞盖紧,若需加热,应采用水浴或砂浴。

(6)试剂瓶的磨口塞粘固打不开时,必须注意瓶内存储物的性质,在性质允许的情况下可将瓶塞在实验台边缘轻轻磕碰,使其松动,或在粘固的缝隙间加几滴渗透力强的液体(如乙酸乙酯、稀盐酸、水等),也可将瓶口放入热水中浸泡。严禁用重物敲击,以防试剂瓶破裂。

(7)将玻璃棒、玻璃管、温度计插入或拔出胶塞或胶管时,应垫有垫布,切不可强行插入或拔出。切割玻璃管、玻璃棒,装配或拆卸玻璃仪器装置时,要防止刺伤。

(8)实验过程中,在必须使用有毒物品时,应事先了解其性质及危害,做到安全使用。实验中使用挥发性强,易产生有刺激性、腐蚀性、有毒气体的试剂和试液时,应在通风橱内进行操作,并尽可能密闭。实验人员要有相应的安全保护穿戴,根据实验需要配备护目镜、耐酸碱手套,以及防护面罩、口罩等。理化实验台附近应配备应急用洗眼器及喷淋装置。

(9)使用电器设备时,要注意防止触电,不可用湿手或湿物接触电闸和电器开关。凡是漏电的仪器设备不要使用,以免触电,使用完毕后切断电源。

(10)使用氢气、乙炔气等易燃、易爆气体的实验室必须符合有关要求,通风良好。钢瓶管路必须密闭,使用前须进行试漏检查,以防气体泄漏而发生意外。实验室使用的压缩气体钢瓶应保持最少的数量。钢瓶必须牢固固定,以免被碰倒而发生意外,切勿在靠近暖气、日光直晒等温度可能急剧升高的地方使用。钢瓶所用的压力表必须检定合格才可使用,搬运压缩气体钢瓶时必须小心,注意轻拿轻放。

(11)实验实训结束时,检查水、电、气、门窗是否关好,经检查合格后,方可离开。

第四节　样品的采集、制备与保存

一、样品的采集(取样)

1. **取样原则**　取样是指从批量物料中抽取能够代表物料特性的样品或平均试样。取样时应考虑取样的科学性、真实性和代表性,均匀物品可以在每批物料的任意部位取样,非均匀物品一般按随机原则抽取。

2. **取样数量**　取样时,首先要确定取样单元及数量,即在一批样品中确定从哪些独立包装中进行取样。取样单元数量的确定应按如下方式进行:若取样样品总数为 n,则当 $n \leqslant 3$ 时,每件取样;当 $3 < n \leqslant 300$ 时,从 $\sqrt{n} + 1$ 件中随机取样;当 $n > 300$ 时,从 $\frac{\sqrt{n}}{2} + 1$ 件中随机取样。

抽取的样品总量一般不得少于检验用量的 3 倍,其中的 1/3 用于检验,1/3 用于复核,1/3 用于留样。

3. **取样方法**　取样要留有痕迹,取样证、合格证、物料入库时间、取样时间、发放合格证时间应符合逻辑。不能一点取样,应在不同部位分别取样。一般情况下所取样品不得放回原容器中。具体如下。

(1)一般原辅料取样:若一次接收的同一批号的原辅料是均匀的,则可以从此批原辅料的任意部分进行取样。若原辅料不具有物理均匀性,则需要使用特殊的方法取出有代表性的样品或恢复原辅料的均匀性后再取样。例如,分层液体可以通过搅拌解决均匀性问题。

(2)无菌物料的取样:取样过程应严格遵循无菌操作的要求,在对供应商充分评估的基础上,可要求供应商在分装时每件留取适量样品,置于与物料包装材质相同的小容器中,标示清楚,并置于同一外包装中,方便物料接收方进行定性鉴别,以减少物料污染的风险。

(3)中药材、中药饮片的取样:取样人应经过中药材鉴定培训,以便在取样时能够发现可能存在的质量问题。药材的取样应按照《中国药典》2015年版四部附录中"药材取样法"的要求进行,在取样时应充分考虑中药材的不均一性。

(4)工艺用水取样:操作应与正常生产操作一致,取样后应及时进行检验,以防止样品质量发生变化。建立微生物指标检测及理化项目检测的取样规程;内包材取样应考虑样品的污染;中间产品的取样应能够及时、准确地反映生产情况;在线取样时应充分考虑工艺和设备对样品的影响,选择相应的生产时段和取样位置进行取样操作。

(5)成品的取样:应考虑到生产过程中的偏差和风险。放射性药品的取样可根据产品的实际情况进行操作,并采取相应的防护措施。

4. 取样记录 应根据样品的特性制定取样操作规程,内容包括取样方法、器具、样品量、分样方法、样品容器标识、注意事项、储存条件、取样器具的清洁方法、剩余物料的包装方式等。取样操作规程要具有可操作性。

取样要有记录。取样记录应包括品名、批号、规格、总量、取样量、取样编号、分样量、取样地点、取样人、取样日期等内容。

5. 取样工具 应选择各种移液管、小杯、长勺、漏斗、刮铲等适合取样的工具,材质应选用惰性材料(包括聚丙烯和不锈钢类器具),避免使用玻璃制品。应通过做取样工具清洁操作的适用性验证以证明其有效性。取样人员应为 QA/QC(质量保证/质量控制)或者经过培训合格的委托人,取样时应穿相应的防护服,防止污染物料及物料对取样人员的伤害。

二、样品的制备

分析样品的制备方法主要由分析目的、选用的分析方法以及被分析药物的结构与性质决定。样品制备的常用方法有直接溶解、提取分离、萃取浓集、化学分解及有机破坏等。

1. 直接溶解法 是指将样品直接溶解于适当的溶剂中,制成溶液供分析用的方法。常用的溶剂有水、甲醇或乙醇、冰醋酸或醋酐、盐酸或氢氧化钠溶液等。

2. 提取分离法 是指用与水适当混溶的极性有机溶剂将被测物质与样品基质分离的方法。本法主要适用于复杂的分析样品的制备,如栓剂等辅料干扰严重的化学药物制剂以及中药材及其简单制剂分析时的样品制备。常用的提取分离方法有超声提取法、溶剂提取法、加热回流法、索氏提取法或水蒸气蒸馏法等。

3. 萃取浓集法 是指利用适当的有机溶剂,选择性地将被测物质与样品基质分离,从而进行样品纯化与浓集的方法。本法主要适用于复杂基质中微量或痕量物质分析时的样品制备,如中药复方制剂或生物样品分析时的样品制备。

4. 化学分解法 是指使药物的有机结构经适当的化学反应发生部分降解,生成具有特征反应的官能团或特征元素离子的方法。本法适用于分子结构无特征反应,但具有潜在特征基团或含金属及卤素等药物的分析样品的制备。例如,具有潜在芳伯氨基的药物水解后生成的芳伯氨基,可与亚硝酸钠定量发生重氮化反应。

5. 有机破坏法 是指将药物的有机结构经高温氧化分解为二氧化碳与水,而有机结合的特征元素原子则转化为可溶性无机物的方法。本法适用于含金属的药物以及含结合牢固的卤素、氮等元素的有机药物的分析。例如,氧瓶燃烧法用于含卤素或硫元素的有机药物定量分析的样品制备,凯氏定氮法用于含氮有机药物的样品制备。

三、样品的保存

实验室应设有样品贮存的区域和相应的设备。样品的贮存条件应与相应的物料、产品的贮存条件一致。样品应分类存放,账物相符。为防止混淆误用,样品应附有状态标记。

凡检验后的样品,必须按批留样。保存样品时应贴好标签,写清品名、批号、日期,并根据药品本身的性质特点,分别在不同贮存条件下保存。一般成品留样的保存期限至药品失效期后 1 年,未规定药品失效期的药品至少保存 3 年;进厂原料和中间体留样的保存期限为 3 个月。保存期满的样品需有专人负责接收、登记并管理。样品要有序地放置,环境条件与样品的贮存条件要求相符,以防止使用及交付前受损变质。应详细了解样品的性质,采取相应措施,按要求存放样品,且存放时间不宜过长。例如,存放时应区分有毒、无毒样品,以及高活性和低活性物质;成品留样应按照最终市售包装形式;原料药的留样如无法采用市售包装形式,可采用模拟包装;辅料、原料、产品及包装材料均需要留样。

第五节 检验原始记录与检验报告书的书写要求

一、检验原始记录的书写要求

检验原始记录是出具检验报告书的依据,是进行科学研究和技术总结的原始资料。为保证药品检验工作的科学性和规范化,检验原始记录书写必须符合以下要求。

(1)记录原始、真实的数据,内容完整、齐全,书写清晰、整洁。

(2)检验原始记录应采用统一印制的活页记录纸和各类专用检验记录表格,并用蓝黑墨水或碳素笔书写(显微绘图可用铅笔)。凡用微机打印的数据与图谱,应剪贴于原始记录上的适宜处,并有操作者签名;如果是用热敏纸打印的数据,为防止日久褪色难以识别,应用蓝黑墨水或碳素笔将主要数据记录于记录纸上。

(3)检验人员在检验前,应注意检品标签与检验原始记录所填内容是否相符。

(4)检验原始记录中,应先写明检验依据。

(5)检验过程中,可按检验顺序依次记录各检验项目,内容包括项目名称、检验日期、操作方法、实验条件(如实验温度,仪器名称、型号和校正情况等)、观察到的现象(不要照抄标准,应简要记录检验过程中观察到的真实情况;如果遇到反常现象,则应详细记录,并鲜明地标出,以便进一步研究)、实验数据、计算和结果判断等。

(6)实验数据和实验现象均应及时、完整地记录,严禁事先记录、事后补记或转抄。如果发现记录有误,可用单线划去,保持原有的字迹可辨,在其上方写上正确的内容,并应在修改处签名或盖章,不得擦抹涂改。检验或实验结果(包括必要的复试),无论成败,均应详细记录、保存。对废弃的数据或失败的实验,应及时分析其可能的原因,并在原始记录上注明。

(7)检验中使用的标准品或对照品,应记录其来源、批号和使用前的处理;若用于含量或效价测定,应注明其含量或效价及干燥失重或水分。

(8)每个检验项目均应写明标准中规定的限度或范围,根据检验结果得出单项结论(符合规定或不符合规定),并签署检验者的姓名。

二、检验报告书的书写要求

检验报告书是对药品质量做出技术鉴定并具有法律效力的技术文件。要求做到依据准确、数据无误、结论明确、文字简洁、书写清晰、格式规范。检验报告书的书写必须符合以下要求。

(1)检验报告书的格式应规范,每一张药品检验报告书只针对一个药品批号。

(2)药品检验报告书中的表头行,横向列出"检验项目""标准规定"和"检验结果"三个栏目。"检验项目"下,按质量标准列出【性状】【鉴别】【检查】与【含量测定】等大项目;大项目名称需添加方头括号。每一个大项下的具体检验项目名称和排列顺序,应按质量标准上的顺序书写。

(3)药品检验报告书的结论内容应包括检验依据和检验结论。

1)全项检验合格,结论应写为"本品按××××检验,结果符合规定"。

2)全项检验中只要有一项不符合规定,即判为不符合规定,结论应写为"本品按××××检验,结果不符合规定"。

3)如非全项检验,合格的写为"本品按××××检验上述项目,结果符合规定";如果有一项不合格,则写为"本品按××××检验上述项目,结果不符合规定"。

(4)检验者、复核者和各级审核者均应在检验卡(或检验报告书底稿)上签名,并注明经办日期(年、月、日)。

第六节 有效数字和数值的修约及运算

有效数字是指在检验工作中所能得到的有实际意义的数值,由可靠数字和最后一位不确定数字组成。最后一位数字的欠准程度通常只能上下相差 1 个单位。

一、有效数字的定位

有效数字的定位(数位)是指确定欠准数字的位置。当这个位置确定后,其后面的数字均为无效数字。欠准数字的位置可以是十进位的任何数位,用 10^n 来表示。n 可以是正整数,如 $n=1,10^1=10$(十数位);$n=2,10^2=100$(百数位),等等。n 也可以是负数,如 $n=-1,10^{-1}=0.1$(十分位);$n=-2,10^{-2}=0.01$(百分位),等等。

(1)在没有小数位且以若干个零结尾的数值中,有效位数是指从非零数字最左一位向右数得到的位数减去无效零(即仅为定位用的零)的个数。例如,若 35000 中有两个无效零,则为三位有效位数,应写作 350×10^2 或 3.50×10^4;若有三个无效零,则为两位有效位数,应写作 35×10^3 或 3.5×10^4。

（2）在其他十进位数中，有效数字是指从非零数字最左一位向右数而得到的位数。例如，3.2、0.32、0.032 和 0.0032 均为两位有效位数，0.320 为三位有效位数，10.00 为四位有效位数，12.490 为五位有效位数。

（3）非连续型数值（如个数、分数、倍数）是没有欠准数字的，其有效位数可视为无限多位，例如分子式"H_2SO_4"中的"2"和"4"是个数。常数 π、e 和系数 $\sqrt{2}$ 等数值的有效位数也可视为是无限多位。含量测定项下的"每 1ml 的×××××滴定液（0.1mol/L）······"中的"0.1"为名义浓度，规格项下的"0.3g"或"1ml：25mg"中的"0.3""1"和"25"为标示量，其有效位数也均为无限多位。在计算中，其有效位数应根据其他数值的最少有效位数而定。

（4）pH 值等对数值的有效位数是由其小数点后的位数决定的，其整数部分只表明其真数的乘方次数。如 pH＝11.26（$[H^+]=5.5\times10^{-12}$ mol/L），其有效位数只有两位。

（5）有效数字的首位数字为 8 或 9 时，其有效位数可以多计一位。例如，85% 与 115% 都可以看成是三位有效位数，99.0% 和 101.0% 都可以看成是四位有效数字。

二、数值修约及进舍规则

1. **数值修约**　数值修约是指对拟修约数值中超出需要保留位数时的舍弃，根据舍弃数来保留最后一位数或最后几位数。

修约间隔是确定修约保留位数的一种方式，修约间隔的数值一经确定，修约值即应为该数值的整数倍。例如，指定修约间隔为 0.1，修约值即应在 0.1 的整数倍中选取，也就是说，将数值修约到小数点后一位。指定修约间隔为 10^{-n}（n 为正整数），或指明将数值修约到小数点后 n 位。指定修约间隔为 10^n（n 为正整数），或指明将数值修约到 10^n 数位，或指明将数值修约到"十""百""千"等数位。

2. **进舍规则**

（1）拟舍弃数字的最左一位数字小于 5 时，则舍去，即保留的各位数字不变。

（2）拟舍弃数字的最左一位数字大于或等于 5，而其后跟有并非全部为 0 的数字时，则进一，即保留的末位数字加 1。

（3）拟舍弃数字的最左一位数字为 5，而其右方无数字或均为 0 时，若保留的末位数为奇数（1、3、5、7、9）则进一，为偶数（2、4、6、8、0）则舍弃。

（4）在相对标准偏差（RSD）与平均偏差（RD）中，采用"只进不舍"的原则，如 0.163%、0.52% 宜分别修约为 0.17%、0.6%。

（5）对拟修约数字应在确定修约位数后一次修约获得结果，而不得多次按前面的规则连续修约。

进舍规则可归纳成口诀：四舍六入五考虑，五后非零则进一，五后全零看五前，五前偶舍奇进一，不论数字多少位，都要一次修约成。

3. **运算规则**

（1）许多数值相加减时，所得和或差的绝对误差必然较任何一个数值的绝对误差要大，因此相加减时应以各个数值中绝对误差最大（即欠准数字的数位最大）的数值为准，以确定其他数值在运算中保留的数位并决定计算结果的有效数位。

（2）许多数值相乘除时，所得积或商的相对误差必然较任何一个数值的相对误差要大。因此，相乘除时应以各个数值中相对误差最大（即有效位数最少）的数值为准，确定其他数值在运算中保留的数位并决定计算结果的有效数位。

（3）在运算过程中，为减少舍入误差，对其他数值修约时可以暂时多保留一位，等运算得到结果时，再根据有效位数弃去多余的数字。

第七节 《中国药典》及其查阅方法简介

一、《中华人民共和国药典》简介

《中华人民共和国药典》简称《中国药典》，是中国药品检验的最根本法典，是药品检验必须遵循的基本原则。中华人民共和国成立以来，先后颁布了 10 版《中国药典》。

《中国药典》2015 年版为中华人民共和国第 10 版《中国药典》，分为一部、二部、三部、四部。新版《中国药典》一经颁布实施，其同品种的上版标准或原国家标准即同时停止使用。《中国药典》一般每 5 年修订一次。

《中国药典》2015 年版一部收载药材和饮片、植物油脂和提取物、成方制剂和单味制剂等，品种共计 2598 种。

《中国药典》2015 年版二部收载化学药品、抗生素、生化药品以及放射性药品等，品种共计 2603 种。

《中国药典》2015 年版三部收载生物制品 137 种。

《中国药典》2015 年版四部对一部、二部、三部的共性附录进行了整合，将原附录更名为通则，包括制剂通则、检验方法、标准物质及试剂试药和指导原则；重新建立了规范的编码体系；并首次将通则和药用辅料单独作为《中国药典》四部，共收载通则 317 个，其中制剂通则 38 个，检验方法 240 个，指导原则 30 个，标准物质和试液、试药相关通则 9 个，药用辅料 270 种。

二、药典查阅方法

（1）药材和饮片名称包括中文名、汉语拼音及拉丁名。其中，药材和饮片拉丁名排序为属名或属名加种加词在先，药用部位在后；植物油脂和提取物、成方制剂以及单味制剂的名称不设拉丁名。正文中未列饮片和炮制项的，其名称与药材名相同，该正文同为药材和饮片标准；正文中饮片炮制项为净制、切制的，其饮片名称或相关项目亦与药材相同。

（2）化学药药品正文收载的药品中文名称通常按照《中国药品通用名称》收载的名称及其命名原则命名。《中国药典》收载的药品中文名称均为法定名称。《中国药典》2015 年版收载的原料药英文名除另有规定外，均采用国际非专利药名（international nonproprietary names，INN）。有机药物的化学名称根据中国化学会编撰的《有机化学命名原则》进行命名，母体的选定与国际纯粹与应用化学联合会（International Union of Pure and Applied Chemistry，IUPAC）的命名系统一致。药品化学结构式按照世界卫生组织（World Health Organization，WHO）推荐的"药品化学结构式书写指南"书写。

（3）正文按药品中文名称的笔画顺序排列。同笔画数的字按起笔笔形"一""丨""丿""、""一"的顺序排列；通则包括制剂通则、通用检测方法和指导原则，按分类编码；索引分为按汉语拼音顺序排序的中文索引以及英文名与中文名对照的索引。法定检验标准中通用名词的解释及要求均可在药典的凡例中"项目与要求""标准品与对照品""检验方法和限度""计量""精确度""试药、试液、指示剂""动物试验"中查到。

三、举例说明

1. "对乙酰氨基酚片"质量标准查询 在《中国药典》2015年版二部中查"对"五画,对应品名目次五画项,找到"对乙酰氨基酚片"在第319页;标准中的鉴别项中有"乙醇",在凡例"计量"中查询可知为95％乙醇;在凡例"精确度"中查询"精密称定",可知"系指称取重量应准确至所取重量的千分之一";检查项中"溶出度"的操作方法在《中国药典》2015年版四部的通则中查询,即0931项。

2. "对氨基水杨酸钠"含量上限值查询 在凡例"检验方法和限度"中查询,如未规定上限时,系指不超过101.0％。

3.《中国药典》2015年版一部中"人参"含量测定中"过四号筛"的具体要求 查询凡例中的"计量"。

4. 药用辅料"乙酸乙酯"的质量标准查询 按品种首字笔划在《中国药典》2015年版四部"药用辅料品名目次"中查询。

5. 原料药物与制剂稳定性试验方法及要求 查询《中国药典》2015年版四部中通则项下"9000 指导原则"中的"9001 原料药物与制剂稳定性试验指导原则"。

第二章　基本技能训练

第一节　常用玻璃仪器的基本操作

实验一　玻璃仪器的洗涤、干燥与存放

一、实验目的

(1)熟悉常用玻璃器皿的洗涤方法。

(2)熟悉常用玻璃器皿的干燥方法。

(3)熟悉常用玻璃器皿的存放方法。

二、仪器与试剂

1. 仪器　100ml 烧杯 1 个、250ml 烧杯 1 个、10ml 和 25ml 量筒各 1 个、25ml 移液管 1 支、10ml 吸量管 1 支、50ml 酸式滴定管 1 个、50ml 碱式滴定管 1 个、250ml 容量瓶 1 个、100ml 容量瓶 1 个、各种毛刷、电热鼓风干燥箱。

2. 试剂　铬酸洗液、去污粉 1 袋、家用洗洁净 1 瓶、去离子水。

三、实验方法

1. 玻璃器皿的洗涤练习　药品分析使用的玻璃器皿应洁净、透明,内、外壁应能被水均匀润湿而无小水珠。玻璃器皿的洗涤通常需经过洗液浸洗、自来水冲洗和蒸馏水涮洗 3 个步骤。当用滴定管、移液管和吸量管等精密刻度器皿取用准确浓度的溶液时,在使用前还需先用所取用的溶液润洗。

一般而言,玻璃器皿定量的准确性不同,洗涤的方法也有所区别。玻璃器皿分为精密刻度器皿和非精密刻度器皿,在标准操作规范中列出的非精密刻度玻璃器皿的洗涤方法适用于烧杯、三角瓶、量筒、离心管等器皿的洗涤,精密刻度玻璃器皿的洗涤方法适用于滴定管、移液管、吸量管和容量瓶等器皿的洗涤。对重垢器皿或不宜用毛刷刷洗的器皿,洗涤时需用洗液浸泡或涮洗。

玻璃仪器的洗涤以玻璃器皿洁净、透明,内、外壁被水均匀润湿而无小水珠为标准,检查洗

涤效果。应反复操作练习,直到操作熟练、玻璃器皿全部洗涤干净为止。

标准操作方法

(1)非精密刻度玻璃器皿的洗涤

1)毛刷或去污粉刷洗。用毛刷蘸取合成洗涤剂或去污粉刷洗器皿内、外壁至无肉眼可见污物。

2)自来水冲洗。用自来水将器皿内、外壁的洗涤剂或去污粉完全冲洗干净。

3)蒸馏水涮洗。用蒸馏水涮洗内壁 3 次,使器皿洁净、透明,内、外壁被水均匀润湿而无小水珠。

(2)精密刻度玻璃器皿的洗涤

1)洗液浸洗或涮洗。浸洗是将待洗涤容器浸入洗液中,待污物完全与器壁分离后,取出容器。洗液可反复使用,直到失效。涮洗适用于沾污不严重的移液管、刻度吸量管等细长玻璃仪器的洗涤,方法如下:用洗耳球吸取适量体积的洗液,将洗液经洗耳球挤入管内并将管平放,轻轻旋转,待洗液涮满全管,停留片刻;将管竖立,分别从管尖和上管口将洗液倒回原瓶。

2)自来水冲洗。用自来水冲洗至器皿内、外壁干净。

3)蒸馏水涮洗。用蒸馏水涮洗至器皿洁净、透明,内、外壁被水均匀润湿而无小水珠。一般需涮洗 3 次。

4)润洗。用滴定管、移液管和吸量管等移取准确浓度的溶液时,需润洗管内壁 3 次,以保证所用溶液浓度保持不变。

2. **玻璃器皿的干燥练习** 做实验经常要使用的仪器应在每次实验完毕之后洗净并干燥备用。用于不同实验的仪器有不同的干燥要求:一般定量分析时使用的烧杯、锥形瓶等仪器洗净即可使用;而很多用于有机分析的仪器是要求干燥的,有的要求无水迹,有的要求无水,应根据不同要求来干燥仪器。

干燥后的玻璃器皿应内、外壁洁净,无水痕。如果干燥后器皿上有未洗净的污物或洗涤剂的印痕,应重新洗涤干净后再干燥。

标准操作方法

(1)晾干。不急用、要求一般干燥的器皿,可在蒸馏水涮洗后,在无尘处倒置晾干水分,然后自然干燥,可用安有斜木钉的架子和带有透气孔的玻璃柜放置玻璃器皿。

(2)烘干。洗净的仪器控去水分,放在电烘箱中烘干,烘箱温度为 105~120℃,烘 1 小时左右,也可放在红外灯干燥箱中烘干。此法适用于一般仪器。称量用的称量瓶等烘干后要放在干燥器中冷却和保存。带实心玻璃塞的仪器及厚壁仪器烘干时要注意缓慢升温且温度不可过高,以免烘裂。量器不可放于烘箱中烘干。硬质试管可用酒精灯烘干,要从底部烘起,使试管口向下,以免水珠倒流使试管炸裂,烘到无水珠时,将试管口朝上,赶净水汽。

(3)热(冷)风吹干。对于急需干燥的仪器或不适合放入烘箱的较大仪器可采用吹干的方法。通常将少量乙醇、丙酮(或最后再用乙醚)倒入已控去水分的仪器中摇洗,控净溶剂(溶剂要回收),然后用电吹风吹,先用冷风吹 1~2 分钟,当大部分溶剂挥发后,吹入热风至完全干燥,再用冷风吹干残余的蒸气,使其不再冷凝在容器内。此法要求通风好,以防中毒;不可接触明火,以防有机溶剂引起爆炸。

3. **玻璃器皿的存放练习** 洗净的玻璃器皿要分类存放,便于取用。经常使用的玻璃器皿应放在实验柜内,要放置稳妥,高的、大的放在里面,矮的、小的放在外面。长期不用的玻璃器皿应存放于纸质包装盒里,且玻璃器皿之间应用碎纸条隔开,防止搬动时碰撞打碎。

标准操作方法

(1)移液管洗净后置于防尘的盒中。

(2)滴定管使用后,洗去内装的溶液,洗净后装满蒸馏水,其上盖玻璃短试管或塑料套管,也可倒置夹于滴定管架上。

(3)比色皿用毕洗净后,在瓷盘或塑料盘中垫滤纸,倒置晾干后装入比色皿盒或清洁的器皿中。

(4)带磨口塞的仪器(如容量瓶和比色管)最好在洗净前就用橡皮筋或小线绳把塞子和管口拴在一起,以免打破或弄混塞子。需长期保存的磨口仪器要在塞子与瓶口之间垫一张纸片,以免日久粘住。长期不用的滴定管要除去凡士林后垫纸,用橡皮筋拴好活塞后保存。

(5)成套仪器(如索氏提取器、气体分析器等)用完后要立即洗净,放在专门的纸盒里保存。

四、注意事项

(1)使用洗液时,应按照器壁沾污物的种类选择合适的洗液。

(2)使用铬酸洗液应注意以下几点。

1)玻璃器皿投入铬酸洗液前应尽量干燥,避免将洗液稀释。

2)铬酸洗液中的硫酸具有强腐蚀作用,玻璃器皿不宜浸泡时间过长,洗净后要及时取出冲洗。

3)如果铬酸洗液不慎沾污衣服或皮肤,应立即用水冲洗,再用苏打水或氨液洗;如果溅在桌椅上,应立即用水洗去或湿布抹去。

4)铬酸洗液不适用于金属和塑料器皿的洗涤。

5)盛放洗液的容器应始终加盖,以防氧化变质。

6)洗液可反复使用,但当其变为墨绿色时表示已失效,不能再用。

(3)玻璃器皿沾水易滑落,要采用正确的握持方法,避免器皿滑落、打碎。

实验二 # 移液管的使用与校准

一、实验目的

(1)掌握移液管的使用方法。

(2)熟悉移液管的校准方法。

二、实验原理

移液管是量出式仪器,用来测量其所放出溶液的体积。移液管是细长且中间膨大的玻璃管,上端管颈处刻有一环形标线,是所移取的准确体积的标志,膨大部分注明了其容积和标定时的温度。移液管的常用规格为 5ml、10ml、25ml 和 50ml。

三、仪器与试剂

1. **仪器** 20ml移液管1支、50ml锥形瓶(带有玻璃磨口塞)1只、普通温度计(0～50℃或0～100℃,公用)、分析天平(感量0.1mg)。

2. **试剂** 纯化水。

四、实验方法

1. **移液管的使用**

标准操作方法

(1)移液前的准备。选择大小合适的移液管,用洗耳球吸取适量铬酸洗液于管中,用示指按住管口,将管提离洗液瓶,用两手拇指和示指捏住移液管的两端,将管平放,缓慢转动,使洗液充满整管,待内壁油污除去后,将管口朝下倾斜,对准盛装铬酸洗液的容器,将洗液倒出一部分,同时清洗管尖,再将管口朝上倾斜,倒出全部洗液。之后用自来水冲洗,再用蒸馏水(或去离子水)涮洗2～3次,直至管内壁不挂水珠。用滤纸将移液管末端内外的水吸干,然后用欲移取的溶液润洗管壁2～3次,以确保所移取溶液的浓度不变。润洗方法如下:用洗耳球吸取适量溶液于移液管中,立即用示指按住管口,将管提离溶液,用两手拇指和示指捏住移液管的两端,将管平放,上管口略朝下,转动移液管,使溶液充满整管,待溶液流至距上管口2～3cm时,将管尖朝下,使管竖立,使溶液从管尖流出并弃去,再用滤纸将管尖的溶液吸出。

(2)移取溶液。用右手的拇指和中指捏住移液管的上端,将管的下口插到液面以下1～2cm处(若插入过深,管外将黏附过多的溶液,影响准确性;若插入过浅,会产生吸空,把溶液吸到洗耳球内污染溶液),左手拿洗耳球,先把球中的空气压出,再将球的尖嘴接在移液管上口,慢慢松开压扁的洗耳球,使溶液吸入管内。随着容器内液面的下降,移液管应同时下移,以保持管尖始终处于液面以下。当管中液面上升到标线以上时,应迅速移去洗耳球,立即用右手示指按住管口,将移液管提离液面,并将管尖靠在内壁上转两下,以尽量除去黏附在管外的溶液。

(3)调节液面。将容器倾斜约45°,管身竖直,平视线,缓慢放松示指并微微转动吸管,使管内溶液缓慢、均匀地流出,直至溶液的弯月面底部下缘与标线相切时,立即用示指压紧管口,使溶液不再流出。将尖端的液滴靠壁去掉,移出移液管,插入承接溶液的器皿中。

(4)放出溶液。管尖紧贴承接容器的内壁,使移液管保持竖直,承接溶液的器皿倾斜30°～45°,松开示指,使溶液沿容器内壁缓慢流下,溶液全部流完后再等待15s(使附着在管壁上的部分溶液得以流出)。查看管上是否标有"吹"字:若没有,则直接取出移液管;若有,则先用洗耳球吹出管尖残留的溶液,再取出移液管。

2. **移液管的校准** 因为移液管为玻璃容量器皿,随着使用次数的增加,其会发生一定的损耗。并且由于玻璃具有热胀冷缩的特性,在不同温度下,容量器皿的容积也有所不同。因此,校准玻璃容量器皿时,必须规定一个公用的温度值,这一规定温度值被称为标准温度。国际上规定玻璃容量器皿的标准温度为20℃,即在校准时都要将玻璃器皿的容积校准到20℃时的实际容积。

标准操作方法

将待校准的移液管充分洗净,用洗耳球吸取蒸馏水至移液管标线上方2～3cm处,将移液管提离液面,缓慢放出多余的蒸馏水至液面底部与标线相切。除去移液管管尖外面的水珠,再将水移入已准确称重的50ml具塞锥形瓶中,使管尖与锥形瓶内壁接触,收集管尖余滴,等待15s左右后取出移液管,记录水温,盖上锥形瓶瓶塞,准确称出瓶与水的总质量,并记录与加入水之前该锥形瓶的质量差值,即为待校准移液管放出的水的质量。用水的质量除以实验温度下水的密度,即可算出移液管的实际容积,此即为20℃时移液管的真实容积。

(1)将清洗干净的移液管竖直放置,吸取纯净水至最高标准线以下5mm处,擦去移液管尖嘴外面的水。

(2)将液面缓慢调整到被检分度线上,除去尖嘴处最后一滴水。

(3)取一只容量大于移液管的带盖称量瓶,进行空称量平衡(去皮)。

(4)称量瓶倾斜30°,将移液管尖嘴紧贴其内壁,使水充分地流入称量瓶中。当水留至尖嘴处不流时,等待约3s,随即用称量瓶移去尖嘴处最后一滴水。

(5)在调整液面的同时,应记录水温,读取至0.1℃。

(6)重复移取、称量60次,得到放入水的质量。

(7)根据放入水的质量和水在该温度下的相对密度,计算被检移液管在室温下的实际容量,并进行误差计算。

五、实验结果

实验数据的记录与计算如下。

温度:_____℃,纯水的密度:_____ g/ml。

编号	液体质量	绝对偏差	编号	液体质量	绝对偏差
1			17		
2			18		
3			19		
4			20		
5			21		
6			22		
7			23		
8			24		
9			25		
10			26		
11			27		
12			28		
13			29		
14			30		
15			31		
16			32		

（续　表）

编号	液体质量	绝对偏差	编号	液体质量	绝对偏差
33			47		
34			48		
35			49		
36			50		
37			51		
38			52		
39			53		
40			54		
41			55		
42			56		
43			57		
44			58		
45			59		
46			60		

$$\overline{X} = \frac{n_1 + n_2 + n_3 \cdots\cdots + n_{58} + n_{59} + n_{60}}{60}$$

因为在室温为_____℃时,纯水的密度为_____ g/ml,根据公式:$V = \dfrac{\overline{X}}{\rho}$,计算出被校准的移液管的实际体积约等于_____ ml,与移液管所标出的容量之差为_____ ml。

六、注意事项

（1）移液管一般标有"快""A""B""吹"四种符号。"快"或者"B"表示液体放完后,再等待3s,转移的液体量就可达到标明的液体体积。与"快"相对的是写着"A"的移液管:这种移液管一般较贵,精确度较高,在液体转移放完之后,需要再等待15s才能让移液管离开容器壁。"吹"字表示:放液结束后,需要用洗耳球将移液管尖端残存的液柱吹到容器里,才能达到目标体积。这段液柱一般可达 0.1～0.3ml。

（2）移液管不应在烘箱中烘干。

（3）移液管不能移取过热或过冷的溶液。

（4）移液管在使用完毕后,应立即用自来水及蒸馏水冲洗干净,置于移液管架上。

（5）移液管和容量瓶经常配合使用,因此常在使用前进行两者的相对体积校准。

七、思考题

（1）移液管使用的标准操作有哪些?

（2）影响移液管校准的因素有哪些？

实验三 容量瓶的使用与校准

一、实验目的

掌握容量瓶的使用与校准方法。

二、实验原理

容量瓶是用于配制或定量稀释准确浓度标准溶液的容器，是定量分析实验最常用的量入式精密量器。容量瓶对溶液体积的精确度要求很高，只能在常温下使用，瓶上标有与刻度线对应的使用温度，如果使用温度不是该温度，应进行校准。容量瓶的校准一般采用称量水法，即根据纯水在不同温度下具有不同的密度，称量测量温度下容量瓶中水的质量，根据体积与质量和密度的关系，计算该温度下纯水的体积，即为该容量瓶的真实容积。国际上规定，玻璃容量器皿的标准温度为 20℃，校准时都应将玻璃容量器皿的容积校准到 20℃ 时的实际容积。

三、仪器与试剂

1. **仪器** 分析天平（感量 0.1mg）、250ml 容量瓶 1 个、100ml 容量瓶 2 个、烧杯、量筒、精密温度计（测量范围 10～30℃，分度值为 0.1℃）。

2. **试剂** 纯化水、浓盐酸。

四、实验方法

1. **容量瓶的使用** 以配制 250ml 0.1mol/L 盐酸溶液为例。用量筒量取浓盐酸 2.1ml 于提前装入少量纯化水的烧杯中，按"标准操作方法"中的方法配制浓度约为 0.1mol/L 的盐酸溶液，以练习容量瓶的使用。

标准操作方法

（1）使用前检查是否漏水。加自来水至标线附近，塞紧瓶塞，用一只手的示指顶住瓶塞，另一只手的五指尖托住瓶底边缘，倒立片刻，用干燥滤纸检查瓶塞周围是否有水珠渗出。若无水珠渗出，将容量瓶直立，瓶塞旋转 180°，再倒立片刻，用干燥滤纸检查瓶塞周围是否有水珠渗出。若两次操作时瓶塞周围均无水珠渗出，即表明容量瓶不漏水，可以使用。

（2）溶解与转移。将固体物质配制为溶液需要遵循此步骤。先准确称取一定量的固体物质于烧杯中，用少量溶剂将其溶解，配制成溶液，然后将溶液转移到预先洗净的容量瓶中。转移溶液的方法如下：右手拿玻璃棒，左手拿烧杯，使烧杯嘴紧靠玻璃棒，玻璃棒的下端靠在瓶颈内壁上，使溶液沿玻璃棒和内壁流入容量瓶中。烧杯中的溶液全部流出后，将烧杯沿玻璃棒向上提，并逐渐使烧杯竖直，将玻璃棒放回烧杯，用溶剂冲洗玻璃棒和烧杯内壁 3～4 次，洗出液按照上述方法全部转入容量瓶中。

（3）定容。向容量瓶内加入溶剂至容积的 2/3 处，旋转容量瓶以使溶液混合，继续加入溶剂至液面距离标线 0.5~1cm 时,等待 1~2 分钟,使附着在瓶颈内壁上的液体流下。用滴管或洗瓶继续小心滴加,直至液体的弯月面下缘与标线相切。

(4)混匀。盖紧瓶塞,左手捏住瓶颈标线上方,左手示指按住瓶塞,右手指尖托住平底边缘,将瓶倒转并摇动,再倒过来,使气泡上升到瓶顶,如此反复多次,使溶液充分混合均匀。

(5)开盖回流。处理小体积样品时,经上述混匀后,还需小心打开容量瓶盖,使瓶盖与瓶口处的溶液流回瓶内,再盖好瓶盖,倒转并摇动,反复多次,使溶液充分混合均匀。

如果用容量瓶稀释溶液,则用移液管吸取一定体积的溶液于容量瓶中,按上述方法加溶剂至标线,摇匀。

2.100ml 容量瓶的校准　将待校准的容量瓶洗净、干燥,用烧杯盛放一定量(大于 100ml)的纯化水,将水及容量瓶放于同一房间内,恒温后,用温度计测量水温。用分析天平称取空容量瓶及瓶塞的质量,然后向容量瓶中加水至刻度。注意不可有水珠挂在瓶壁刻度线以上。若挂有水珠,应用干燥的滤纸条吸干。塞上瓶塞,再用分析天平称量加水后容量瓶的质量,加水前后容量瓶的质量之差即为容量瓶中水的质量,查表 2-1,根据该温度下水的密度,计算出容量瓶的真实容积。重复操作 2 次,取平均值。

五、实验结果

(1)记录水温。查表 2-1,记录对应温度下水的密度。
(2)按表 2-2 填写容量瓶的校准结果。
(3)依据表 2-3 评价容量瓶的级别。

表 2-1　不同温度下纯水的密度

温度/℃	密度/$(g \cdot ml^{-1})$	温度/℃	密度/$(g \cdot ml^{-1})$	温度/℃	密度/$(g \cdot ml^{-1})$	温度/℃	密度/$(g \cdot ml^{-1})$
10	0.99839	16	0.99780	22	0.99680	28	0.99544
11	0.99832	17	0.99766	23	0.99660	29	0.99518
12	0.99823	18	0.99751	24	0.99638	30	0.99491
13	0.99814	19	0.99735	25	0.99617	31	0.99468
14	0.99804	20	0.99718	26	0.99593	32	0.99434
15	0.99793	21	0.99700	27	0.99569	33	0.99405

表 2-2　容量瓶的校准结果

测定次数	称量记录/g		水的质量/g	实际容量/ml	校正值/ml	总校正值/ml
	瓶+水	瓶				
1						
2						

表 2-3 容量瓶的级别及允许偏差

标称总容量/ml	容量允许偏差/ml	
	A 类	B 类
1	±0.010	±0.020
5	±0.020	±0.040
10	±0.020	±0.040
25	±0.03	±0.06
50	±0.05	±0.10
100	±0.10	±0.20
250	±0.15	±0.30

六、注意事项

1. 使用容量瓶时应注意以下几点

(1)容量瓶购入后都要在清洗后进行校准,校准合格后才能使用。

(2)易溶解且不发热的物质可直接转入容量瓶中溶解;其他不能在容量瓶里溶解的物质,应在烧杯中溶解后转移到容量瓶里。

(3)配制好的溶液静置后,如果发现液面低于刻度线,不要向瓶内添水,因为液面降低是容量瓶内极少量溶液在瓶颈处润湿而出现损耗所致,不影响配制溶液的浓度。

(4)用于洗涤烧杯的溶剂总量不能超过容量瓶的标称容量。

(5)容量瓶不能加热。一般的容量瓶是在 20℃下进行标定的,若将温度较高或较低的溶液注入容量瓶,容量瓶将发生热胀冷缩,导致所配制的溶液浓度不准确。

(6)热溶液应冷却至室温后再稀释至标线。对于与水混合后会放热(或吸热)的有机溶剂(如甲醇等),先加入溶剂至刻度线下约 0.5cm 处,待冷却至室温后,再定容至刻度线处;如果加入溶剂后体积发生变化,则先加入适量溶剂,振摇,再加入溶剂至刻度线下约 0.5cm 处,放置一段时间后再定容至刻度线处。

(7)容量瓶只能用于配制溶液,不能长时间储存溶液。需要长时间储存时,应将溶液转移到试剂瓶中。

(8)容量瓶使用完毕应立即洗净。如果长期不用,磨口处应洗净、擦干,并用纸将磨口与瓶口隔开。

2. 校准容量瓶时应注意以下几点

(1)待校准的容量瓶需提前进行清洗和干燥,洗净的器壁上不应有挂水等沾污现象,使液面与器壁接触处形成正常的弯月面。

(2)校准温度一般以 15～25℃为宜。

(3)将校准所用的纯水及待校准的容量瓶,至少提前 1 小时放进天平室,待温度恒定后再进行校准,以减少校准误差。

(4)校准时,容量瓶刻度线以上部分的水必须用滤纸吸干。

(5)一般每个容量瓶应同时校准 2～3 次,取其平均值。校准时,两次真实容积的差值不得超过±0.01ml,或水重差值不得超过±10mg;容量在 10ml 以下的容器,水重差值不得超过±5.0mg。

（6）校准时使用的温度计必须定期送计量部门检定,按检定结果读取温度。

七、思考题

（1）利用称量水法进行容量器皿校准时,为何要至少提前1小时将容器和水放进天平室?

（2）影响容量瓶校准的因素有哪些?

实验四　滴定管的使用与校准

一、实验目的

掌握滴定管的使用与校准方法。

二、实验原理

滴定管是滴定分析法所用的主要量器,在滴定时用来测定自管内流出的溶液的体积。常量分析中常用的滴定管的规格为50ml和25ml,此外,还有10ml、5ml、2ml、1ml等规格。滴定管分为酸式滴定管和碱式滴定管,酸式滴定管用来盛装酸性或氧化性溶液,碱式滴定管用来盛装碱性或还原性溶液。

滴定管的容积与其所标出的容积并非完全一致,在准确度要求较高的分析工作中须进行校准。由于玻璃具有热胀冷缩的特性,在不同温度下,滴定管的容积不同。校准时,必须规定一个共同的温度值,这一规定温度值为标准温度。国际上规定玻璃容量器皿的标准温度为20℃,即在校准时将玻璃容量器皿的容积均校准到20℃时的实际容积。

滴定管的校准与容量瓶的校准一样,都采用称量水法,即根据纯水在不同温度下具有不同的密度,称量测量温度下滴定管内位于不同刻度处的水的质量,根据 $V = m/\rho$,计算该温度下纯水的体积,即为该滴定管在该刻度处的真实容积。

三、仪器与试剂

1. 仪器　分析天平(感量0.1mg)、50ml酸式滴定管、50ml碱式滴定管、烧杯、锥形瓶、精密温度计(测量范围10～30℃,分度值为0.1℃)。

2. 试剂　纯化水。

四、实验方法

1. 滴定管的使用练习　将酸式滴定管和碱式滴定管按照"实验一"中"精密刻度玻璃器皿的洗涤"方法进行洗涤,并以水作为滴定剂,按照下文"标准操作方法"中关于滴定管的使用方法,练习滴定管的使用,掌握操作要领。

标准操作方法

（1）检漏。使用滴定管前应检查其是否漏水、活塞转动是否灵活。若酸式滴定管漏水或活塞转动不灵活,应为活塞重新涂凡士林;若碱式滴定管漏水,则需要更换橡胶管或更换一个稍大的玻璃珠。

涂凡士林的方法如下：将滴定管平放，取出活塞，用滤纸条将活塞和塞槽擦干净，在活塞粗的一端和塞槽小口端周围均匀地涂上一薄层凡士林。为了避免凡士林堵住塞孔，油层要尽量薄，尤其是小孔附近。将活塞插入塞槽时，活塞孔要与滴定管平行。转动活塞，直至活塞与塞槽接触的部分呈透明状态，即表明凡士林已涂抹均匀。

（2）洗涤。根据滴定管的沾污情况，采用相应的洗涤方法将其洗净。为了使滴定管中溶液的浓度保持不变，最后还应该用滴定用的溶液润洗3次（每次溶液用量约为滴定管容积的1/5），润洗液由滴定管下端排出。

（3）装液。将溶液加入滴定管时，要注意使下端出口管也充满溶液，特别是碱式滴定管下端橡胶管内的气泡不易被察觉，这样会造成读数误差。若为酸式滴定管，可迅速旋转活塞，使溶液急骤流出以带走气泡；若为碱式滴定管，向上弯曲橡胶管，使玻璃尖嘴斜向上方，向一边挤动玻璃珠，使溶液从尖嘴喷出，气泡便可随之除去。排除气泡后，继续加入溶液至刻度"0.00"以上，放出多余的溶液，调整液面至"0.00"刻度处。

（4）读数。常用滴定管的容量为50ml，其刻度分为50大格，每一大格又分为10小格，所以每一大格为1ml，每一小格为0.1ml。读数应读到小数点后两位。

注入或放出溶液后应稍等片刻，待附着在内壁上的溶液完全流下后再读数。读数时，滴定管必须保持竖直状态，视线必须与液面在同一水平面。对无色或浅色的溶液，读弯月面实线最低点的刻度。为了便于观察和读数，可在滴定管后方衬一张读数卡。

读数卡是一张黑纸或中间涂有一黑色长方形（约3.0cm×1.5cm）的白纸。读数时，将读数卡放在滴定管后，使黑色部分在弯月面下约1cm处，则弯月面反射成黑色，读取此黑色弯月面最低点的刻度即可。若滴定管背后有一条蓝线（或蓝带），无色溶液就会形成两个弯月面，并且两者相交于蓝线的中线上，读数时读此交点对应的刻度即可。对深色溶液如$KMnO_4$溶液、碘水等，弯月面不易看清，则读取液面最高点对应的刻度。

滴定时，最好每次都从0.00ml开始，这样读数方便，且可以消除由于滴定管上下粗细不均匀而带来的误差。

（5）滴定。使用酸式滴定管时，必须用左手的拇指、示指及中指控制活塞，旋转活塞的同时稍稍向左扣住，这样可以避免把活塞顶松而漏液。使用碱式滴定管时，应该用左手的拇指及示指在玻璃珠所在部位稍偏上处轻轻地向一边挤压橡胶管，使橡胶管与玻璃珠之间形成一条缝隙，溶液即可流出。要掌握通过手指用力的轻重来控制缝隙大小的方法，从而控制溶液的流出速度。

滴定时，将滴定管竖直夹在滴定管架上，下端伸入锥形瓶口约1cm。左手按上述方法操作滴定管，右手的拇指、示指和中指握住锥形瓶的瓶颈，沿同一方向旋转锥形瓶，使溶液混合均匀，不要前后、左右摇动。开始滴定时，若无明显变化，溶液流出的速度可以快一些，但必须成滴而不能成股流下；随后，溶液滴落点周围出现暂时性的颜色变化，但随着锥形瓶的旋转，颜色很快消失；当接近滴定终点时，颜色消失较慢，这时应逐滴加入溶液，每加入一滴后都要摇匀，观察颜色的变化情况，再决定是否还要滴加溶液；最后应控制液滴悬而不落，用锥形瓶内壁把液滴沾下来（这样加入的是半滴溶液），用洗瓶以少量蒸馏水冲洗瓶的内壁，摇匀。如此重复操作，直到颜色变化符合要求为止。

滴定完毕后，滴定管尖嘴外不应留有液滴，尖嘴内不应留有气泡。将剩余溶液弃去，依次用自来水和蒸馏水洗涤滴定管,然后在滴定管中装满蒸馏水,罩上滴定管盖,以备下次使用或将滴定管收存起来。

2. 50ml 滴定管的校准

标准操作方法

取 50ml 干燥具塞锥形瓶,精密称定。向待校准的滴定管中加入纯水,并将水面调至 0.00ml 刻度处。从滴定管中放水至锥形瓶中,待液面降至离 10ml 刻度上方约 5mm 处时,等待 30s;然后在 10s 内将液面正确地调至 10ml,盖上瓶塞,再次精密称定。按同样的方法分别调整液面到 20ml、30ml、40ml 和 50ml 刻度处,进行分段校准,每次都从滴定管 0.00ml 标线开始,每支滴定管重复校准 1 次。酸式滴定管和碱式滴定管任选 1 支校准即可。

五、实验结果

(1)记录水温。查表 2-1,记录对应温度下水的密度。

(2)按表 2-4 填写滴定管的校准结果。

(3)依据表 2-5 评定滴定管的级别。

表 2-4 滴定管的校正结果

标准分段/ml	称量记录/g		水的质量/g	实际体积/ml	校正值/ml	平均校正值/ml
	瓶+水	瓶				
0～10						
0～20						
0～30						
0～40						
0～50						

表 2-5 滴定管的级别及允许偏差

标称总容量/ml	容量允许偏差/ml	
	A 类	B 类
5	±0.010	±0.020
10	±0.025	±0.050
25	±0.04	±0.08
50	±0.05	±0.10

六、注意事项

使用滴定管时应注意以下几点。

(1)滴定管在装满标准溶液后,要将管外壁的溶液擦干,以免溶液流下或溶液挥发造成管内溶液的温度下降(在夏季影响尤大)。手持滴定管时,也要避免手掌紧贴装有溶液部分的管壁,以免体温高于室温(尤其在冬季)而使溶液的体积膨胀,造成读数误差。

(2)使用酸式滴定管时,应将滴定管固定在滴定管夹上,活塞柄向右,左手从中间向右伸出,拇指在管前,示指及中指在管后,三指平行地轻轻捏住活塞柄,无名指及小指向手心弯曲,示指及中指由下向上顶住活塞柄一端,拇指在上面配合。在转动时,示指及中指不要伸直,应该微微弯曲,轻轻向左扣住,这样既容易操作,又可防止把活塞顶出。

(3)每次滴定须从零刻度开始,以使每次的测定结果能够抵消滴定管的刻度误差。

(4)在装满标准溶液后,滴定前"初读"零点后,应静置1~2min后再读一次。如果液面读数无改变,仍为零,才能开始滴定。滴定时不应太快,每秒放出3~4滴为宜,更不应成股流下,尤其在接近计量点时,更应逐滴加入(在到达计量点前可适当加快滴定速度)。滴定至终点后,须等待1~2min,使附着在内壁的标准溶液流下来以后再读数。如果放出滴定液的速度相当慢,等待0.5min后读数即可,"终读"也应至少读2次。

(5)滴定管读数时,可将其竖直夹在滴定管架上,或手持滴定管上端使其自由竖直,然后读取刻度。读数时还应该注意眼睛的位置应与液面处在同一水平面上,否则将会引起误差。读数应该读弯月面下缘最低点,但如果标准溶液颜色太深,不能观察下缘时,可以读液面两侧最高点。"初读"与"终读"应用同一标准。

(6)滴定管有无色、棕色两种,一般需避光的滴定液(如硝酸银标准溶液、硫代硫酸钠标准溶液等)需用棕色滴定管。

第二节　分析天平的基本操作

分析天平是根据杠杆原理设计而成的,每一项定量分析工作都直接或间接地需要使用分析天平。常用的分析天平有阻尼天平、半自动电光天平、全自动电光天平、单盘电光天平、微量天平和电子天平等。

电子天平是最新一代的天平,是根据电磁力平衡原理直接称量,全量程不需砝码。放上称量物后,在几秒内即达到平衡,显示读数,称量速度快,精度高。电子天平的支承点用弹性簧片,取代机械天平的玛瑙刀口,用差动变压器取代升降枢装置,用数字显示代替指针刻度式。因而,电子天平具有使用寿命长、性能稳定、操作简便和灵敏度高的特点。此外,电子天平还具有自动校正、自动去皮、超载指示、故障报警以及质量电信号输出功能,且可与打印机、计算机联用,进一步扩展其功能,如统计称量的最大值、最小值、平均值及标准偏差等。由于电子天平具有机械天平无法比拟的优点,尽管其价格较贵,但也会越来越广泛地应用于各个领域并逐步取代机械天平。

常用的称量方法有直接称量法、增量法、减量法和指定法。

1. 直接称量法　称量物体,例如烧杯、表面皿、坩埚等,一般采用直接称量法。即用砝码直接与被称物平衡,此时砝码的质量就是被称物的质量。所称固体试样如果没有吸湿性并且在空气中是稳定的,可用直接称量法。方法如下:用一条干净的纸条拿取被称物,将其放入天平的称量盘内,然后去掉纸条,在砝码盘上加砝码。此时,砝码所标示的质量就等于被称物的质量。

2. 增量法　此法一般用来称量规定质量的试样。方法如下:将盛物容器放于天平的称量盘内,在砝码盘上加适当的砝码使之平衡,得到盛物容器重 W_0。然后在砝码盘上添加与所称试样质量相等的砝码,用牛角匙取试样加于盛物容器中,直至达到平衡。此时,砝码总质量为 W,则称取的样品的质量为 $W-W_0$。

3. 减量法　此法一般用来连续称取多份试样,其质量允许在一定范围内波动;也用于称取易吸湿、易氧化或易与二氧化碳(CO_2)反应的试样。此法称取固体试样的方法:将适量试样装入称量瓶中,称得称量瓶及试样的质量为 W_1;然后将称量瓶从天平盘上取出,举放于容器上方,瓶口向下稍倾斜,捏住称量瓶盖,轻敲瓶口上部,使试样慢慢落入容器中;当倾出的试样已接近所需要的质量时,慢慢地将称量瓶竖起,再用称量瓶盖轻敲瓶口下部,使瓶口的试样集中到一起;盖好瓶盖,将称量瓶放回到天平盘上称量,得 W_2;两次称量结果之差就是试样的质量。如此继续进行,可称取多份试样。如果一次倒入容器的药品太多,必须弃去重称,切勿放回称量瓶内。如果倒入的试样不够,可再加一次,但次数宜少。

第一份试样的质量为 W_1-W_2,第二份试样的质量为 W_2-W_3,如此类推。

4. 指定法　对于性质比较稳定的试样,有时为了便于计算,则可称取指定质量的样品。用指定法称量时,在天平称量盘的两边各放一块表面皿(它们的质量应尽量接近),调节天平的平衡点在中间刻度左右,然后在左边天平盘内加上固定质量的砝码,在右边天平盘内加上试样(这样取放试样比较方便),直至天平的平衡点达到原来的数值。这时,试样的质量即为指定的质量。

实验五　减量法

一、实验目的

(1)了解电子天平的构造及使用规则,学会正确使用分析天平。

(2)掌握直接称量法和减量称量法的操作方法,学会称量瓶与干燥器的使用。

二、实验原理

电子天平的使用方法如下。

(1)水平调节水泡,使之位于水平仪中心。

(2)接通电源,预热 30 分钟。

(3)打开开关"ON",使显示器亮起,并显示称量模式为 0.0000g。

(4)称量。按"TAR"键,显示器显示为零后,将待称量样品放入盘中央。待读数稳定后,该数字即为被称样品的质量。

(5)去皮称量。按"TAR"键清零,将空容器放在盘中央,再按"TAR"键显示为零,即去皮。将待称量样品放入空容器中,待读数稳定后,此时天平所示读数即为所称样品的质量。

三、仪器与试剂

分析天平(感量 0.1mg)、$CaCO_3$(固体)、称量瓶、坩埚或小烧杯。

四、实验方法

1. 使用分析天平称量前的准备工作

(1)取下天平罩,叠好后平放在天平箱的右后方台面上或天平箱的顶上。

(2)称量时,操作者面对天平端坐,记录本放在胸前的台面上,存放和接受称量样品的器皿放在天平箱左侧,砝码盒放在右侧。

(3)称量开始前应做如下检查和调整。①了解所称量样品的温度与天平箱里的温度是否相同。如果待测样品曾经加热或冷却过,必须将该样品放置在天平箱附近足够长的时间,待该样品的温度与天平箱里的温度相同后再进行称量。盛放称量样品的器皿应保持清洁、干燥。②检查天平秤盘和底板是否清洁。秤盘上如有粉尘,可用软毛刷轻轻扫净。底板如不干净,可用毛笔轻轻地拂扫,也可用细布擦拭。③若气泡式水准器的气泡不在圆圈的中心,用手旋转天平底板下的两个垫脚螺丝,调节天平两侧的高度直至达到水平为止。使用时不得随意挪动天平的位置。④检查天平的各个部件是否处于正常位置(主要检查的部件是横梁、吊耳、秤盘、圈码等),如发现异常情况,应报告指导教师处理。⑤检查砝码、配件(如毛刷、手套、天平档案等)是否齐全。

2. 天平零点的测定 每次测量时必须先测零点。天平零点就是不载重天平平衡时指针在读数标上所指的位置。

接通电源,慢慢开动天平。在不载重情况下,检查投影屏上标尺的位置。若零点与投影屏上的标线不重合,可拨动升降枢下面的扳手,移动一下投影屏的位置,使其重合。若相差太大,可通过调节平衡螺丝使其重合,此时即为电光天平的零点。

3. 灵敏度的测定 首先测零点,然后在天平左盘上加 10mg 片码,打开升降枢,指针停止后,记下读数。一般读数在 9.9~10.1mg 范围之内,即感量在万分之一以内。若读数超出此范围,则应调节其灵敏度,使之符合要求。

4. 称量样品 减量法用于称量一定质量范围的试样,适于称取多份易吸水、易氧化或易于和 CO_2 反应的物质。

(1)方法。①用小纸条夹住已干燥的称量瓶,用台秤粗称其质量。②将稍多于需要量的试样用牛角匙加入称量瓶,在台秤上粗称。③将称量瓶放到天平左盘的中央,在右盘上加适量的砝码或圈码使之平衡,称出称量瓶及试样的准确质量(准确到 0.1mg),记录下读数,设为 m_1(mg)。关闭天平,将右盘砝码或圈码减去需称量的最小值。将称量瓶拿到接收器上方,右手用纸片夹住瓶盖柄,打开瓶盖。将瓶身慢慢向下倾斜,并用瓶盖轻轻敲击瓶口,使试样慢慢落入容器内(不要把试样撒在容器外)。当估计倾出的试样已接近所要求的质量时(可从体积上估计),慢慢将称量瓶竖起,并用盖轻敲瓶口,使黏附在瓶口上部的试样落入瓶内。盖好瓶盖,将称量瓶放回天平左盘上称量。若左边重,则需重新敲击瓶口,若左边轻,则不能再敲。准确称取其质量,设此时质量为 m_2(mg),则倒入接受容器中的试样的质量为 m_1-m_2(mg)。重复以上操作,可称取多份试样。

(2)称量的检查。再次称量装入试样的坩埚,得出试样加坩埚的总质量为 m_3(mg),检查其总质量与计算值(列出试样质量加空坩埚之和)是否相同。若不同,偏差有多大,分析一下是什么原因造成的。

5. 实验完毕的整理工作

(1)检查天平是否关好。

(2)罩好天平罩,并在天平使用登记本上登记。

五、实验结果

要求正确、整洁地书写实验的目的、要求、原理、实验步骤、实验现象、实验结果以及数据处理,并认真地讨论总结。讨论的内容可以是实验中发现的问题、情况纪要、误差分析、经验教训、心得体会。数据处理表格格式举例如下。

减量法练习记录

样品号记录项目	I	II
称量瓶＋试样的质量(倒出前,m_1)/g		
称量瓶＋试样的质量(倒出后,m_2)/g		
称出试样的质量(m)/g		
坩埚＋称出试样的质量(m_3)/g		
空坩埚的质量(m_4)/g		
称出试样的质量(m')/g		
绝对误差值(E)		

注:实验中的绝对误差均要求小于0.001g。

六、注意事项

(1)检查并调整天平至水平位置。

(2)首先检查电源电压是否匹配(必要时配置稳压器),按仪器要求通电预热至所需时间。

(3)预热足够时间后打开天平开关,天平则自动进行灵敏度及零点调节。待显示稳定标志后,可进行正式称量。

(4)称量时将洁净的称量瓶或称量纸置于秤盘上,关上侧门,轻按一下去皮键,天平将自动校准零点,然后逐渐加入待称物质,直到所需质量为止。

(5)被称物质的质量是显示屏左下角出现"→"标志时,显示屏所显示的实际数值。

(6)称量结束后,应及时除去称量瓶(纸),关上侧门,切断电源,并做好使用情况登记。

七、思考题

(1)加减砝码、圈码和称量物时,为什么必须关闭天平?

(2)分析天平的灵敏度越高,是否称量的准确度就越高?

(3)递减称量法称量过程中能否用小勺取样,为什么?

(4)用减量法称取试样,若称量瓶内的试样吸湿,将对称量结果造成什么误差?若试样倾倒入烧杯内以后再吸湿,对称量是否有影响?

实验六　增量法

一、实验目的

(1)掌握增量法的基本操作。

(2)熟悉增量法操作的注意事项。

二、实验原理

增量法,又称固定质量称量法,此法用于称量某一固定质量的试剂(如基准物质)或试样。这种称量操作的速度很慢,适于称量不易吸湿、在空气中能够稳定存在的粉末状或小颗粒(最小颗粒应小于 $0.1mg$,以便于调节其质量)样品。

三、仪器与试剂

分析天平(感量 $0.1mg$)、$K_2Cr_2O_7$、称量瓶、小烧杯。

四、实验方法

用于称量指定质量的试样,例如基准物质,来配制一定浓度和体积的标准溶液。

要求:试样不吸湿,在空气中性质稳定,颗粒细小(粉末)。

方法:先称出容器的质量 m_0,关闭天平侧门。然后加入固定质量的砝码于右盘中,再用牛角匙将试样慢慢加入盛放试样的容器中,半开天平侧门进行称重。当所加试样与指定质量相差不到 10mg 时,完全打开天平侧门,小心地将盛有试样的牛角匙伸向左边称量盘的容器上方 2~3cm 处,牛角匙的另一端顶在掌心上,用拇指、中指及掌心拿稳牛角匙,并用示指轻弹匙柄,将试样慢慢抖入容器中,直至天平平衡,得到称样容器和试样的质量之和 m_1。

在光分析天平上用增量法称出 3 份 $K_2Cr_2O_7$ 样品,每份(0.5000±0.0001)g。

五、实验结果

增量法练习结果记录

记录项目	1	2	3
称样皿的质量(m_0)/g			
称样皿的质量+试样的质量(m_1)/g			
试样的质量(m)/g			

六、注意事项

(1)若不慎加入试剂超过指定质量,应先关闭升降枢,然后用牛角匙取出多余的试剂。

(2)重复上述操作,直至试剂质量符合指定要求为止。

（3）严格要求时，取出的多余试剂应弃去，不要放回原试剂瓶中。

（4）操作时不能将试剂散落于天平盘等容器以外的地方，称好的试剂必须定量地由表面皿等容器直接转入接收容器，此即"定量转移"。

（5）建议多练习几次称量操作，并在本次实验报告中注明称量速度（min）。

（6）练习称量时，可用烧杯分装一定量的 $K_2Cr_2O_7$ 以供练习使用，练习结束后将 $K_2Cr_2O_7$ 回收入公用烧杯中。

七、思考题

（1）用分析天平称量的方法有哪几种，直接称量法、增量法和减量法各有何优缺点？

（2）在什么情况下选用上述三种方法？

第三节　溶液配制的基本操作

实验七　氢氧化钠滴定液（0.1mol/L）的配制与标定

一、实验目的

（1）掌握氢氧化钠（NaOH）滴定液的配制方法。

（2）掌握用基准物邻苯二甲酸氢钾（$KHC_8H_4O_4$）标定 NaOH 滴定液的方法。

二、实验原理

NaOH 容易吸收空气中的 CO_2，使配得的溶液中含有少量 Na_2CO_3。其反应式如下：

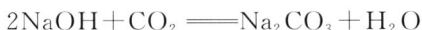

$$2NaOH + CO_2 =\!=\!= Na_2CO_3 + H_2O$$

使用经过标定的含有碳酸盐的标准碱溶液测定酸含量时，若使用与标定时相同的指示剂，则其中的碳酸盐对测定结果并无影响。若标定与测定时使用的是不同的指示剂，则将存在一定的误差。因此应配制不含碳酸盐的标准溶液。

配制不含 Na_2CO_3 的标准 NaOH 溶液，最常使用的方法是用 NaOH 的饱和水溶液配制。Na_2CO_3 在饱和 NaOH 溶液中不溶解，待 Na_2CO_3 沉淀后，量取一定量上层澄清溶液，再用水稀释至所需浓度，即可得到不含 Na_2CO_3 的 NaOH 溶液。

饱和 NaOH 溶液的相对密度为 1.56，含量约为 $52\%(W/W)$，故其物质的量浓度为：

$$\frac{1000 \times 1.56 \times 0.52}{40} \approx 20(mol/L)$$

取 5ml 加水稀释至 1000ml，即得 0.1mol/L NaOH 溶液。为保证其浓度略大于 0.1mol/L，故规定取 5.6ml。

标定碱溶液常用的基准物质是邻苯二甲酸氢钾。其滴定反应如下：

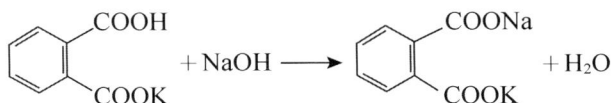

计量点时,由于弱酸盐的水解,溶液呈微碱性,应采用酚酞作为指示剂。

三、仪器与试剂

酸式滴定管、NaOH、邻苯二甲酸氢钾、刻度吸管、聚乙烯瓶、酚酞指示液。

四、实验方法

1. 配制　用刻度吸管吸取饱和 NaOH 贮备液的中层溶液 2.8ml,置于烧杯中,加入新煮沸并放冷的蒸馏水至 500ml,搅拌均匀,转移至聚乙烯瓶中,盖紧瓶塞,待标定。

2. 标定

(1)用配制好的 NaOH 滴定液将洗净的碱式滴定管荡洗 3 次(每次约 5ml),装液,赶走气泡,放至零刻度线处。

(2)精密称取邻苯二甲酸氢钾约 0.44g,加入新煮沸的冷蒸馏水 50ml,小心摇动,使其溶解。加酚酞指示液 1～2 滴,用待标定的 NaOH 溶液滴定至微红色,半分钟不褪色,即为终点。

五、实验结果

记录 NaOH 滴定液的体积,按下式计算 NaOH 滴定液的浓度:

$$c_{NaOH} = \frac{m_{KHC_8H_4O_4}}{V_{NaOH} \times \dfrac{M_{KHC_8H_4O_4}}{1000}}$$

平行滴定 3 次,并计算相对平均偏差。标定完毕,将试剂瓶贴好标签,备用。

六、注意事项

(1)标定 NaOH 滴定液时,酚酞作为指示剂,滴定至微红色;半分钟不褪色为终点。时间长红色褪去,是因为溶液吸收了空气中的二氧化碳,使溶液 pH 下降所致。

(2)要控制好在终点时 1 滴或半滴滴定液的加入,这是滴定成功的关键。

七、思考题

(1)NaOH 滴定液的配制为何用间接配制法?

(2)在滴定中,容量瓶、移液管、滴定管这三种仪器中,哪种仪器需要用待装液荡洗 3 次?滴定中使用的烧杯、锥形瓶等,是否也要用待装液洗涤? 请解释原因。

(3)从滴定管中滴加半滴溶液的操作要领是什么?

实验八　盐酸标准溶液的配制与标定

一、实验目的

(1)掌握减量法准确称取基准物的方法。

(2)掌握滴定操作,并学会正确判断滴定终点的方法。

(3)学会配制和标定盐酸(HCl)标准溶液的方法。

二、实验原理

由于浓盐酸容易挥发,不能用它们来直接配制具有准确浓度的标准溶液。因此,配制 HCl 标准溶液时,只能先配制成近似浓度的溶液,然后用基准物质标定它们的准确浓度,或者用另一种已知准确浓度的标准溶液滴定该溶液,再根据它们的体积比计算该溶液的准确浓度。

常用于标定 HCl 溶液的基准物质是无水 Na_2CO_3,其反应式如下:

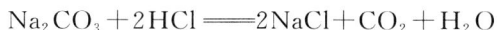

$$Na_2CO_3 + 2HCl =\!=\!= 2NaCl + CO_2 + H_2O$$

滴定至反应完全时,溶液 pH 为 3.89,通常选用溴甲酚绿-甲基红混合液或甲基橙作指示剂。

三、仪器与试剂

25ml 酸式滴定管、烧杯、锥形瓶、玻璃棒、250ml 容量瓶、浓盐酸（相对密度 1.19）、无水 Na_2CO_3、甲基橙或者溴甲酚绿-甲基红混合液指示剂[量取 30ml 溴甲酚绿乙醇溶液（2g/L），加入 20ml 甲基红乙醇溶液（1g/L），混匀]。

四、实验方法

（1）0.1mol/L 盐酸标准溶液的配制。量取 2.2ml 浓盐酸,注入 250ml 水中,摇匀;装入试剂瓶中,贴上标签。

（2）HCl 标准溶液的标定。准确称取 0.19～0.21g 于 270～300℃灼烧至质量恒定的基准无水碳酸钠,称准至 0.0002g（至少 2 份）。将其溶于 50ml 水中,加 2～3 滴甲基橙作为指示剂,用配制好的 HCl 溶液滴定至溶液由黄色变为橙色,记下盐酸溶液所消耗的体积。同时做空白试验。（空白试验即不加无水碳酸钠的情况下重复上述操作。）

五、实验结果

1. 数据记录

记录项目	1	2	3	空白值
无水碳酸钠的质量（$m_{Na_2CO_3}$）/g				0.0000
HCl 溶液的终读数				
HCl 溶液的初读数				
HCl 溶液消耗的体积（V_{HCl}）/ml				
c_{HCl}/(mol·L^{-1})				
c_{HCl} 的平均值/(mol·L^{-1})				
平均偏差				

2. HCl 标准溶液的浓度计算式

$$c_{HCl} = 2 \times \frac{m_{Na_2CO_3}}{(V_{HCl} - V_0) \times 106} \times 1000$$

式中　c_{HCl}——HCl 标准溶液的物质的量浓度,mol/L;

　$m_{Na_2CO_3}$——无水碳酸钠的质量,g;

　V_{HCl}——HCl 溶液的用量,ml;

　V_0——空白试验的 HCl 溶液用量,ml;

　106——无水碳酸钠的摩尔质量,g/mol。

六、注意事项

(1)干燥至恒重的无水碳酸钠有吸湿性,因此在标定中精密称取基准无水碳酸钠时,宜采用"减量法"称取,并应迅速将称量瓶加盖密闭。

(2)在滴定过程中产生的二氧化碳会使终点变色不够灵敏。因此,在溶液滴定至接近终点时,应将溶液加热煮沸或剧烈摇动,以除去二氧化碳。待冷却至室温后,再继续滴定。

七、思考题

(1)在滴定过程中产生的二氧化碳会使终点变色不够灵敏,在溶液滴定进行至接近终点时,应如何处理以消除干扰?

(2)在将碳酸钠试样从称量瓶转移到锥形瓶的过程中,如果不小心将少量试样撒出,仍用它来标定 HCl 溶液的浓度,将会造成分析结果偏大还是偏小?为什么?

第三章

专项技能训练

第一节　常用物理常数的测定

实验九　甘油相对密度的测定

一、实验目的

(1)掌握使用具温度计的比重瓶来测定相对密度的一般操作步骤和技能。

(2)理解甘油相对密度测定的意义。

二、实验原理

甘油($C_3H_8O_3$)的分子量为 92.09,为无色、澄清的黏稠液体,有引湿性,水溶液(1→10)显中性反应。能与水或乙醇任意混溶,在丙酮中微溶,在三氯甲烷或乙醚中均不溶。

按照《中国药典》2015 年版二部正文部分第 117 页的规定,在 25℃时甘油的相对密度不小于 1.2569。

甘油的相对密度测定法采用《中国药典》2015 年版四部通则 0601 中的比重瓶法。

甘油相对密度的测定

三、仪器与试剂

1. 仪器　25ml 具温度计比重瓶、恒温水浴锅、天平(感量 0.001g)。

2. 试剂　纯化水(新鲜煮沸后放冷)。

四、实验方法

取洁净、干燥并精密称定质量的比重瓶,其内装满供试品(温度应低于 25℃)后,装上温度计(瓶中应无气泡),将其置于 25℃的水浴中放置数分钟,使内容物的温度达到 25℃。用滤纸除去溢出侧管的液体,立即盖上罩。然后将比重瓶自水浴中取出,再用滤纸将比重瓶的外面擦净,精密称定。将称定的结果减去比重瓶的质量,求得供试品的质量后,将供试品倾去。洗净比重瓶,装满新沸过的冷水,再按照上述方法测得同一温度下水的质量,按下式计算,即可得到供试品的相对密度。

$$供试品的相对密度 = \frac{供试品的质量}{水的质量}$$

五、实验结果

比重瓶法应记录测定用比重瓶的类型、天平的型号、测定温度、各项称量数据等。并根据计算结果与检测标准进行比对后进行结果判定。其计算公式如下：

$$相对密度(d_{25}^{25}) = \frac{m_{供试品}}{m_{水}} = \frac{m_{比重瓶+供试品} - m_{比重瓶}}{m_{比重瓶+水} - m_{比重瓶}}$$

六、注意事项

(1)比重瓶必须洁净、干燥(所附温度计不能采用加温干燥),操作顺序为先称量空比重瓶重,再装供试品称重,最后装水称重。

(2)装过供试液的比重瓶必须冲洗干净。如果供试品为油剂或煎膏剂等,测定后应尽量弃去,连同瓶塞先用有机溶剂(如石油醚和氯仿)冲洗数次,待将油完全洗去,再用乙醇和水冲洗干净,待完全除去后再测定水的质量。

(3)将供试品溶液及水装瓶时,应小心地沿壁倒入比重瓶内,避免产生气泡。如有气泡,应稍放置,待气泡消失后再调温、称量。如果供试品为糖浆剂、甘油等黏稠液体,装瓶时更应缓慢沿壁倒入,因为黏稠度大的液体产生的气泡很难逸去,会影响测定结果。

(4)将比重瓶从水浴中取出时,应用手指捏住瓶颈,而不能拿瓶肚,以免液体因体温的影响而发生体积膨胀、外溢。

(5)测定有腐蚀性的供试品时,为避免其腐蚀天平盘,可在称量时将一表面皿放置于天平盘上,再放比重瓶称量。

(6)当室温高于20℃或高于各品种项下的规定温度时,必须设法调节环境温度至略低于规定的温度,否则易造成经规定温度下平衡的比重瓶内的液体在称重过程中因环境温度高于规定温度而发生膨胀、外溢,从而导致误差。

七、思考题

相对密度测定法操作的关键步骤是什么?

实验十 乙酰半胱氨酸熔点的测定

一、实验目的

(1)掌握熔点测定的基本原理及应用。
(2)掌握毛细管熔点测定的方法。

二、实验原理

乙酰半胱氨酸($C_5H_9NO_3S$)的分子量为163.20,为白色或类白色结晶性粉末,有类似蒜的臭气,有引湿性,易溶于水或乙醇。

按照《中国药典》2015 年版二部正文部分第 7 页所述,乙酰半胱氨酸的熔点为 104～110℃。

乙酰半胱氨酸熔点的测定采用《中国药典》2015 年版四部通则 0612"熔点测定法"中的第一法"A. 传温液加热法"。

熔点是晶体物质的重要物理特性,晶体化合物的固液两态在大气压力下达到平衡时的温度即为该化合物的熔点。纯粹的固态有机化合物一般都有固定的熔点,即在一定的压力下,固液两态之间的变化是非常敏锐的,自初熔至全熔,温度不超过 1℃(此熔点范围被称为熔程)。如果该物质含有杂质,则其熔点往往较纯粹者低,且熔程较长。

三、仪器与试剂

1. 仪器　提勒管(熔点管)1 支,熔点测定用毛细管(以下简称毛细管,由中性硬质玻璃管制成,长度大于 9cm,内径 0.9～1.1mm,壁厚 0.10～0.15mm,一端熔封;当所用温度计浸入传温液深度超过 6cm 时,管长应适当增加,使露出液面的长度超过 3cm)9 根,200℃温度计(分浸型,具有 0.5℃刻度,经熔点测定用对照品校准)1 支,酒精灯 1 盏,橡皮圈或毛细管夹若干,铁架台 1 个,空气冷凝管(或玻璃管)1 支。

2. 试剂　乙酰半胱氨酸,传温液(硅油或液状石蜡)。

四、实验方法

(1)样品干燥处理。取供试品适量,将其研成细粉,移至扁形称量瓶中,按照乙酰半胱氨酸项下干燥失重的条件进行干燥。[干燥失重:取本品,以五氧化二磷作为干燥剂,在 70℃下减压干燥 3 小时,减失重量不得超过 1.0%,具体见《中国药典》2015 年版四部中的通则 0831。]

(2)装样。分取供试品适量,将一端熔封的毛细管的开口端插入供试品细粉中,一些粉末会卡入开口端。取出毛细管,将沾在外壁的供试品擦拭干净。轻击管壁或取一支洁净的空气冷凝管(或玻璃管),一端垂直放置在表面皿或其他适宜的硬质物体(如桌面)上,将毛细管的封口端向下,开口端朝上,将毛细管自上口放入,使其自由落下,并弹震,使在开口端的样品落入底部,反复数次,使样品紧密集结于毛细管的熔封端。装入样品的高度应为 3mm。

(3)装温度计。将温度计垂直放入盛装传温液的容器中,使温度计汞球部的底端与容器底部相距 2.5cm 以上(内加热的容器,温度计的汞球应与加热器上表面相距 2.5cm 以上)。

(4)加传温液。将适量传温液装入提勒管中,使传温液受热后的液面约在温度计的分浸线处,加热传温液并不断搅拌。待温度上升至较规定的熔点低限低 10℃左右时,将装有供试品的毛细管浸入传温液,用橡皮圈或毛细管夹贴附并固定在温度计上,位置须使毛细管的内容物部分对应于温度计汞球中部。将温度计用细线拴住,挂在铁架台上。

(5)测定。温度上升至 94℃时,将装有供试品的毛细管浸入传温液,贴附在温度计上(可用橡皮圈固定),须使毛细管的内容物部分对应于温度计汞球中部。继续加热,调节升温速率为每分钟上升 1.0～1.5℃,加热时须不断搅拌,以使传温液的温度保持均匀。记录供试品由初熔至全熔时的温度,重复测定 3 次,取其平均值。

"初熔温度"是指供试品在毛细管内开始局部液化出现明显液滴时的温度。"全熔温度"是指供试品全部液化时的温度。测定熔融同时分解的供试品时,方法如上述,但调节升温速率时应使温度每分钟上升 2.5～3.0℃；将供试品开始局部液化（或开始产生气泡）时的温度作为初熔温度，将供试品固相消失、全部液化时的温度作为全熔温度。遇有固相消失不明显时，应以供试品分解物开始膨胀上升时的温度作为全熔温度。某些药品无法分辨其初熔、全熔时，可以将其发生突变时的温度作为熔点。

五、实验结果

（1）数据记录。记录供试品从初熔至全熔时的温度，取 3 次测定结果的平均值，加上温度计的校正值作为乙酰半胱氨酸的熔点；测定结果的数据按修约间隔为 1 进行修约，并以修约后的数据进行报告。

（2）结果判定。经修约后的初熔温度、全熔温度均为 104～110℃时，判为符合规定。如果有下列情况之一者，即判为不符合规定。①初熔温度低于规定范围的低限 104℃。②全熔温度超过规定范围的高限 110℃。③分解点或熔点温度处于规定范围之外。④初熔前出现严重的"发毛""收缩""软化""出汗"现象，且其持续时间较长，并与该药品的正常对照比较后有明显差异者。

六、注意事项

（1）温度计除应符合国家质量监督检验检疫总局的规定外，在经过较长期的使用后，应经常用中国食品药品检定研究院分发的熔点标准品进行校正，通常可与供试品测定同时进行。

（2）传温液的升温速度，毛细管的内径、壁厚及其洁净与否，供试品装入毛细管内的高度及其紧密程度都会影响测定结果，因此，必须严格按照规定进行操作。

（3）初熔之前，毛细管内的供试品可能出现"发毛""收缩""软化""出汗"等现象。在未出现局部液化的明显液滴和持续熔融过程时，均不做初熔判断。

如果上述现象严重、持续时间较长或影响初熔点的观察时，应视为供试品纯度不高而予以记录，并设法进行正常对照测定，以便于最终判断。

（4）全熔时毛细管内的液体应完全澄清。个别药品在熔融成液体后会有小气泡停留在液体中，此时容易与未熔融的固体相混淆，应仔细辨别。

（5）有参比样品时，可先测定参比样品，根据要求选择一定的起始温度和升温速率进行比较测定，用参比样品的熔温度和全熔温度作为判断的依据。

（6）被测供试品最好一次填装 5 根毛细管，分别测定后去除最大值和最小值，取用中间 3 个读数的平均值作为测定结果，以消除毛细管及样品制备、填装带来的偶然误差。

（7）温度计冷却后方可用水洗，否则易炸裂。

七、思考题

（1）如何检验两种熔点相近的物质是否为同一纯净物？

（2）毛细管是否可以重复使用？

（3）测熔点时，若出现熔点管壁过厚、不洁净，供试品未完全干燥、研磨不够细、装得不够紧密、装得过多或含有杂质，以及加热过快等情况，将导致什么结果？

实验十一 葡萄糖比旋度的测定

一、实验目的

(1)掌握葡萄糖比旋度测定的基本原理。

(2)掌握比旋度的概念、计算方法。

(3)熟悉旋光计的操作方法。

二、实验原理

比旋度:葡萄糖分子结构中的 5 个碳都是手性碳原子,具有旋光性。一定条件下的旋光度是旋光性物质的特性常数。测定葡萄糖的比旋度具有初步鉴别及估测纯度的意义。

旋光度(α)与溶液的浓度(c)和偏振光透过溶液的厚度(L)成正比。当偏振光通过厚度为 1dm 且每 1ml 中含有 1g 旋光性物质的溶液时,使用钠光 D 线(光线波长为 589.3nm),测定温度为 t℃时,测得的旋光度称为该物质的比旋度,以 $[\alpha]_D^t$ 表示,$[\alpha]_D^t = \dfrac{\alpha}{Lc}$。葡萄糖的比旋度 $[\alpha]_D^{25}$ 为 +52.75°。

三、仪器与试剂

分析天平(感量 0.1mg),旋光计,100ml 容量瓶,葡萄糖,氨试液。

四、旋光度测定法的标准操作

《中国药典》2015 年版四部通则 0621"旋光度测定法"的内容如下。

平面偏振光通过含有某些光学活性化合物的液体或溶液时,会发生旋光现象,使偏振光的平面向左或向右旋转。旋转的度数称为旋光度。在一定的波长与温度下,偏振光透过每 1ml 含有 1g 旋光性物质的溶液且光路长 1dm 时,测得的旋光度称为比旋度。比旋度(或旋光度)可以用于鉴别或检查光学活性药品的纯杂程度,亦可用于测定光学活性药品的含量。

空间上不能重叠,互为镜像关系的立体异构体称为对映体。手性物质的对映异构体之间,除了使平面偏振光发生偏转的程度相同而方向相反之外,在非手性环境中的理化性质相同。生物大分子如酶、生物受体等通常为手性物质,总是表现出对一种对映体的立体选择性。因此,对映体可在药理学与毒理学方面有差异。来源于自然界的物质,例如氨基酸、蛋白质、生物碱、抗体、糖苷、糖等,大多以对映体的形式存在。外消旋体一般由等量的对映异构体构成,旋光度净值为零,其物理性质也可能与其对映体不同。

最常用的光源是钠灯在可见光区的 D 线(589.3nm),但也使用波长较短的光源,如光电偏振计使用滤光片得到汞灯波长约为 578nm、546nm、436nm、405nm 和 365nm 的最大透射率的单色光,其具有更高的灵敏度,可降低被测化合物的浓度。还有其他一些光源,如带有适当滤光器的氙灯或卤钨灯。

除另有规定外,本法系采用钠光谱的 D 线(589.3nm)来测定旋光度,测定管长度为 1dm

（如果使用其他长度的测定管，应进行换算），测定温度为20℃。用读数至0.01°并经过检定的旋光计。

一般应在溶液配制后的30分钟内进行旋光度的测定。测定旋光度时，将测定管用供试液体或溶液（取固体供试品，按各品种项下的方法制成）冲洗数次，然后缓慢注入供试液体或溶液适量（注意勿使其内产生气泡），置于旋光计内检测，读数，即得供试液的旋光度。使偏振光向右旋转者（顺时针方向）为右旋，以"＋"符号表示；使偏振光向左旋转者（逆时针方向）为左旋，以符号"－"表示。用同法读取旋光度3次，取3次检测结果的平均值，照下列公式计算，即得供试品的比旋度。

对液体供试品 $[\alpha]_D^t = \dfrac{\alpha}{ld}$

对固体供试品 $[\alpha]_D^t = \dfrac{100\alpha}{lc}$

式中 $[\alpha]$——比旋度；

D——钠光谱的D线；

t——测定时的温度，℃；

l——测定管的长度，dm；

α——测得的旋光度；

d——液体的相对密度；

c——每100ml溶液中含有被测物质的质量（按干燥品或无水物计算），g。

旋光计的检定可用标准石英旋光管进行，读数误差应符合规定。

五、实验方法

取葡萄糖约10g，精密称定，置于100ml量瓶中。加水适量及氨试液0.2ml，溶解后，用水稀释至刻度，摇匀，放置10分钟。在25℃时，按照《中国药典》2015年版四部通则0621测定比旋度。葡萄糖的比旋度为＋52.6°～＋53.2°。

六、实验结果

记录实验时的室温、取样量、旋光度结果。

按照下式计算比旋度：$[\alpha]_D^t = \dfrac{100\alpha}{lc}$。

七、注意事项

（1）旋光计接通电源后需预热5～20min。每次测定前应以溶剂做空白校正。测定后再校正1次，以确定在测定时零点无变动。如果第2次校正时发现旋光度差值超过±0.01，表明零点有变动，则应重新测定旋光度。

（2）配制溶液及测定时，均应调节温度至（20±0.5）℃（或各品种项下规定的温度）。

（3）供试的液体或固体物质的溶液应充分溶解。供试液应澄清，若显混浊或含有混悬的小粒，应预先滤过，并弃去初滤液。

（4）物质的旋光度与测定光源、测定波长、溶剂、浓度和温度等因素有关。因此，表示物质的旋光度时应注明测定条件。

（5）当已知供试品具有外消旋作用或旋光转化现象，则应采取相应的措施，对供试品制备的时间以及将溶液装入旋光管的间隔测定时间进行规定。

（6）旋光管装样时应注意，光路中不应有气泡，使用后应立即用水洗净晾干，切勿用刷子刷，也不能高温烘烤。

八、思考题

（1）为什么在葡萄糖比旋度测定时加入氨试液？

（2）配制好的葡萄糖溶液为什么要放置一段时间？

（3）葡萄糖的旋光度测定有什么意义？

实验十二　葡萄糖注射液 pH 的测定

一、实验目的

（1）了解 pH 测定的基本原理。

（2）掌握用 pH 计测定溶液 pH 的方法、步骤以及仪器的操作使用。

葡萄糖注射液 pH 的测定

二、实验原理

电位法测定溶液的 pH 时，以玻璃电极为指示电极（－），以饱和甘汞电极为参比电极（＋）组成电池。在 25℃ 条件下，溶液的 pH 每变化 1 个单位，电池的电动势改变 59.0mV。实际测定中，选用 pH 与样品 pH 接近的标准缓冲溶液来，校正 pH 计（又称定位），并保持溶液的温度恒定，以减少由液接电位、不对称电位及温度等变化引起的误差。测定水样之前，用两种 pH 不同的缓冲溶液校正，如果用一种 pH 的缓冲溶液定位后，在测定相差约 3 个 pH 单位的另一种缓冲溶液的 pH 时，误差应在 ±0.02 个 pH 单位以内。校正后的 pH 计可以直接测定水样或溶液的 pH。

三、仪器与试剂

1. 仪器　pH 计（配 pH 玻璃复合电极和温度补偿电极）。

2. 试剂　0.05mol/L 邻苯二甲酸氢钾标准缓冲溶液、0.025mol/L 混合磷酸盐缓冲溶液、葡萄糖注射液、饱和氯化钾溶液。

四、实验方法

1. 供试液的制备　取本品适量，用水稀释，制成 5% 葡萄糖溶液，每 100ml 加饱和氯化钾溶液 0.3ml，作为供试液。

2. 仪器校正　将 pH 计开机，通电预热数分钟，调节零点与温度补偿（有时可能不需要调零),选择与供试液 pH 较接近的标准缓冲溶液(0.05mol/L 邻苯二甲酸氢钾溶液或 0.025mol/L 混合磷酸盐溶液中的一种)进行校正(定位),使仪器读数与标示的 pH 一致,再用另一种标准缓冲溶液进行核对,误差应不大于±0.02 个 pH 单位。

3. 样品测定　取供试液置于小烧杯中,用供试液淋洗电极 3～5 次,用滤纸吸干。将电极浸入供试液中,轻摇供试液至平衡、稳定,直至 pH 的读数在 1 分钟内改变不超过±0.05 单位为止,进行读数。重新取供试液如上法进行测定,两次 pH 的读数差值应不超过 0.1 单位。

4. 清洗　实验结束后,用蒸馏水清洗电极数次,用滤纸吸干,套上复合电极套,关机。

五、实验结果

选取两次 pH 读数差值不超过 0.1 单位的记录结果进行计算,求得的平均值作为供试液的 pH。

六、注意事项

(1)在使用玻璃电极前,应将球泡部位浸在蒸馏水中超过 24 小时,或在 50℃蒸馏水中浸泡 2 小时,冷却至室温后可当天使用;安装时要用手指夹住电极导线插头,切勿使球泡与硬物接触,防止触及杯底而损坏;测定碱性水样或溶液时,应尽快测定;测定胶体溶液、蛋白质和染料溶液后,必须用棉花或软纸蘸乙醚小心地擦拭,用酒精清洗,最后用蒸馏水洗净;不用时也须浸在蒸馏水中。

(2)饱和甘汞电极使用时应经常补充管内的饱和氯化钾溶液,溶液中应有少许氯化钾晶体,不得有气泡,补充后应数小时之后再用;电极不能长时间浸泡在被测水样中;不能在 60℃以上的环境中使用。

(3)配制标准缓冲溶液与溶解供试品的水应是新沸过并冷却后的纯化水,其 pH 应为 5.5～7.0。

(4)标准缓冲溶液最好为新鲜配制的,在抗化学腐蚀、密闭的容器中一般可保存 2～3 个月。若发现有混浊、发霉或沉淀等现象,则不能继续使用。

七、思考题

(1)pH 的概念是什么?

(2)缓冲溶液是共轭酸碱的混合物,那么为什么邻苯二甲酸氢钾溶液、四硼酸钠溶液等可作为缓冲溶液?

(3)pH 计为什么要用已知 pH 的标准缓冲溶液校正?

(4)为什么电极在使用前应先放入蒸馏水中浸泡 24 小时以上?

实验十三　维生素 E 折光率的测定

一、实验目的

(1)熟悉阿贝折光计的使用方法。

(2)掌握使用阿贝折光计测定液体化合物折光率的方法。

二、实验原理

光在两种不同介质中的传播速度是不相同的,当光线从一种介质进入另一种介质,若其传播方向与两种介质的分界面不垂直,在分界面处光的传播方向会发生改变,这种现象称为光的折射现象。折光计是利用临界角原理测定样品折射率的仪器。光线发生全反射时,所有入射光全部折射在临界角以内,临界角以外无光线,使临界线左边明亮,右边完全黑暗,形成明显的黑白分界。利用这一原理测定样品的折射率,可以确定样品的质量分数,并判断其均一程度和纯度。

三、仪器与试剂

1. 仪器　阿贝折光计。
2. 试剂　乙醚、乙醇等有机溶剂,1-溴代萘,维生素 E。

四、实验方法

1. 仪器校正

(1)准备。从箱中取出仪器,放在工作台上,使仪器温度与环境温度平衡,稳定在(20±0.5)℃,一般需要 30 分钟以上。若温度不是整数,则用内插法求对应温度下的折射率。当温度恒定后,松开直角棱镜锁钮,分开直角棱镜,在光滑镜面上滴加 2 滴乙醚或乙醇;合上棱镜,使上、下棱镜润湿,洗去镜面污物;再打开棱镜,用擦镜纸擦干镜面或晾干。

(2)校正。将直角棱镜打开,用少许 1-溴代萘将标准玻璃块(没有刻度的一面)黏附于光滑镜面上,标准玻璃块的另一抛光面应向上,以接受光线。转动棱镜手轮,使视场中出现明暗两部分。转动色散补偿器,使视场中只有黑、白两色。转动棱镜旋钮,使明暗分界线刚好在十字线交叉点上,从读数镜筒中读取折光率。若示值不符,则用附件方孔调节扳手转动示值调节螺钉,使示值等于玻璃块上的刻度值。

2. 测定　做好准备工作后,打开棱镜,用滴管滴加 1～2 滴维生素 E 于磨砂镜面上,使其分布均匀,迅速合上棱镜,静置约 1min,要求样品均匀充满视场。锁紧锁钮,调节底部反射镜,使目镜内视场明亮。调节棱镜,使视场清晰。转动手轮,直到在目镜中看到明暗分界的视场。若有彩色光带,转动棱镜手轮,使彩色消去,直至视场内明暗分界十分清晰。继续转动棱镜手轮,使明暗分界线在十字交叉处。

3. 读数　读取折光率数值后,再让分界线上下移动,然后重新调到十字交叉点处,再次读取数值。重复操作 3～5 次,记录每次测得的折光率。

4. 检测样品温度　按温度显示键,显示窗将显示样品温度。

5. 仪器处理　测量完毕,打开棱镜,用乙醚洗净棱镜面,擦干或晾干后,垫上一层擦镜纸,合上棱镜,锁紧锁钮,将仪器放入仪器箱内。

五、实验结果

当测定温度恰好为 20℃时,记录 3 次测定的折射率数值,并计算 3 次测得数值的平均值,即为维生素 E 的折射率。

当测定温度为其他温度时,先按下式换算得到 20℃时的折射率(n^{20}),再计算平均值,即为维生素 E 的折射率。

$$n^{20} = n^t + 0.00038 \times (t-20)$$

式中　　n^{20}——20℃时样品的折射率；

　　　　n^t——t℃时样品的折射率；

　　　　t——样品温度，℃；

　　0.00038——在 10～30℃时每相差 1℃时折射率的校正系数。

《中国药典》2015 年版中规定维生素 E 的折光率为 1.494～1.499,测定结果在此限度内即为合格。

六、注意事项

(1)仪器必须置于有充足光线、干燥的房间中,不可在有酸、碱气体或潮湿的实验室中使用,更不可放置在高温炉或水槽旁。

(2)大多数供试品的折光率受温度影响较大,一般是折光率随温度升高而降低,但不同物质升高或降低的值不同。因此,测定时温度应恒定至少半小时。

(3)上、下棱镜必须清洁,勿用粗糙的纸或酸性乙醚擦拭棱镜,勿用折光计测定强酸性、强碱性或有腐蚀性的供试品。

(4)滴加供试品时应注意玻璃棒或滴管尖不要触及棱镜,防止造成棱镜划痕。加入供试品的量要适中,使其在棱镜上生成一均匀的薄层。检品过多,会流至棱镜外部;检品过少,会使视野模糊不清。同时,勿使气泡进入样品,以免气泡影响折光率。

(5)读数时视野中的黑白交叉线必须明显,且明确地位于十字交叉线上。除调节色散补偿旋钮外,还应调整下部反射镜或上棱镜透光处的光强度。

(6)测定挥发性液体时,可将上、下棱镜关闭,使测定液沿棱镜进样孔流入,要随加随读。测定固体供试品或用标准玻片校正仪器时,只能将供试品或标准玻片置于测定棱镜上,而不能关闭上、下棱镜。

(7)测定结束时,必须用能够溶解供试品的溶剂(如水、乙醇或乙醚)将上、下棱镜擦拭干净,晾干,放入仪器箱内。

七、思考题

(1)影响折光率测定值的因素有哪些?

(2)滴加样品量过少将会产生什么后果?

第二节　鉴别专项技能操作

薄层色谱法
标准操作方法

1. 制备薄层板

(1)市售薄层板,如硅胶薄层板、聚酰胺薄层板(聚酰胺薄膜)、铝基片薄层板等,在临用前,一般应在 105～110℃的烘箱中活化 30min。聚酰胺薄膜不需活化。铝基片薄层板可根据需要剪裁,但须注意剪裁后的薄层板底边的硅胶层不得有破损。如果在存放期间被空气中的杂质污染,使用前可用三氯甲烷、甲醇或两者的混合溶剂在展开缸中上行展开预洗,110℃活化,然后置于干燥器中备用。

(2)自制薄层板。除另有规定外,将1份固定相和3份水(或加有黏合剂的水溶液)在研钵中按同一方向研磨混合,去除表面的气泡后倒入涂布器中,在玻璃板上平稳地移动涂布器进行涂布(厚度0.2~0.3mm)。取下涂好薄层的玻璃板,置于水平台上,于室温下晾干,110℃烘30min,冷却后置于有干燥剂的干燥箱中备用。使用前在反射光及透视光下检视其均匀度,表面应均匀、平整、光滑、无麻点、无气泡、无破损及污染。

2. 点样 分为手动点样和自动点样。手动点样的主要器具为微量毛细管、微量注射器等。自动点样采用半自动点样仪或全自动点样仪,按预设程序自动点样。除另有规定外,一般在洁净、干燥的环境中,用点样器点样于薄层板上,一般呈圆点状或窄条状。点样基线距底边1.0~1.5cm(高效板一般为0.8~1.0cm),样点直径一般不大于3mm(高效板不大于2mm)。点样时,注意勿损伤薄层表面,点间距离可视斑点扩散情况而定,以相邻斑点互不干扰为宜。

3. 展开 展开缸中预先加入适量的展开剂预饱和,一般密闭放置15~30min,以避免边缘效应。然后将点好供试品的薄层板放入展开缸中,浸入展开剂的深度以距原点0.5cm为宜,密闭。待展开至规定距离(一般为10~15cm)后,取出薄层板,晾干,待检视。

4. 检视 有色物质可在日光灯下直接检视,无色物质一般采用物理或化学方法检视。物理方法是在紫外线灯(254nm或365nm)下检出斑点的位置和颜色。化学方法一般是喷以显色剂显色后,在日光灯下检视。

5. 记录 薄层色谱图像一般可采用摄像设备拍摄,以光学照片或电子图像的形式保存;也可用薄层扫描仪扫描,记录相应的色谱图。

实验十四 盐酸环丙沙星胶囊的薄层色谱鉴别

一、实验目的

(1)了解薄层色谱法在分析检测中的应用。
(2)掌握薄层色谱法的一般操作方法。

二、实验原理

薄层色谱法是一种吸附薄层色谱分离法,它利用各成分对同一吸附剂的吸附能力不同,在流动相(溶剂)流过固定相(吸附剂)的过程中,会连续发生吸附、解吸附、再吸附、再解吸附,从而达到使各成分相互分离的目的。

三、仪器与试剂

1. 仪器 电子天平、紫外线灯、双槽层析缸、硅胶GF$_{254}$板、微量毛细管。
2. 试剂 乙腈、甲醇、二氯甲烷、浓氨溶液、盐酸环丙沙星胶囊、环丙沙星对照品。

四、实验方法

(1)薄层板的活化。取市售的硅胶 GF_{254} 薄层板于 110℃烘箱中加热 30min,立即置于干燥器中备用。

(2)溶液的制备。①供试品溶液的制备:取盐酸环丙沙星胶囊内容物适量(约 0.1g),加水 20ml,振摇使其溶解,滤过,取滤液作为供试品溶液。②对照品溶液的制备:称取环丙沙星对照品 0.1g,加水 20ml 使溶解,作为对照品溶液。

(3)点样。用微量毛细管取供试品和对照品溶液各 $2\mu l$ 点于硅胶 GF_{254} 薄层板上,点样基线距底边 1.0～1.5cm,点样直径不大于 3mm,点样间距 1.0～1.5cm。

(4)展开。以乙腈-甲醇-二氯甲烷-浓氨溶液(1:4:4:2)作为展开剂,浸入展开剂的深度以距原点 0.5cm 为宜,密闭,上行展开 10～15cm,取出,晾干。

(5)将薄层板置于紫外线灯(254nm)下检视,标记供试品与对照品斑点,并拍照记录。

五、实验结果

(1)根据标记的原点、供试品与对照品斑点、溶剂前沿位置,分别计算供试品与对照品的比移值($R_{f供}$、$R_{f对}$)。

(2)按下列公式计算供试品与对照品比移值的相对偏差(RD)以进行鉴别:

$$RD(\%) = \frac{R_{f对} - R_{f供}}{R_{f对}} \times 100\%$$

按一般要求,所得结果在±5%以内,说明两者可能为同一物质。

六、注意事项

(1)接触点样时注意勿损伤薄层表面。

(2)展开缸应放在水平、稳定的实验台上,展开的过程中切勿移动。

(3)展开前如需要溶剂蒸气预平衡,可在展开缸中加入适量的展开剂,密闭,保持 15～30min。

七、思考题

(1)说明预饱和的作用及方法。

(2)如果薄层色谱的斑点出现拖尾现象,可能的原因有哪些?应如何改变条件?

实验十五　枸杞子的薄层色谱鉴别

一、实验目的

(1)掌握薄层板的制备方法。

(2)掌握薄层色谱法的一般操作方法。

二、实验原理

见实验十四。

三、仪器与试剂

1. 仪器 电子天平、紫外线灯、双槽层析缸、涂布板、点样器。
2. 试剂 乙酸乙酯、三氯甲烷、甲酸、0.2％～0.5％羧甲基纤维素钠溶液、枸杞子对照药材。

四、实验方法

1. 硅胶 G 薄层板的制备 称取 1 份硅胶 G,加 3 份水或 3 份 0.2％～0.5％的羧甲基纤维素钠溶液于研钵中,沿同一方向研磨混匀,除去表面气泡,倒入涂布器中,在玻璃板上平稳移动涂布器进行涂布(厚度为 0.2～0.3mm)。涂好薄层板后,将其置于水平台上,于室温下晾干。其表面应均匀、平整、平滑、无气泡、无麻点、无破损及污染。于 110℃下烘 30min,冷却后立即使用或置于有干燥剂的干燥箱中备用。

2. 供试品及对照品溶液的制备

(1)供试品溶液的制备。取枸杞子粉末 0.5g,加水 35ml,加热煮沸 15min,冷却,过滤,滤液用乙酸乙酯 15ml 振摇提取,分取乙酸乙酯液,浓缩至 1ml,作为供试品溶液。

(2)对照品溶液的制备。取枸杞子对照药材 0.5g,加水 35ml,加热煮沸 15min,冷却,过滤,滤液用乙酸乙酯 15ml 振摇提取,分取乙酸乙酯液,浓缩至 1ml,作为对照品溶液。

(3)点样。用点样器或定量毛细管点样上述溶液 2μl 于薄层板上,一般为圆点状或细条带状。点样基线距底边 10～15mm,圆点直径一般不大于 3mm,条带状宽度一般为 5～10mm。

(4)展开。以乙酸乙酯-三氯甲烷-甲酸(3:2:1)为展开剂,浸入展开剂的深度以距原点 5mm 为宜,密闭,一般上行展开 8～15cm,取出,晾干。

五、实验结果

将晾干后的薄层板置于紫外线灯(365nm)下检视,供试品色谱应在与对照品药材色谱相同的位置上显相同颜色的荧光斑点。

六、注意事项

(1)展开缸应放在水平、稳定的实验台上,切勿阳光直射。

(2)接触点样时注意勿损伤薄层表面。

(3)检视前展开板上的溶剂应挥发完全。

(4)展开前如需要溶剂蒸气预平衡,可在展开缸中加入适量的展开剂,密闭,一般保持 15～30min。溶剂蒸气预平衡后,应迅速放入载有供试品的薄层板。

七、思考题

(1)产生边缘效应的原因有哪些?

(2)试述硅胶板活化出现裂板的原因。

紫外-可见分光光度法

标准操作方法

1. 开机前检查　检查样品室内有无挡光物,检查电源插头是否插牢。

2. 开机　依次开启打印机、计算机、光度计主机电源,双击软件快捷图标,进入光度计自检过程。自检过程中,切勿开启样品室门。自检通过后,进入主工作程序。预热 30min。

3. 测定

(1)吸光度测定。第一步,设置测定参数。打开吸光度测定窗口,选择测定参数界面,设置测定波长、吸光度读数方式、读数范围以及是否重复测定、是否计算平均值等参数。第二步,空白校正。样品池及参比池中均加入空白溶液,分别置于光路中,单击调零按钮,进行空白校正。第三步,样品测定。向样品池中加入供试品溶液,对供试品进行测定。单击打印按钮,即可打印测定结果。

(2)光谱扫描。第一步,设置扫描参数。打开光谱扫描窗口,选择测定参数界面,设置测光方式、扫描起始波长、终止波长、扫描速度、纵坐标范围等。第二步,空白基线校正。样品池及参比池中均加入空白溶液,分别置于光路中,进行基线校正。基线校正的波长范围为扫描参数设定的波长范围。第三步,样品测定。向样品池中加入供试品溶液,对供试品进行测定。单击打印按钮,即可打印测定结果。

(3)定量测定。第一步,设置测定参数。打开定量测定窗口,选择测定参数界面,设置定量模式、标样参数、标准曲线的公式形式、拟合次数、浓度单位以及是否插入零点。需测定标样以制作标准曲线时,选择浓度按钮并输入标样数量及各标样的浓度;已知标准曲线系数时,直接选择系数按钮并输入系数即可。第二步,空白校正。样品池及参比池中均加入空白溶液,分别置于光路中,进行空白校正。第三步,标样测定。向样品池中分别加入各标准样品,弹出样品号输入对话框,分别输入样品号,测定标准样品。标样测定完毕后,选择"菜单—数据处理—工作曲线"项,弹出标准曲线显示窗,查看回归曲线及系数等。第四步,样品测定。向样品池中加入供试品,对供试品进行测定。单击打印按钮,即可打印测定结果。

(4)时间扫描。第一步,设置扫描参数。打开时间扫描窗口,设置测光方式、扫描时间、记录范围等测定参数。第二步,空白校正。样品池及参比池中均加入空白溶液,分别置于光路中,进行空白校正。第三步,样品测定。向样品池中加入供试品溶液,对供试品进行测定。记录供试品测定值的时间变化曲线。单击打印按钮,即可打印测定结果。

(5)数据保存。在对话框中选择"保存",将文件保存到合适的位置。

(6)关机。取出样品,洗净比色皿,放回原处。退出操作系统,依次关闭光度计、计算机和打印机的电源。

实验十六　布洛芬的紫外光谱鉴别

一、实验目的

(1)掌握试液、试药的配制方法。

(2)掌握布洛芬紫外光谱鉴别的基本原理和鉴别方法。

(3)熟悉紫外-可见分光光度计的操作方法。

二、实验原理

(1)布洛芬分子中有苯环共轭结构,在紫外区具有特征性的吸收峰。可以用紫外-可见分光光度法进行鉴别。

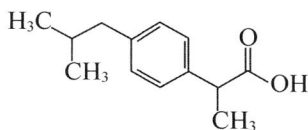

$$H_3C-CH_2-CH(CH_3)-\phi-CH(CH_3)-COOH$$

(2)鉴别基础。本实验按照《中国药典》2015 年版的标准,将供试品配制成一定浓度的供试品溶液,采用紫外-可见分光光度法测定光谱图,获得最大吸收波长和最小吸收波长,与标准规定的波长对比,从而得出该项检验是否符合规定的结论。

三、仪器与试剂

紫外-可见分光光度计,容量瓶,刻度吸管,烧杯,布洛芬原料药。

四、实验方法

取布洛芬 0.246～0.254g,置于 100ml 量瓶中,加入 0.4％NaOH 溶液使其溶解并稀释至刻度,摇匀;精密量取该溶液 5ml,置于 50ml 量瓶中,加 0.4％NaOH 溶液稀释至刻度,摇匀,即得每 1ml 中约含 0.25mg 布洛芬的供试品溶液。

以 0.4％NaOH 溶液作为空白溶液,按照紫外-可见分光光度法(通则 0401)测定,记录色谱图。

在 265nm 和 273nm 的波长处有最大吸收,在 245nm 和 271nm 的波长处有最小吸收,在 259nm 的波长处有一肩峰。

五、实验结果

(1)记录色谱图。
(2)比对标准中的波长,撰写实验报告。

六、注意事项

(1)测定光谱图时要用空白溶液(0.4％NaOH 溶液)进行调零。
(2)测定波长为紫外区,应选择石英材质的吸收池。

七、思考题

(1)紫外-可见分光光度计如何进行校正?
(2)如何选择吸收池? 吸收池使用时应注意什么?

红外分光光度法

红外分光光度法是在 $4000～400cm^{-1}$ 波数范围内测定物质的吸收光谱,用于化合物的鉴别、检查或含量测定的方法。除部分光学异构体及长链烷烃同系物外，几乎没有两种化合物具有相同的红外光谱，据此可以对化合物进行定性和结构分析。化合物对红外辐射的吸收程度与其浓度的关系符合朗伯-比尔定律，是红外分光光度法定量分析的依据。

1. 进行红外分析时，常用的供试品的制备方法如下

(1)固体试样。固体试样通常采用压片法、糊法、膜法等进行测定，其中最常用的是压片法。压片法：将样品与固体分散介质均匀地混合压制成透明薄片。实际检验中常用的分散介质是溴化钾(KBr)。将样品与 KBr 按 1:200～1:100 的比例研细并混合均匀，置于压片机中压成透明薄片即可直接进行测定。

(2)液体试样。液体试样常用的制备方法有液膜法(夹片法)和液体池法。各种型号的仪器性能不同，以及制备供试品时研磨程度的差异或吸水程度不同等原因均会影响光谱的形状。因此，进行光谱比对时，应考虑各种因素可能造成的影响。

《中国药典》2015 年版收载的方法多用于原料药鉴别、制剂鉴别、多组分原料药鉴别，晶型、异构体限度检查或含量测定等。

2. Bruker Tensor 27 红外光谱仪的标准操作规程

(1)开机检查。首先确认仪器所在房间内的温度及湿度符合要求，打开仪器电源。

(2)系统启动。主机开启数秒后，可听见"滴滴"两声，仪器右上方的"status"按钮变为绿色，表示仪器自检完毕，预热 30min。双击桌面"OPUS"图标，进入软件。

3. 样品测定

(1)点击"测量 M"，进入测量项。

(2)点击"基本设置"，输入样品名称和形态。

(3)点击"高级设置"，根据需要设置分辨率、样品扫描时间、背景扫描时间、光谱记录范围等参数。

(4)点击"检查信号"位置项所显示的数值，若大于 10 000，则认为仪器处于正常状态。点击"保存峰位"。

(5)打开样品室的盖子，装载 KBr 压制的空白片，点击"测量背景单通道光谱"。扫描结束后，取出 KBr 空白片，将样品装载于样品架上，点击"测量样品单通道光谱"即可得到样品的红外吸收光谱图，根据情况进行光谱图处理并打印。

4. 关机　测定完毕后，逐级关闭运行窗口，关闭电脑和红外分光光度计电源，填写使用登记。

实验十七　苯甲酸的红外光谱鉴别

一、实验目的

(1)掌握红外光谱仪的一般操作方法。

(2)掌握 KBr 压片法的技能及压片机的使用方法。

(3)了解红外光谱图的解析。

二、实验原理

当一定频率的红外光照射分子时,如果分子某个基团的振动频率与外界红外辐射的频率一致,两者就会产生共振。此时,光的能量通过分子偶极矩的变化传递给分子,该基团就会吸收一定频率的红外光,产生振动跃迁,从而产生红外吸收光谱。

如果红外光的振动频率与分子中各基团的振动频率不一致,该部分红外光就不会被吸收。用频率连续改变的红外光照射某试样,将分子吸收红外光的情况用仪器记录下来,就得到试样的红外吸收光谱图。由于振动能级的跃迁伴随转动能级的跃迁,因此所得的红外光谱不是简单的吸收线,而是多个吸收带,据此可对苯甲酸的结构进行测定。

三、仪器与试剂

1. 仪器　红外光谱仪、压片机、玛瑙研钵、红外灯。
2. 试剂　KBr(光谱纯)、苯甲酸(分析纯)。

四、实验方法

1. 压片制样　用无水乙醇清洗玛瑙研钵和压片模具,用擦镜纸擦干后,置于红外灯下烘干。取苯甲酸样品 1～2mg、KBr 200mg,置于玛瑙研钵中,在红外灯下研细、混匀。取适量混合物置于压片模具中,铺平,将装配好的压片模具移至压片机下。调节压力为 10～12kg,保持 2～3min,取出,将样品装入样品架。

2. 测试　将样品架放入仪器内,点击测试按钮。测试结束,保存文件。取出样品架,卸下样品。

3. 整理　清洁模具等制样器具。

五、实验结果

(1)采用图谱处理功能对所测图谱进行基线校正及适当的平滑处理,利用标峰功能,标出主要吸收峰的波数,储存并打印谱图。

(2)利用软件进行谱图检索,并将样品谱图与标准图谱进行比对。

(3)根据《中国药典》2015 年版的要求,将所绘制的样品谱图与《药品红外光谱集》233 图比对,得出鉴别结论。

六、注意事项

(1)各品种项下规定的"应与对照的图谱(光谱集××)一致",其中"对照的图谱"系指《药品红外光谱集》各卷所载的图谱。同一化合物的图谱若在不同卷上均有收载时,则以后卷所载的图谱为准。

(2)药物制剂经提取处理并绘制光谱图后,比对时应注意以下 4 种情况。①若辅料无干扰,待测成分的晶型不变化,此时可直接与原料药的标准光谱进行比对。②若辅料无干扰,但待测成分的晶型有变化,此种情况可用对照品经同法处理后的光谱进行比对。③若待测成分的晶型不变化,而辅料存在不同程度的干扰,此时可参照原料药的标准光谱,在指纹区内选择 3～5 个不受辅料干扰的待测成分的特征谱带作为鉴别的依据。鉴别时,实测谱带的波数误差应小于规定值的 0.5%。④若待测成分的晶型有变化,辅料也存在干扰,此种情况一般不宜采用红外光谱鉴别。

(3)各种型号的仪器性能不同,供试品制备时研磨程度的差异或吸水程度不同等原因均会影响光谱的形状。因此,进行光谱比对时,应考虑各种因素可能造成的影响。

七、思考题

(1)溴化钾压片法制备红外吸收光谱固体试样时有哪些注意事项?

(2)红外光谱实验室为什么要求维持一定的温度和相对湿度?

高效液相色谱法

高效液相色谱法是一种现代液相色谱法,其基本方法是用高压输液泵将流动相泵入装有填充剂的色谱柱中,注入的供试品被流动相带入柱内进行分离后,各成分会先后进入检测器,用记录仪或数据处理装置记录色谱图并进行数据处理,得到测定结果。由于应用了具备各种特性的微粒填料和加压液体流动相,本法具有分离能力强、分析速度快的特点,广泛用于药品的含量测定及杂质检查。

岛津 LC-20A 高效液相色谱仪的标准操作方法

1. 操作前的准备

(1)流动相的准备。配制流动相的试剂应为色谱纯级别,水应为超纯水。需要调节 pH 的流动相,应使用精密 pH 计进行调节。配制好的流动相用 $0.45\mu m$ 的微孔滤膜滤过后,超声脱气 15~20 分钟,备用。

(2)溶液的配制。按照标准规定配制一定浓度的供试品溶液和对照品溶液。供试品溶液在注入色谱仪前,一般应用 $0.45\mu m$ 的微孔滤膜滤过,以免污染色谱系统或影响色谱分离。

2. 高效液相色谱仪的操作

(1)检查仪器状态。使用前确认液相色谱仪的流路、废液出口等是否接好,然后安装色谱柱,换上准备好的流动相。

(2)开机平衡。按仪器说明书依次打开各单元的电源开关。首先启动泵,打开泵的排放阀,按冲洗键进行冲泵排气,以排空管路中的气泡。设置流速,平衡色谱柱,初始平衡时间一般约需 30 分钟,同时观察压力指示是否稳定。

(3)方法设置。打开"LC-Solution"工作站,设置分析参数:流动相的比例、流速、检测波长、进样体积、运行时间等,完成后保存方法文件。

(4)样品测定。检查确认基线稳定后,即可开始进样。主要有手动进样和自动进样两种进样方式,目前使用较多的是自动进样。设置好进样体积和样品位置,点击单次运行或者运行序列,开始进样测定。

(5)数据处理。按色谱系统适用性试验检查各性能参数,如理论塔板数(n)、拖尾因子(T)、分离度(R)和重复性等均应符合所执行标准的要求。对比对照品和供试品中待测成分主峰的保留时间和峰面积,按照定量分析方法计算含量。

(6)清洗和关机。分析完毕后,先关闭检测器和数据处理机,再用经滤过和脱气的适当溶剂清洗色谱系统,正相柱一般用正己烷,反相柱若使用过含盐流动相,则先用甲醇-水(10:90)进行冲洗,再用甲醇冲洗,各种冲洗剂一般冲洗 15~30 分钟,特殊情况应延长冲洗时间。冲洗完毕后,调节流速至零,关泵,关闭各单元电源,做好仪器使用登记。

实验十八　瑞格列奈片高效液相色谱鉴别

一、实验目的

(1)掌握高效液相色谱鉴别的基本方法。

(2)了解高效液相色谱仪的使用方法。

二、实验原理

高效液相色谱法(high performance liquid chromatography,HPLC)是以液体作为流动相的一种重要的色谱分析法。采用高压泵输送流动相,分离、定性及定量过程都通过仪器来完成。该方法除具有快速、高效的特点外,还能分离沸点高、分子量大、热稳定性差的试样。利用高效液相色谱法进行瑞格列奈片的鉴别,在波长 243nm 处进行检测。

三、仪器与试剂

1. 仪器　电子天平、超声仪、高效液相色谱仪、十八烷基硅烷键合硅胶色谱柱容量瓶、锥形瓶。

2. 试剂　甲醇(色谱纯)、实验用水、醋酸铵、冰醋酸、盐酸、瑞格列奈对照品、瑞格列奈片。

四、实验方法

1. 色谱条件　色谱柱:Thermo Hypersil C18 柱(250mm×4.6mm,5μm)。流动相:醋酸铵缓冲液(取醋酸铵 3.85g,加水 1000ml 使其溶解,用冰醋酸调 pH 至 4.0)-甲醇(20∶80)。检测波长为 243nm,流速:1.0ml/min。

2. 对照品溶液的制备　精密称定瑞格列奈对照品,加 0.1mol/L 盐酸溶液溶解并定量稀释,制成每 1ml 中约含 25μg 的溶液,即得。

3. 供试品溶液的制备　取本品 20 片,精密称定,研细(过四号筛),精密称取适量(约相当于瑞格列奈 1.25mg),置于 50ml 量瓶中;加 0.1mol/L 盐酸溶液适量,振摇使瑞格列奈溶解;用 0.1mol/L 盐酸溶液稀释至刻度,摇匀,滤过,取续滤液作为供试品溶液。

4. 测定　精密量取供试品与对照品溶液各 20μl 注入液相色谱仪,测定,即得。

五、实验结果

(1)原始记录。记录色谱图峰面积保留时间。

(2)在记录的色谱图中,供试品溶液主峰的保留时间应与对照品溶液主峰的保留时间一致。

六、注意事项

(1)氘灯是易耗品,应最后开灯,不分析时即关灯。

(2)进样前,色谱柱必须用流动相充分冲洗,使基线平衡。

(3)不同品牌和填料的色谱柱的保留时间、分离度和塔板数都会有所不同。

七、思考题

(1)测定结束后应如何清洗色谱柱？

(2)高效液相色谱仪在使用过程中应注意什么？

第三节　检查专项技能操作

实验十九　葡萄糖的一般杂质检查

一、实验目的

(1)掌握葡萄糖中一般杂质检查的项目和限量计算方法。

(2)掌握葡萄糖中氯化物、硫酸盐、铁盐、重金属、砷盐、炽灼残渣的限量检查以及干燥失重法的基本原理和方法。

(3)了解药物中的一般杂质检查的目的和意义。

二、实验原理

1. 氯化物检查法　氯化物在硝酸银溶液中与硝酸银作用,生成氯化银微粒而显白色混浊。在同样条件下,将一定量的标准氯化钠溶液与硝酸银在同样的条件下用同法处理,将两种情况下生成的氯化银的混浊程度相比较,判断供试品中氯化物的限量。

2. 硫酸盐检查法　药物中微量硫酸盐与氯化钡在酸性溶液中作用,生成硫酸钡微粒而显白色混浊。在同样条件下,将同一定量标准硫酸钾溶液与氯化钡用同法处理,将两种情况下生成的混浊程度进行比较,判断药物中硫酸盐的限量。

3. 铁盐检查法　三价铁盐在硝酸酸性溶液中与硫氰酸盐生成红色可溶性的硫氰酸铁络合离子,与一定量标准铁溶液用同法处理后进行比色。加硝酸 3 滴,煮沸 5min,可使 Fe^{2+} 氧化成 Fe^{3+}。

4. 重金属检查法　在弱酸性(pH 3.0～3.5)溶液中,重金属杂质能与硫代乙酰胺或硫化钠作用生成硫化物。在药品生产中遇到铅的机会比较多,铅易积蓄在体内导致中毒,故检查时以铅为代表。同上法,硫代乙酰胺分别与样品、标准品生成有色硫化物的均匀沉淀,再比较、判断样品中的重金属限量。

5. 砷盐检查法　《中国药典》2015 年版主要用古蔡法检查砷盐。其原理是:五价砷在酸性溶液中也能被金属锌还原为砷化氢,但生成

氯化物测葡萄糖的一般杂质

硫酸盐测葡萄糖的一般杂质

砷化氢的速度较三价砷慢,故在反应液中加入碘化钾及酸性氯化亚锡,将五价砷还原为三价砷。

6. **炽灼残渣检查法**　有机药物经炽灼炭化,再加硫酸湿润,低温加热至硫酸蒸气除尽,于高温(700~800℃)炽灼至完全灰化,使有机质破坏分解为挥发性物质而逸出,残留的非挥发性无机杂质(多为金属的氧化物或无机盐类)成为硫酸盐,称为炽灼残渣。

7. **干燥失重法**　干燥失重法是指根据药物在规定条件下经干燥后所减失的质量和取样量,计算供试品干燥失重的百分比。干燥失重检查法主要用于控制药物中的水分,也包括其他挥发性物质(如乙醇等)。

铁盐测葡萄糖的一般杂质

三、仪器与试剂

1. **仪器**　托盘天平,分析天平(感量 0.1mg),坩埚,试砷瓶 2 个,电热恒温干燥箱,高温电炉(马弗炉),普通电炉,水浴锅,干燥器,称量瓶,移液管,50ml 纳氏比色管 6 支,25ml 纳氏比色管 3 支,50ml 烧杯若干。

2. **试剂**　葡萄糖(供试品),标准氯化钠溶液,标准硫酸钾溶液,标准铁溶液,标准铅溶液(10μg/ml),标准砷溶液(1μg/ml),硝酸银,硝酸,稀盐酸,硫酸,25%氯化钡溶液,硫氰酸铵,硫代乙酰胺试液,醋酸盐缓冲液(pH 3.5),碘化钾试液,溴化钾溴试液,20 目无砷锌粒,氯化亚锡,醋酸铅,溴化汞。

四、实验方法

1. **氯化物**　取供试品 0.6g,加水溶解至 25ml(溶液若显碱性,可滴加硝酸使之变为中性),再加稀硝酸 10ml。若溶液不澄清,应滤过,置入 50ml 纳氏比色管中,加水至 40ml 左右,摇匀,即得供试液。另取标准氯化钠溶液 6.0ml,置于 50ml 纳氏比色管中,加稀硝酸 10ml,加水至 40ml,摇匀,即得对照溶液。于对照溶液与供试液中分别加入硝酸银试液 1.0ml,用水稀释至 50ml,摇匀,在暗处放置 5min。将两者共同置于黑色背景上,从比色管上方向下观察、比较,供试液的混浊程度不得高于对照溶液(0.01%)。

2. **硫酸盐**　取供试品 2.0g,加水溶解至 40ml(溶液若显碱性,可滴加盐酸使之变为中性)。若溶液不澄清,应滤过,置入 50ml 纳氏比色管中,加稀盐酸 2ml,摇匀,得供试液。另取标准硫酸钾溶液 2.0ml,置于 50ml 纳氏比色管中,加水溶解至 40ml,加稀盐酸 2ml,摇匀,得对照溶液。于对照溶液与供试液中分别加入 25%氯化钡溶液 5ml,用水稀释至 50ml,充分摇匀,放置 10min。将两者共同置于黑色背景上,从比色管上方向下观察、比较,供试液的混浊程度不得高于对照溶液(0.01%)。

3. **铁盐**　取供试品 2.0g,加 20ml 水溶解后,加硝酸 3 滴,缓慢煮沸 5min,放至冷却,加水稀释至 45ml,加硫氰酸铵溶液(30→100)3.0ml,摇匀。若显色,与标准铁溶液 2.0ml 用同一方法制成的对照溶液比较,其颜色不得更深(0.001%)。

4. **重金属**　取 25ml 纳氏比色管 3 支,甲管中加标准铅溶液(10μg/ml)一定量和醋酸盐缓冲液(pH 3.5)2ml 后,加水稀释至 25ml。取供试品 4.0g,置于乙管中,加水 23ml 溶解后,加醋酸盐缓冲液(pH 3.5)2ml;丙管中加入与乙管相同质量的供试品,加水适量使溶解,再加入与甲管相同量的标准铅溶液和醋酸盐缓冲液(pH 3.5)2ml后,用水稀释至25ml。若供试品溶液带有颜色,可在甲管中滴加少量稀焦糖溶液或其他无干扰的有色溶液,使之与乙管、丙管一致。再在甲、乙、丙三管中分别加硫代乙酰胺试液各2ml,摇匀,放置2min。将三管共同置于白纸上,自上向下透视。当丙管中显出的颜色不浅于甲管时,将乙管中显示的颜色与甲管比较,不得更深(≤$5×10^{-6}$)。

5. 砷盐　标准砷斑的制备:精密量取标准砷溶液($1\mu g/ml$)2ml。于另一个试砷瓶中,加入盐酸5ml与蒸馏水21ml,再加碘化钾试液5ml与酸性氯化亚锡试液5滴。在室温下放置10min后,加锌粒2g,迅速将瓶塞塞紧(瓶塞上已置有醋酸铅棉花及溴化汞试纸的试砷管),并在25～40℃的水浴中反应45min,取出溴化汞试纸,即得。

取供试品2.0g置于试砷瓶中,加水5ml溶解后,加稀硫酸5ml与溴化钾溴试液0.5ml,置于水浴上加热20min,使保持稍过量的溴存在。必要时,再补加溴化钾溴试液适量,并随时补充蒸发散失的水分。放至冷却,加盐酸5ml与水适量至28ml,按照前文标准砷斑的制备方法,自"再加碘化钾试液5ml"步骤起进行操作。将生成的砷斑与标准砷斑比较,颜色不得更深(0.0001%)。

6. 炽灼残渣　取供试品1.0～2.0g,放置到已炽灼至恒重的坩埚中。精密称定,缓慢炽灼至完全炭化,放至冷却,加硫酸0.5～1.0ml使湿润,低温加热至硫酸蒸气除尽,于高温(700～800℃)炽灼至完全灰化,移置干燥器内,放至冷却,精密称定后,再高温(700～800℃)炽灼至恒重,所得炽灼残渣不得超过0.1%。

7. 干燥失重　取供试品,混合均匀(若为较大的结晶,应先迅速捣碎,使之成为直径小于2mm的小颗粒),取约1g,置于与供试品相同条件下干燥至恒重的扁形称量瓶中,精密称定。除另有规定外,在105℃干燥至恒重。根据减失的重量和取样量计算供试品的干燥失重。按照《中国药典》2015年版的规定,减失的重量应为7.5%～9.5%。

五、注意事项

(1)在氯化物检查过程中,当用滤纸滤过时,滤纸中若含有氯化物,可预先用含有硝酸的水溶液洗净后再使用。

(2)应用砷盐检查法制备标准砷斑或标准砷对照液,应与供试品检查同时进行。所用锌粒应无砷,以能通过一号筛的细粒为宜。若使用的锌粒较大,用量应酌情增加,反应时间亦应延长为1h。

(3)如果需将炽灼残渣留作重金属检查,则炽灼温度必须控制在500～600℃。

(4)干燥失重法中,当将供试品放入烘箱或干燥器中进行干燥时,应将瓶盖取下,置于称量瓶旁,或将瓶盖半开进行干燥。取出时,须将称量瓶盖好。置于烘箱内干燥的供试品,应在干燥后取出并置于干燥器中放至冷却,然后称定质量。

六、思考题

(1)药物的一般杂质检查中,为什么称取样品时需使用托盘天平,而坩埚的称重需要使用精密天平?

(2)古蔡法检查砷盐能适用于所有的药物吗?为什么?

实验二十 烘干法测定白芍的水分含量

一、实验目的

(1)掌握电子天平直接称量的方法。

(2)掌握白芍的水分测定及判定方法。

二、实验原理

将供试品置于已干燥至恒重的称量瓶中,精密称定,于烘箱内在100～105℃下干燥至恒重,根据减失的质量和取样量计算供试品的水分含量。

烘干法测定白芍的水分含量

三、仪器与试剂

1. 仪器 电子天平(感量0.1mg),烘箱(控温精度±1℃),干燥器(普通),扁形称量瓶。

2. 试剂和试药 白芍,干燥剂。常用的干燥剂为无水氯化钙、硅胶或五氧化二磷。干燥剂应处于有效状态。变色硅胶应显蓝色;五氧化二磷应呈粉末状,若表面呈结皮现象,应除去结皮物;无水氯化钙应呈块状。

四、实验方法

1. 扁形称量瓶的恒重 取洁净的称量瓶,置于烘箱内100～105℃干燥5h,取出;置入干燥器内,室温下冷却30h;精密称定其质量。再在上述条件下干燥1h,取出;置入干燥器中,室温下冷却30min;精密称定质量,直至连续2次干燥后称重结果的差值在0.3mg以下。

2. 取样 取白芍2～5g,精密称定,记录供试品的质量。将供试品平铺于已干燥至恒重的扁形称量瓶中,厚度不可超过5mm。同时做平行试验2份。

3. 干燥、称重 将盛有供试品的扁形称量瓶置于温度升至105℃并达到平衡的烘箱中,对应的瓶盖取下,置于称量瓶旁,或将瓶盖半开进行干燥。控制烘箱的温度至(105±1)℃。

干燥5h后,当温度降至70～80℃时,将扁形称量瓶盖好,取出,放入干燥器内,室温下冷却30min,精密称定供试品和称量瓶的总质量。

4. 恒重 继续在105℃干燥1h后,取出称量瓶,置于干燥器中,室温下冷却30min,精密称定质量,至连续2次称重结果的差值不超过5mg为止。

五、实验结果

(1)记录干燥时的温度、干燥剂的种类、干燥和放冷至室温的时间、称量及恒重数据等。

称重项目及条件	称重结果/g	
	1	2
称量瓶（105℃，5h）		
坩埚的恒重（105℃，1h）		
供试品		
称量瓶＋供试品（105℃，5h）		
称量瓶＋供试品的恒重（105℃，1h）		
平均值		

（2）计算。

$$含水量（\%）=\frac{W_1+W_2-W_3}{W_1}\times100\%（有效数字的数位应与标准中的规定一致）$$

式中　W_1——供试品的质量，g；

　　　　W_2——称量瓶恒重的质量，g；

　　　　W_3——将称量瓶和供试品干燥至恒重的质量，g。

（3）结果判定。其数值小于或等于 14.0％时判为符合规定，其数值大于 14.0％时判为不符合规定。

六、注意事项

干燥器中的干燥剂应处于有效状态。

七、思考题

恒重的目的是什么？

实验二十一　费休法测定注射用头孢西丁钠的水分含量

一、实验目的

（1）了解永停滴定法在水分测定中的应用。

（2）掌握费休水分测定仪的使用。

（3）掌握含量测定和计算方法。

二、实验原理

本方法是根据碘和二氧化硫在吡啶和甲醇溶液中与水定量反应的原理来测定水分含量。采用的标准试液称为费休试液，是由碘、二氧化硫、吡啶和甲醇按一定的比例组成的。测定原理是碘使二氧化硫氧化为三氧化硫时，需要定量的水分参与反应。吡啶和甲醇不仅参与反应，是反应产物的组成部分,同时还起到溶剂的作用。指示终点的方法有两种。①以自身作为指示剂,即利用碘的颜色指示终点。终点前溶液呈浅黄色,终点时呈红棕色(微过量的费休试液中碘的颜色)。②永停滴定法。按永停滴定法操作,终点时电流计指针突然偏转,并持续数分钟不退回。

费休水分测定仪就是根据永停滴定法指示终点的原理研制而成的,适用于受热易被破坏的药物的水分含量测定。

三、仪器与试剂

1. 仪器 费休水分测定仪,电子分析天平(十万分之一),微量进样器。

2. 试剂 注射用头孢西丁钠,纯化水,市售费休试液。

四、实验方法

1. 费休试液的配制与标定

(1)配制。一般使用稳定的市售费休试液。市售的费休试液可以由不含吡啶的其他碱化试剂或不含甲醇的其他伯醇类制成;也可以由单一的溶液或两种溶液临用前混合而成。本试液应遮光,密封,阴凉干燥处保存。临用前应标定滴定度。

(2)标定。精密称取纯化水 10～30mg,用水分测定仪直接标定,永停滴定法指示终点。另做空白试验,按下式计算:

$$F = \frac{W}{A-B}$$

式中 F——每 1ml 费休试液相当于水的质量,mg;

$\quad\quad W$——称取纯化水的质量,mg;

$\quad\quad A$——滴定所消耗的费休试液的体积,ml;

$\quad\quad B$——空白试验所消耗的费休试液的体积,ml。

2. 供试品测定 精密称取注射用头孢西丁钠适量(消耗费休试液 1～5ml),置于干燥的容器中,密封(可在干燥的隔离箱中操作)。精密称定后,用干燥的注射器注入适量的乙二醇-吡啶(3:1)溶剂中,精密称定总质量,振摇,使供试品溶解,测定该溶液的水分含量。洗净并烘干容器,精密称定其质量。同时测定溶剂的水分。按下式计算:

$$供试品中的水分含量(\%) = \frac{(W_1-W_3)\times c_1-(W_1-W_2)\times c_2}{W_2-W_3}\times 100\%$$

式中 W_1——供试品、溶剂和容器的质量,g;

$\quad\quad W_2$——供试品、容器的质量,g;

$\quad\quad W_3$——容器的质量,g;

$\quad\quad c_1$——供试品溶液的水分含量,g/g;

$\quad\quad c_2$——溶剂的水分含量,g/g。

五、实验结果

(1)原始记录。内容包括供试品消耗的费休试液的体积 A,空白试验消耗的费休试液的体积 B,供试品的质量 W。

(2)计算滴定度 F 及供试品的水分含量。

(3)与药品标准规定相比较,判断是否合格。

六、注意事项

(1)费休试液应遮光,密封,阴凉干燥处保存。临用前应标定滴定度。

(2)所用仪器应干燥,并避免空气中水分的侵入。测定时应在干燥处进行。

(3)标定费休试液应做 3 份平行试验,3 份平行试验结果的相对偏差,除另有规定外,不得大于 0.1%,取平均值作为结果。

七、思考题

费休法是否适用于测定氧化剂、还原剂以及能与试液反应生成水的药物?

实验二十二　白芍的灰分检查

一、实验目的

(1)掌握电子天平直接称量的方法。

(2)掌握白芍的灰分检查及判定方法。

二、实验原理

供试品经 500～600℃高温炽灼,其中有机物质完全分解逸出,而无机成分生成灰分残渣,根据残渣的质量,计算供试品中总灰分的含量(%)。

三、仪器与试剂

标准筛,电子天平(感量 0.001g),马福炉,干燥器(普通),坩埚,电炉,变色硅胶。

四、实验方法

1. 测定空坩埚的恒重　取洁净的坩埚并置于高温炉内,将坩埚盖斜盖于坩埚上,加热至 600℃,炽灼 3h,停止加热。待高温炉内温度冷却至 300℃左右时,取出坩埚,将其置于适宜的干燥器内,盖好坩埚盖,放冷至室温(一般约需 60min),称定坩埚的质量(准确至 0.01g)。再以同样条件重复操作,直至恒重(时间为 30min;除另有规定外,恒重系指连续两次干燥或炽灼后称重结果的差值在 0.3mg 以内时的质量),备用。

2. 称取供试品　白芍粉碎,使能通过二号筛,混合均匀后,取供试品 2g,置于已炽灼至恒重的坩埚中,称定质量(准确至 0.01g),应同时做 2 份平行试验。

3. 炭化　将盛有白芍的坩埚置于电炉上缓慢炽灼(应避免供试品受热骤然膨胀或燃烧而逸出),至供试品全部炭化呈黑色,并不再冒烟(以上操作应在通风橱内进行)。

4. 灰化　将坩埚置于高温炉内,坩埚盖斜盖于坩埚上,在 600℃下炽灼 3h,使供试品完全灰化。

5. 恒重　按照"1. 测定空坩埚的恒重"的操作方法,自"停止加热"起,依照上述法操作,直至达到恒重。

五、实验结果

1. 记录 内容包括供试品的取用量,炽灼时的温度、时间,坩埚及残渣的恒重数据、计算结果等。

称重项目及条件	称重结果/g	
	1	2
坩埚(600℃,3h)		
坩埚的恒重(600℃,0.5h)		
供试品		
坩埚+供试品(600℃,3h)		
坩埚+供试品的恒重(600℃,0.5h)		
平均值		

2. 计算

$$总灰分的含量(\%) = \frac{炽灼后残渣的质量}{炽灼前供试品的质量} \times 100\%$$

3. 结果判定 其数值小于或等于 4.0% 时判为符合规定,其数值大于 4.0% 时判为不符合规定。

六、注意事项

(1)测定前,应将坩埚清洗干净,炽灼至恒重(连续两次炽灼后称重结果的差值在 0.3mg 以内)。

(2)使用厚纸条或坩埚钳移动坩埚,不得徒手操作。

(3)对高温炉的使用要严格按操作规程操作。

(4)若供试品不易灰化,可将坩埚放冷,加热水或 10% 硝酸铵溶液 2ml,使残渣湿润,然后置于水浴上蒸干,残渣照前法炽灼,至坩埚内容物完全灰化。

(5)炽灼操作时,实验人员不得离去,并注意防止供试品燃烧或引发其他事故。

(6)坩埚应编码标记,盖子与坩埚应编码一致;从高温炉中取出时的温度、先后次序、在干燥器内的放冷时间以及称重顺序,应前后一致;同一干燥器内同时放置的坩埚最好不超过 4 个,否则不易达到恒重。

(7)坩埚放冷后,干燥器内易形成负压,应小心开启干燥器,以免吹散坩埚内的轻质残渣。

七、思考题

炭化和灰化时坩埚盖应如何放置?

实验二十三　白芷中二氧化硫残留量的测定

一、实验目的

(1)掌握药典中酸碱滴定法测定中药中二氧化硫残留量的原理。

(2)掌握滴定分析法测定二氧化硫残留量的步骤。

二、实验原理

《中国药典》2015 年版规定,药材及饮片(矿物类除外)的二氧化硫残留量不得超过150mg/kg。二氧化硫残留量的测定法系用酸碱滴定法、气相色谱法、离子色谱法分别作为第一法、第二法、第三法来测定经硫黄熏蒸处理过的药材或饮片中二氧化硫的残留量。可根据具体品种情况选择适宜的方法进行二氧化硫残留量的测定。

本次实验采用第一法,系将中药材以蒸馏法处理,样品中亚硫酸盐系列物质加酸处理后转化为二氧化硫,后者随氮气流被带入含有过氧化氢溶液的吸收瓶中;过氧化氢溶液将其氧化为硫酸根离子,采用酸碱滴定法测定,从而计算出药材及饮片中的二氧化硫残留量。

三、仪器与试剂

1. 仪器　如图 3-1 所示,由 1000ml 两颈圆底烧瓶(A)、竖式回流冷凝管(B)、带刻度的分液漏斗(C)、连接氮气的流入口(D)和二氧化硫气体导出口(E)组成。另配磁力搅拌器、电热套、氮气源及气体流量计。

2. 试剂　3％过氧化氢溶液,甲基红乙醇溶液指示剂(2.5mg/ml),氢氧化钠滴定液(0.01mol/L),盐酸溶液(6mol/L)。

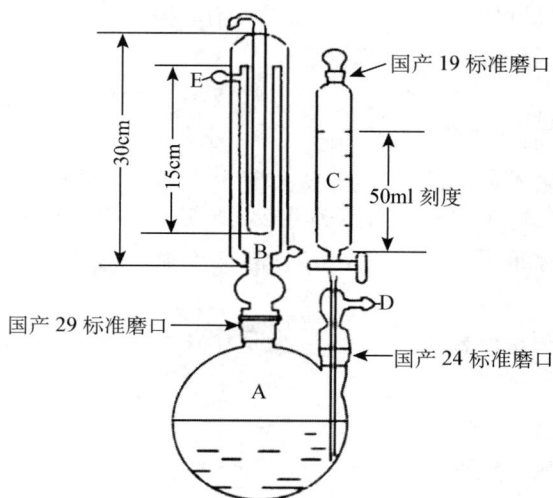

图 3-1　酸碱滴定法蒸馏仪器装置

四、二氧化硫测定装置的标准操作

(1)取细粉适量,精密称定,置于两颈圆底烧瓶中,加水 300～400ml。

(2)打开回流冷凝管开关给水,将冷凝管的上端 E 口连接一橡胶导气管,导气管的另一端置于 100ml 锥形瓶底部。锥形瓶内加入 3‰ 过氧化氢溶液 50ml 作为吸收液(橡胶导气管的末端应在吸收液的液面以下)。

(3)开通氮气,使用流量计调节气体流量至 0.2L/min 左右;打开分液漏斗的活塞,使盐酸溶液(6mol/L)10ml 流入蒸馏瓶,立即加热两颈烧瓶内的溶液至沸腾,并保持微沸;烧瓶内的水沸腾 1.5h 后,停止加热。

(4)吸收液放冷后,置于磁力搅拌器上不断搅拌,用氢氧化钠滴定液(0.01mol/L)滴定,并将滴定的结果用空白试验校正。

五、实验方法

(1)实验前的准备。配制氢氧化钠滴定液(0.01mol/L)、3‰ 过氧化氢溶液和甲基红乙醇溶液指示剂(2.5mg/ml)。使用前,在吸收液中加入 3 滴甲基红乙醇溶液指示剂(2.5mg/ml),并用 0.01mol/L 氢氧化钠滴定液滴定至黄色(即终点;如果超过终点,则应舍弃该吸收液)。

(2)取白芷细粉约 10g[若二氧化硫的残留量较高(超过 1000mg/kg),可适当减少取样量,但应不少于 5g],精密称定,置于两颈圆底烧瓶中,加水 300～400ml。

按照上述"二氧化硫测定装置的标准操作"逐步进行操作。进行第 4 步滴定时,用氢氧化钠滴定液(0.01mol/L)滴定至黄色持续 20s 不褪,记录消耗的滴定液体积(ml),并将滴定的结果用空白试验校正,记录相应的结果。

六、实验结果

按照下式计算:

$$供试品中二氧化硫的残留量(\mu g/g) = \frac{(A-B) \times c \times 0.032 \times 10^6}{W}$$

式中　A——供试品溶液消耗的氢氧化钠滴定液的体积,ml;

　　　B——空白试验消耗的氢氧化钠滴定液的体积,ml;

　　　c——氢氧化钠滴定液的物质的量浓度,mol/L;

　0.032——与 1ml 氢氧化钠滴定液(1mol/L)相当的二氧化硫的质量,g;

　　　W——供试品的质量,g。

七、注意事项

(1)氢氧化钠滴定液(0.01mol/L)应在临用前用标定好的高浓度滴定液加新沸过的冷水稀释制成。

(2)橡胶导气管的末端应在吸收液液面以下。

八、思考题

(1)吸收液使用前,为什么要用氢氧化钠滴定液滴定至黄色?

(2)实验结束时,应先关闭加热套还是先关闭氮气?

实验二十四　香附中挥发油的含量测定

一、实验目的

(1)掌握挥发油测定仪器装置的操作。

(2)掌握香附中挥发油的含量测定方法。

二、实验原理

香附中的挥发油受热后可随着水蒸气蒸馏出来,遇冷后由气体变为液体。由于挥发油与水不互溶,由此读出挥发油的体积,即可计算出挥发油的含量。

三、仪器与试剂

如图 3-2 所示,1000ml(或 500ml、2000ml)的硬质圆底烧瓶(A),上接挥发油测定器(B),B 的上端连接回流冷凝管(C)。以上各部均用玻璃磨口连接。测定器(B)应具有 0.1ml 的刻度。全部仪器应充分洗净,并检查接合部分是否严密,以防挥发油逸出。

四、实验方法

挥发油有两种测定方法,即甲法和乙法。甲法适用于测定相对密度在 1.0 以下的挥发油,乙法适用于测定相对密度在 1.0 以上的挥发油。香附中挥发油的含量测定选择甲法。

取香附粉末适量(相当于含挥发油 0.5～1.0ml),称定质量(准确至 0.01g),置于烧瓶中,加水 300～500ml(或适量)与玻璃珠数粒,振摇混合后,连接挥发油测定器与回流冷凝管。自冷凝管上端加水,使之充满挥发油测定器的刻度部分,并溢流入烧瓶为止。将烧瓶置于电热套中或用其他适宜的方法缓慢加热至沸腾,并保持微沸约 5h,至测定器中油量不再增加后,停止加热。放置片刻,开启测定器下端的活塞,将水缓慢放出,直至油层上端到达零刻度线上5mm 处。放置 1h 以上,再次开启活塞,使油层下降至其上端恰与零刻度线平齐,读取挥发油量,并计算供试品中挥发油的含量(%)。

五、实验结果

读出挥发油的体积,按照下列公式计算出挥发油的含量:

$$挥发油的含量(\%) = \frac{V}{m} \times 100\%$$

式中　V——挥发油的体积,ml;

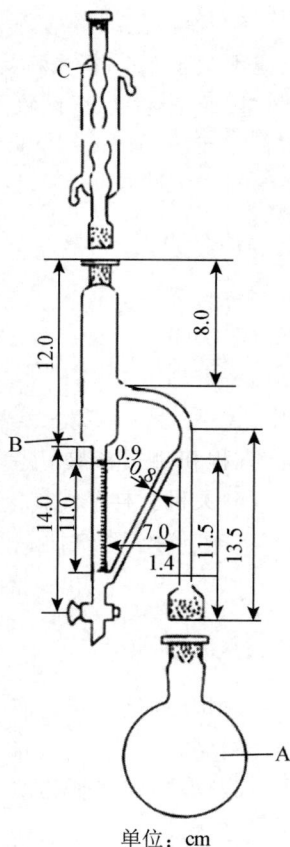

单位:cm

图 3-2　挥发油测定的仪器装置

m——香附粉末的质量,g。

六、注意事项

(1)装置中挥发油测定器的支管分叉处应与基准线平行。

(2)香附须粉碎至能够通过二号至三号筛,并混合均匀。

七、思考题

为什么称取香附粉末的量相当于含挥发油 $0.5 \sim 1.0ml$?

原子吸收分光光度法

原子吸收分光光度法的测量对象是呈原子状态的金属元素和部分非金属元素,是基于测量蒸气中原子对特征性电磁辐射的吸收强度进行定量分析的一种仪器分析方法。该方法灵敏度高、选择性好、分析速度快,广泛应用于各个领域。

岛津 AA-6800 型原子吸收分光光度计的标准操作方法

1. 火焰原子吸收分光光度法

(1)开机操作。依次打开排风设备、稳压电源、空压机,调节压力为 $0.35 \sim 0.40MPa$;调节乙炔气瓶的压力为 $0.1 \sim 0.15MPa$;打开仪器和计算机的电源开关。

(2)联机自检。单击"WizAA"启动软件,设定"待测元素",点击"连接",仪器开始执行初始化。

(3)创建方法文件。在工作站中设定待测元素空心阴极灯的灯电流、燃气和助燃气的类型及流量、燃烧头高度、狭缝宽度等仪器测量参数,以及定量方式、标准溶液的浓度和单位等定量参数。

(4)点火。点火前再次确认乙炔气体、空气、排风机已打开,同时按住 AA 主机上的黑白按钮,等待火焰点燃。

(5)测量。把进样管放入去离子水中,单击"自动调零",仪器开始校零。待基线归零并稳定后,将空白溶液引入进样管,单击"空白",将标准溶液按浓度由低到高的顺序依次引入进样管中。待吸光度读数稳定后,单击"开始"进行测试,仪器会自动绘制标准曲线,并给出相应的标准方程和相关系数。

(6)关机。样品测试完毕后,将进样管放入去离子水中,清洗进样管路及燃烧头约 10min;然后单击"仪器"菜单下的"余气燃烧",将管路中的剩余气体燃尽。依次关闭乙炔气体、空压机、排风机、仪器工作站、仪器电源。

2. 石墨炉原子吸收分光光度法

(1)开机操作。依次打开氩气(调节压力为 $0.35 \sim 0.40MPa$)、冷却循环水、自动进样器电源、石墨炉电源、仪器和计算机电源开关,打开仪器工作站。

(2)创建方法文件。在工作站中设定待测元素空心阴极灯的灯电流、加热程序及参数、进样体积及样品位置、狭缝宽度等仪器测定参数,以及定量方式、标准溶液的浓度和单位等定量参数。

(3)仪器条件优化。分别优化灯电流和石墨炉位置(石墨炉原点调节、石墨炉管口位置调整)等测定条件。

(4)样品测试。将空白溶液、标准溶液及样品溶液分别放置在样品盘的相应位置,在软件上选择"开始"按钮,仪器开始校零,然后按照方法中设置的顺序依次进样,完成标准曲线和样品的测定。

(5)关机。测量完毕后,依次关闭氩气、冷却水、仪器工作站、仪器电源和排风系统。

实验二十五 火焰原子吸收分光光度法测定水样中钙的含量

一、实验目的

(1)掌握标准加入法进行定量分析的方法。

(2)掌握原子吸收分光光度计的操作方法和注意事项。

二、实验原理

在一定实验条件下,基态原子蒸气对锐线光源发射出的共振线的吸收符合朗伯-比尔定律,即溶液的吸光度与溶液中待测元素的浓度成正比。根据该关系可以用标准曲线法或标准加入法进行定量分析。

当样品基体影响大,没有合适的基体空白时,可以采用标准加入法,具体做法如下。取 n 等份待测样品,其中一份不加待测元素,其余各份分别加入一系列已知量的标准待测元素,分别测定它们的吸光度,绘制吸光度对加入待测元素量的校正曲线。外延校正曲线与横坐标的交点即为测定样品中该元素的含量。

三、仪器与试剂

1. 仪器 火焰原子吸收分光光度计、钙空心阴极灯、100ml 容量瓶 1 个、50ml 容量瓶 5 个。

2. 试剂 钙元素标准溶液(100.00μg/ml)、硝酸(优级纯)、去离子水。

四、实验方法

1. 钙标准溶液的制备 精密量取钙标准储备液(1000.00μg/ml)10ml,置于 100ml 容量瓶中,用 2%硝酸溶液稀释至刻度。

2. 样品制备 精密量取 5 份待测水样各 2ml,分别置于 5 个 50ml 的容量瓶中,各加入钙标准溶液 0.0ml、1.0ml、2.0ml、3.0ml、4.0ml 于容量瓶中,用 2%硝酸溶液稀释至刻度,配制成每 1ml 分别含钙 0.00μg/ml、2.00μg/ml、4.00μg/ml、6.00μg/ml、8.00μg/ml 的溶液。

3. 测定 将空白溶液与样品系列溶液按浓度由低至高的顺序依次吸入火焰原子化器测定吸光度,并绘制吸光度-浓度标准曲线。(测定条件:测定波长 422.7nm,灯电流 4mA,狭缝宽度 0.4nm,燃烧器宽度 8mm。)

五、实验结果

(1)绘制吸光度-浓度标准曲线。

（2）将标准曲线延长,使之与横坐标相交,根据交点位置得出试样中钙的含量(也可由仪器自动给出)。

（3）计算出水样中钙的含量(mg/L)。

六、注意事项

（1）标准加入法可以消除基体带来的干扰,但不能消除背景吸收带来的干扰,仅适用于标准曲线呈线性且通过原点的情况。

（2）标准曲线的斜率不能太小,否则外延后会引起较大的误差,因此加入标准溶液的浓度应与试样的浓度尽量接近。

七、思考题

标准加入法与标准曲线法的不同点在哪些方面?有何优点?

第四节　制剂常规检查专项技能操作

实验二十六　片剂重量差异的检查

片剂的质量要求除外观应完整光洁、色泽均匀,有适宜的硬度和耐磨性,以及药典品种项下规定的检测项目外,除另有规定外,片剂还应检查"重量差异"。

一、实验目的

（1）掌握电子天平直接称量的方法。

（2）掌握片剂重量差异的检查方法及判断方法。

二、实验原理

电子天平直接称量每片的重量,控制重量差异,保证用药剂量的准确。

三、仪器与试剂

1. 仪器　电子天平(感量 0.1mg 或感量 1mg),扁形称量瓶,弯头或平头手术镊子。

2. 试剂　20 片药品(标准中未规定检查含量均匀度)。

四、实验方法

（1）取空称量瓶,精密称定重量,按下电子天平的去皮键"TAR"或"O/T"消去其重量。再取 20 片供试品,置于该称量瓶中,精密称定 20 片供试品的总重。

（2）20 片供试品的总重量除以 20,得平均片重 $\bar{m}$（保留 3 位有效数字）。根据平均片重选择合适的天平。平均片重<0.30g 的片剂选用感量 0.1mg 的分析天平,平均片重≥0.30g 的片剂选用感量 1mg 的分析天平。

(3)按去皮键"TAR"或"O/T",消去 20 片供试品的重量。用镊子取出 1 片供试品,记录该片的重量。重复该操作,得出其余各片的重量。

(4)将平均重量修约至 2 位有效数字。选择重量差异限度:平均片重<0.30g 的片剂,重量差异限度为±7.5%;平均片重≥0.30g 的片剂,重量差异限度为±5%。

(5)计算低、高限量($\overline{m}\pm\overline{m}\times$重量差异限度)以及最低、最高限量($\overline{m}\pm\overline{m}\times$重量差异限度×2)。

五、实验结果

1. 记录　20 片的总重量及其平均片重,限度范围,每片的重量,超过限度的片数。

2. 结果判定

(1)每片重量均未超出允许片重范围(低、高限量);或与平均片重相比(无含量测定的片剂与标示片重比较),均未超出规定的重量差异限度;或超出允许片重范围的药片不多于 2 片,且均未超出允许片重范围 1 倍(最低、最高限量);以上情况均判为符合规定。

(2)超出允许片重范围的药片多于 2 片,或超出允许片重范围的药片虽不多于 2 片,但其中 1 片超出限度 1 倍,均判为不符合规定。

六、注意事项

(1)使用分析天平时,不要开动和使用前门,防止呼出的热量、水汽、CO_2 及气流影响称量。取、放物品时应使用两侧门,开关门时应轻缓。

(2)称量吸湿性、易挥发和具有腐蚀性的药品时,要盛放在密闭的容器中,以免腐蚀和损坏电子天平。称量时尽量快速,不要将被称物洒落在秤盘或底板上。称量完毕,应及时将被称物带离天平室。

(3)应经常保持天平内清洁,必要时用软毛刷刷净,或用绸布擦净,或用无水乙醇擦净。

(4)天平内应放置干燥剂。

(5)在称量前后,均应仔细检查药片数。称量过程中,避免用手直接接触供试品。已取出的药片不得再放回供试品原包装容器内。

(6)遇有超出重量差异限度的药片,宜另器保存,以供必要时复核用。

(7)糖衣片应在包衣前检查片芯的重量差异,符合规定后方可包衣。包衣后不再检查重量差异。薄膜衣片在包衣前、后均应检查重量差异。

(8)遇有超出允许片重范围并处于临界者,应再与平均片重相比较,计算出该片的重量差异百分比,再与规定的重量差异限度比较(以避免在计算允许重量范围时受数值修约的影响)。

(9)根据称取物质的量和称量精度的要求,选择适宜精度的天平。要求精密称定时,当取样量>100mg 时,选用感量为 0.1mg(万分之一)的天平;取样量为 10~100mg 时,选用感量为 0.01mg(十万分之一)的天平;取样量<10mg 时,选用感量为 0.001mg(百万分之一)的天平。感量为 0.001mg 的天平应单室放置。

(10)进行同一个实验时应在同一台天平上称量,以免称量产生误差。

七、思考题

实验测得某片剂的平均片重为 0.295g,若供试品中有 3 片的片重分别为 0.279g、0.311g、

0.312g,试判断该片剂的重量差异检查是否符合规定？

实验二十七 颗粒剂装量差异的检查

一、实验目的

(1)掌握电子天平直接称量的方法。

(2)掌握单剂量包装颗粒剂的装量差异检查方法及判断方法。

二、实验原理

颗粒剂可分为可溶颗粒(通称为颗粒)、混悬颗粒、泡腾颗粒、肠溶颗粒、缓释颗粒和控释颗粒等。颗粒剂应密封,置于干燥处贮存,防止受潮。对颗粒剂的质量要求,除色泽一致,无吸潮、结块、潮解等现象,以及药典品种项下规定的检验项目外,还应检查"装量差异"或"装量"。

电子天平直接称量每袋(瓶)内容物的装量,控制装量差异,以保证用药剂量的准确。

三、仪器与试剂

1. 仪器 电子天平(感量 0.1mg 或感量 1mg),扁形称量瓶,药匙。

2. 试剂 单剂量包装颗粒剂 10 袋(瓶)(标准中均未规定检查所取的颗粒剂的含量均匀度)。

四、实验方法

(1)取空称量瓶,精密称定质量,按下电子天平(规范操作请参见第二章第二节)的去皮键"TAR"或"O/T",消去其质量。再取 10 袋(瓶)供试品,除去包装,分别置于该称量瓶中,精密称定每袋(瓶)内容物的装量。

(2)每袋(瓶)内容物的质量之和除以10,得到每袋(瓶)的平均装量(m),准确至平均装量的千分之一。凡无含量测定的颗粒剂,则以其标示装量作为平均装量。

(3)按表 3-1 规定的装量差异限度,得到允许装量范围($m \pm m \times$装量差异限度)。

表 3-1 颗粒剂的装量差异限度

平均装量或标示装量	装量差异限度
≤1.0g	±10%
>1.0g～≤1.5g	±8%
>1.5g～≤6.0g	±7%
>6.0g	±5%

(4)遇有超出允许装量范围并处于临界者,应再与平均装量相比较,计算出该袋(瓶)装量差异的百分比,再根据表 3-1 规定的装量差异限度进行判定(以避免在计算允许装量范围时受数值修约的影响)。

五、实验结果

1. 记录 每袋(瓶)内容物的质量,平均装量,限度范围,超过限度的袋(瓶)数。

2. 结果判定

(1)每袋(瓶)的装量均未超出允许装量范围($\overline{m} \pm \overline{m} \times$装量差异限度)者;或与平均装量相比较(无含量测定的颗粒剂,应与标示装量相比较),均未超出装量差异限度者;或超出装量差异限度的颗粒剂不多于2袋(瓶),且均未超出限度1倍;均判为符合规定。

(2)每袋(瓶)的装量与平均装量相比较无含量测定的颗粒剂,应与标示装量相比较,超出装量差异限度的颗粒剂多于2袋(瓶)者;或超出装量差异限度的颗粒剂虽不多于2袋(瓶),但有1袋(瓶)超出限度1倍;均判为不符合规定。

六、注意事项

(1)实验过程中,分析天平必须预热,并注意分析天平的操作要规范,防止操作不规范而影响实验结果。

(2)实验过程中应避免用手直接接触供试品的内容物。

(3)按上述方法进行检查的颗粒物,均不得含有异物,中药颗粒还不得含有焦屑。

七、思考题

(1)若遇到需要检查含量均匀度的颗粒剂,是否需要再进行装量差异检查?

(2)药典规定装量差异检查的主要剂型有哪些?

实验二十八 三金片崩解时限的检查

一、实验目的

(1)熟悉崩解时限检查法的质量判定标准。

(2)掌握三金片崩解时限的检查方法。

二、实验原理

崩解系指口服固体制剂在规定条件下全部崩解溶散或成为碎粒,除不溶性包衣材料或破碎的胶囊壳外,应全部通过筛网。若有少量不能通过筛网,但已软化或轻质上漂且无硬芯者,可视为符合规定。

三、仪器与试剂

1. 仪器 升降式崩解仪。

2. 材料 三金片。

四、实验方法

(1)升降式崩解仪的主要结构为一个能够升降的金属支架与下端镶有筛网的吊篮,并附有挡板。将吊篮通过上端的不锈钢轴悬挂于支架上,浸入 1000ml 烧杯中,并调节吊篮位置使其下降至低点时筛网距烧杯底部 25mm。烧杯内盛有温度为(37 ± 1)℃的水(或规定溶液),调节水位高度,使吊篮上升至高点时筛网在水面下 15mm 处,吊篮顶部不可浸没于溶液中。

(2)取三金片供试品 6 片,分别置于上述吊篮的玻璃管中,每管加挡板 1 块。启动崩解仪进行检查,各片均应在 1h 内全部崩解。如果供试品黏附于挡板上,应另取 6 片,不加挡板并按上述方法进行检查。崩解时限均应符合规定。若有 1 片不能完全崩解,应另取 6 片复试,6 片均应符合规定。重复多次。

五、实验结果

1. 记录 三金片每片的崩解时间,并记录超过崩解时间的片数。

2. 结果判定

(1)供试品 6 片(粒),每片(粒)均能在规定的时限内全部崩解(溶散),判为符合规定。

(2)初试结果中,达规定时限后若有 1 片(粒)不能完全崩解(或不能完全溶散),另取 6 片(粒)复试,各片(粒)在规定时限内均能全部崩解(溶散),仍判为符合规定。

(3)初试结果中若有 2 片(粒)或 2 片(粒)以上不能完全崩解(或不能完全溶散);或在复试结果中有 1 片(粒)或 1 片(粒)以上不能完全崩解(或不能完全溶散),即判为不符合规定。

六、注意事项

(1)在测试过程中,烧杯内的水温(或介质温度)应保持在(37 ± 1)℃。

(2)每测试一次后,应清洗吊篮的玻璃管内壁及筛网、挡板等,并重新更换水或规定的溶液。

七、思考题

(1)药典规定崩解时限检查的主要剂型有哪些?

(2)质量判定标准是什么?

实验二十九　健胃消食片脆碎度的检查

一、实验目的

(1)掌握脆碎度检查仪的使用方法。

(2)掌握脆碎度的结果计算方法和判定标准。

(3)熟悉脆碎度检查的操作步骤。

二、实验原理

片剂脆碎度是指片剂受到震动或者摩擦之后容易变为碎片或者发生顶裂、破裂等的性质。脆碎度反映片剂的抗磨损震动能力,也是片剂质量标准检查的重要项目。片剂脆碎度检查法的检查原理是测定片剂在规定的脆碎度检查仪圆筒中滚动100次后减失质量的百分比。本法用于检查非包衣片剂的脆碎情况及其他物理强度,如压碎强度等。

三、仪器与试剂

1. 仪器　片剂脆碎度检查仪,分析天平(感量1mg),吹风机。
2. 试剂　健胃消食片(0.8g)10片。

四、脆碎度检查仪的标准操作

(1)开机。打开电源,预热30min。

(2)圈数设置。开机后初始状态下,转盘旋转圈数自动设置为100圈。若需要改变预置圈数,则可按圈数键,每按1下改变10圈。设置范围为10～240圈。

(3)转速设置。系统开机后自动设置转速为25r/min,按转速键进行调节,每按1下改变5r/min。转速预置范围为20～90r/min。

(4)测定

1)卸下转盘部件并打开筒盖,把供试品放置在圆筒中并盖上桶盖。

2)将转盘部件套装在仪器水平轴上,旋紧螺母,按启动键,转盘转动,开始测试。

五、实验方法

取健胃消食片(0.8g)10片(片重为0.65g或以下者取若干片,使其总质量约为6.5g;片重大于0.65g者取10片),用吹风机吹去片剂脱落的粉末,精密称重,然后置于圆筒中,转动100圈。取出,同法除去粉末,精密称重,减失质量不得超过1%,且不得检出断裂、龟裂及粉碎的片。本实验一般仅做1次。若减失质量超过1%,应复测2次。

六、实验结果

(1)分别记录实验前后供试品的质量。

(2)求出供试品实验后比实验前减失的质量。

(3)求出减失质量占试验前供试品质量的百分比。

七、结果判定

(1)未检出断裂、龟裂或粉碎片,且其减失质量未超过1%时,判为符合规定。

(2)减失质量超过1%,但未检出断裂、龟裂或粉碎的供试品,应另取供试品复检2次。3次实验的平均减失质量未超过1%,且未检出断裂、龟裂或粉碎片时,判为符合规定;3次实验的平均减失质量超过1%时,判为不符合规定。

(3)若检出断裂、龟裂或粉碎的供试品,即判为不符合规定。

八、注意事项

(1)由于供试品的形状或体积的影响,片剂在圆筒中不规则滚动时,可调节仪器的基部,使其与水平面(左、右)约成10°的角,以保证实验时片剂不再聚集,能够顺利落下。

(2)对易吸湿的片剂,操作时实验室的相对湿度应控制在40%以下。

(3)对于可在圆筒中形成严重有规则滚动或由特殊工艺生产的片剂,不适于本法检查,可不进行脆碎度检查。

(4)每次测试后,应用软布将圆筒内残存的颗粒及粉末擦净,以保证圆筒的内壁光滑。

九、思考题

固体制剂进行脆碎度检查有何意义?

实验三十　甲硝唑片溶出度的测定

一、实验目的

(1)掌握溶出度检查第一法的具体操作与注意事项。
(2)掌握溶出度检查结果的判定方法。

二、实验原理

(1)甲硝唑片。本品的甲硝唑($C_6H_9N_3O_3$)含量应为标示量的93.0%～107.0%,为白色或类白色片。

(2)依据《中国药典》2015年版二部中甲硝唑片"【检查】"项下的溶出度,限度为标示量的80%,应符合规定。甲硝唑片溶出度的测定采用溶出度与释放度测定法(通则0931第一法)。

(3)溶出度系指活性药物在规定条件下从片剂、胶囊剂或颗粒剂等普通制剂中溶出的速率和程度,在缓释制剂、控释制剂、肠溶制剂及透皮贴剂等制剂中,也称释放度。

三、仪器与试剂

1. 仪器　溶出度测定仪1台,5ml刻度吸管1支,50ml量瓶9个,紫外-可见分光光度计1台。

2. 试剂　盐酸溶液(9→1000)900ml,甲硝唑片。

四、实验方法

取本品,以盐酸溶液(9→1000)900ml为溶出介质,转速为100r/min。运转时,整套装置应保持平稳,均不能产生明显的晃动或振动(包括装置所处的环境)。30min后,取溶液,滤过,精密量取续滤液3ml,置于50ml量瓶中,用溶出介质稀释至刻度,摇匀。

五、实验结果

按照紫外-可见分光光度法(通则 0401),在 277nm 的波长处测定吸光度,按 $C_6H_9N_3O_3$ 的吸光系数 $(E_{1cm}^{1\%})$ 为 377 计算每片的溶出量。

六、注意事项

(1)溶出度测定仪的适用性及性能确认试验。除仪器的各项机械性能应符合上述规定外,还应用溶出度标准片对仪器进行性能确认试验。按照标准片的说明书操作,试验结果应符合标准片的规定。

(2)溶出介质。应使用各品种项下规定的溶出介质。除另有规定外,室温下溶出介质的体积为 900ml,并应新鲜配制和经脱气处理。如果溶出介质为缓冲液,当需要调节 pH 时,一般调节至规定 pH 的 ±0.05 以内。

(3)取样时间。应按照品种各论中规定的取样时间取样,自 6 杯中完成取样的时间应在 1min 之内。

(4)除另有规定外,颗粒剂或干混悬剂应在溶出介质表面分散投样,避免集中投样。

(5)若胶囊壳对分析有干扰,应取不少于 6 粒胶囊,除尽内容物后,置于一个溶出杯内,按该品种项下规定的分析方法测定空胶囊的平均值,做必要的校正。若校正值大于标示量的25%,试验无效。若校正值不大于标示量的 2%,可忽略不计。

七、思考题

简述口服固体制剂溶出度检查的意义。

实验三十一 马来酸氯苯那敏片含量均匀度的检查

一、实验目的

(1)能够按要求完成马来酸氯苯那敏片的含量均匀度检查,正确处理和判定检查结果。
(2)能够合理解释测定的原理和过程,并处理操作中出现的异常现象或问题。

二、实验原理

本法用于检查单剂量的固体、半固体和非均相液体制剂含量符合标示量的程度。

除另有规定外,片剂、硬胶囊剂、颗粒剂或散剂等,每一个单剂标示量小于 25mg 或主药含量小于每一个单剂质量的 25%者;药物间或药物与辅料间采用混粉工艺制成的注射用无菌粉末;内充非均相溶液的软胶囊;单剂量包装的口服混悬液、透皮贴剂和栓剂等品种项下规定含量均匀度应符合要求的制剂;均应检查含量均匀度。复方制剂仅检查符合上述条件的组分,多种维生素或微量元素一般不检查含量均匀度。

凡检查含量均匀度的制剂,一般不再检查质量(装量)差异;当复方制剂的全部主成分均进行含量均匀度检查时,一般亦不再检查质量(装量)差异。

三、仪器与试剂

1. 仪器　容量瓶(25ml 或 50ml),量筒,微量进样器(10μl 或 20μl)。
2. 试剂　流动相磷酸盐缓冲液-乙腈(80:20),供试品(马来酸氯苯那敏片)。

四、标准操作

参见实验十八"瑞格列奈片高效液相色谱鉴别"。

五、实验方法

取供试品 10 片,分别置于 25ml(1mg 规格)或 50ml(4mg 规格)量瓶中,加流动相磷酸盐缓冲液-乙腈(80:20)约 20ml,振摇崩散,并使马来酸氯苯那敏溶解。用流动相稀释至刻度,摇匀,滤过,取续滤液 20μl(1mg 规格)或 10μl(4mg 规格),按照含量测定项下的方法测定含量,应符合规定。

六、实验结果

1. 结果处理　按照该品种项下规定的方法,分别测定每一个单剂以标示量为 100 的相对含量 xi,求其均值 $\overline{X}$ 和标准差 S $\left[S=\sqrt{\dfrac{\sum\limits_{L=1}^{n}(x_i-\overline{X})^2}{n-1}} \right]$,以及标示量与均值之差的绝对值 A ($A=|100-\overline{X}|$)。

2. 结果判定

(1)若 $A+2.2S\leqslant L$,则供试品的含量均匀度符合规定;

(2)若 $A+S>L$,则不符合规定;

(3)若 $A+2.2S>L$,且 $A+S<L$,则应另取供试品 20 个进行复试。根据初试和复试结果,计算 30 个单剂的均值 $\overline{X}$、标准差 S 和标示量与均值之差的绝对值 A。再按下述公式计算并判定。当 $A<0.25L$ 时,若 $A^2+S^2\leqslant 0.25L^2$,则供试品的含量均匀度符合规定;若 $A^2+S^2>0.25L^2$ 则不符合规定。当 $A>0.25L$ 时,若 $A+1.7S\leqslant L$,则供试品的含量均匀度符合规定;若 $A+1.7S>L$,则不符合规定。

上述公式中,L 为规定值。除另有规定外,$L=15.0$。

七、注意事项

当含量测定与含量均匀度检查所用的检测方法不同,而且含量均匀度未能从响应值求出每一个单剂含量时,可取供试品 10 个,按照该品种含量均匀度项下规定的方法分别测定,得到仪器测得的响应值 Yi(可为吸光度、峰面积等),求其均值 $\overline{Y}$。另由含量测定法测得以标示量为 100 的含量 X_A,由 X_A 除以响应值的均值 $\overline{Y}$,得到比例系数 K($K=X_A/\overline{Y}$)。将上述诸响应值 Yi 与 K 相乘,求得每一个单剂以标示量为 100 的相对含量(%)xi($xi=KYi$)。同上法求 $\overline{X}$、S 和 A,计算,判定结果,即得。若需复试,应另取供试品 20 个,按上述方法测定,计算 30 个单剂的均值 $\overline{Y}$、比例系数 K、相对含量(%)Xi、标准差 S 和 A,判定结果,即得。

八、思考题

(1)简述含量均匀度的含义及其测定的范围。

(2)在片剂的生产过程中,何种原因会引起片剂含量均匀度差异?其检查的目的是什么?

第五节　含量测定专项技能操作

实验三十二　酸碱滴定法测定阿司匹林的含量

一、实验目的

(1)掌握阿司匹林片标示量百分含量的测定原理。

(2)掌握两步滴定法的操作要领,准确判定滴定终点。

二、实验原理

1. 药物　阿司匹林(aspirin)。

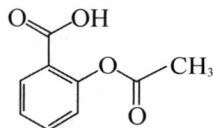

$C_9H_8O_4$　180.16

2. 原理　利用阿司匹林分子中含羟基酯结构,在碱性溶液中易于水解的性质,加入过量的标准氢氧化钠溶液,加热使酯水解,剩余碱以酸回滴。

中和：

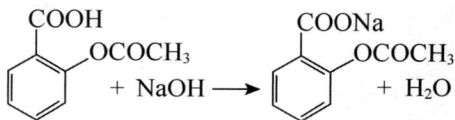

水解：

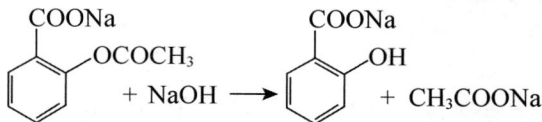

三、仪器与试剂

1. 仪器　25ml滴定管,分析天平,锥形瓶,量筒,移液管,滴定装置。

2. 试剂　阿司匹林片,氢氧化钠滴定液(0.1mol/L),硫酸滴定液(0.05mol/L),酚酞指示液,中性乙醇(对酚酞指示液显中性)。

四、实验方法

取阿司匹林 10 片，精密称定。将阿司匹林片研碎，精密称取适量（约相当于阿司匹林 0.3g），分别置入锥形瓶中。加中性乙醇（对酚酞指示液显中性）20ml，振摇使阿司匹林溶解，加酚酞指示液 3 滴，滴加氢氧化钠滴定液（0.1mol/L）至溶液显粉红色。再精密加氢氧化钠滴定液（0.1mol/L）40ml，置水浴上加热 15min 并不断振摇，迅速放冷至室温。用硫酸滴定液（0.05mol/L）滴定。平行测 3 次，并用空白试验校正。每 1ml 氢氧化钠滴定液（0.1mol/L）相当于 18.02mg 的 $C_9H_8O_4$。

五、实验结果

1. 数据记录　阿司匹林的称取量，以及消耗硫酸滴定液的体积。

平均质量（$\overline{W}$）/g			
取样量（$W_{样}$）/g			
稀释过程			
稀释倍数（$f_{样}$）			
校正因子（F）			
初读数（$V_{样}$）/ml			
消耗硫酸滴定液的体积（$V_{样}$）/ml			
滴定管的校正值（$V_{校}$）/ml			
校正后体积（$V'_{样}$）/ml			
空白溶液消耗的硫酸滴定液的体积（$V'_{空}$）/ml			
含量/%			
平均含量/%			
相对偏差/%			

2. 含量计算　计算阿司匹林片的含量，与《中国药典》2005 年版的规定比较，判断是否合格。计算公式如下：

$$标示量的百分含量（\%）=\frac{T\times|V'_{样}-V'_{空}|\times F\times f_{样}\times\overline{W}}{\overline{W}_{样}\times 标示量}\times 100\%$$

式中　T——滴定度；

$\overline{W}$——20 片阿司匹林的平均片重，g；

$f_{样}$——稀释倍数，$f_{样}=$ 原液浓度/（原液浓度×移取体积/定容体积）。

六、注意事项

(1)实验中采用的是回滴定法，所以空白试验消耗的酸的体积比较大。碱液在受热时很容易吸收 CO_2，用酸回滴定时测定结果会受到影响，因此应在同样条件下进行空白试验校正。

（2）滴定时，应该用左手的拇指、示指及中指控制活塞，旋转活塞的同时稍稍向左扣住，这样可避免把活塞顶松而漏液。

（3）右手的拇指、示指和中指拿住锥形瓶的瓶颈，沿同一方向旋转锥形瓶，使溶液混合均匀，不要前后、左右摇动，使溶液溅出，否则会造成误差。

（4）注意避免滴定速度控制不当。当接近终点时，颜色消失较慢，这时逐滴加入溶液，每加入一滴后都要摇匀，观察颜色的变化情况，再决定是否还要滴加溶液。最后应控制液滴悬而不落，用锥形瓶内壁将液滴沾下来（这样加入的是半滴溶液），用洗瓶以少量蒸馏水冲洗瓶的内壁，摇匀。如此重复操作，直到颜色变化符合要求为止。

七、思考题

（1）如何配制中性乙醇？

（2）为何要在中性乙醇中进行？

实验三十三　碘量法测定维生素 C 的含量

一、实验目的

（1）掌握碘量法的原理和操作方法。

（2）熟悉常用辅料对制剂含量测定的影响和排除方法。

（3）熟悉药物制剂的含量计算方法。

二、实验原理

1. **药物**　维生素 C（vitamin C）。

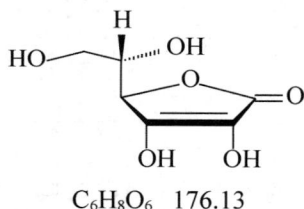

$C_6H_8O_6$　176.13

2. **原理**　维生素 C 结构中的连二烯醇结构具有较强的还原性，在醋酸条件下可被碘定量氧化。以淀粉为指示剂，终点时溶液显蓝色。根据碘滴定液消耗的体积可计算出维生素 C 的含量。反应式为：

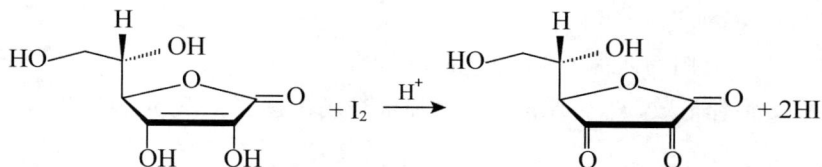

维生素 C 与碘滴定液反应的物质的量之比为 1:1。

测定中，维生素 C 片应加稀醋酸溶解，过滤除去赋形剂的干扰后，再测定。维生素 C 注射液应加丙酮作为掩蔽剂，以消除稳定剂焦亚硫酸钠对测定的干扰。

三、仪器与试剂

1. 仪器　25ml 棕色滴定管,50ml 移液管,刻度吸管,碘量瓶,100ml 量瓶,滤纸、漏斗、滴定装置。

2. 试剂　碘滴定液(0.05mol/L),稀醋酸,淀粉指示液(临用新制),丙酮,重铬酸钾基准物,硫代硫酸钠固体;维生素 C,维生素 C 片,维生素 C 注射液。

四、碘量法的标准操作

参考第二章中的实验四"滴定管的使用与校准"。

五、实验方法

1. 维生素 C 的含量测定　《中国药典》2015 年版规定,维生素 C 原料药中维生素 C 的含量($C_6H_8O_6$)不得少于 99.0%。

取本品约 0.2g,精密称定,加新沸过的冷水 100ml 与稀醋酸 10ml 使其溶解,加淀粉指示液 1ml,立即用碘滴定液(0.05mol/L)滴定,至溶液显蓝色并在 30s 内不褪色。每 1ml 碘滴定液(0.05mol/L)相当于 8.806mg 的 $C_6H_8O_6$。

2. 维生素 C 片剂的含量测定　《中国药典》2015 年版规定,维生素 C 片中维生素 C 的含量($C_6H_8O_6$)应为标示量的 93.0%～107.0%。

测定法:取本品 20 片,精密称定;研细,精密称取适量(约相当于维生素 C 0.2g),置于 100ml 量瓶中,加新沸过的冷水 100ml 与稀醋酸 10ml 的混合液适量,振摇使维生素 C 溶解并稀释至刻度;摇匀,迅速滤过,精密量取续滤液 50ml,加淀粉指示液 1ml,立即用碘滴定液(0.05mol/L)滴定,至溶液显蓝色并持续 30s 不褪色。每 1ml 碘滴定液(0.05mol/L)相当于 8.806mg 的 $C_6H_8O_6$。

3. 维生素 C 注射液的含量测定　《中国药典》2015 年版规定,维生素 C 注射液中维生素 C 的含量应为标示量的 93.0%～107.0%。

测定法:精密量取本品适量(约相当于维生素 C 0.2g),加水 15ml 与丙酮 2ml,摇匀,放置 5min;然后加稀醋酸 4ml 与淀粉指示液 1ml,用碘滴定液(0.05mol/L)滴定,至溶液显蓝色并持续 30s 不褪色。每 1ml 碘滴定液(0.05mol/L)相当于 8.806mg 的 $C_6H_8O_6$。

六、实验结果

1. 原始记录　称量样品的量,消耗碘滴定液的体积。
2. 含量计算　分别根据原料药和制剂含量计算的数学式计算含量,与《中国药典》2015 年版的规定比较,判断是否合格。

七、注意事项

(1)由于维生素 C 在酸性介质中受空气中氧气的氧化速度稍慢,所以应加稀醋酸 10ml,但加酸后仍需立即滴定,以减少空气中氧气的干扰。

(2)溶解供试品时需用新沸过的冷水,以减少水中溶解的氧气对滴定的影响。

(3)用碘量法测定维生素 C 的制剂时,应考虑辅料对测定的影响:片剂溶解后滤过,取续滤液测定;注射液中的稳定剂焦亚硫酸钠易水解生成亚硫酸氢钠,后者具有还原性,对碘量法有干扰,测定时应加丙酮作为掩蔽剂,以消除其干扰。

八、思考题

(1)溶解样品时为什么要用新煮沸并冷却的蒸馏水?
(2)加稀醋酸的目的是什么?

实验三十四　配位滴定法测定葡萄糖酸钙口服溶液的含量

一、实验目的

(1)掌握配位滴定法来测定葡萄糖酸钙口服溶液的含量并计算。
(2)掌握乙二胺四乙酸二钠(EDTA 二钠)滴定液的配制和标定方法。
(3)熟悉金属指示剂的变色原理。
(4)了解酸度对配位平衡的影响,熟悉控制溶液酸度的方法。

二、实验原理

葡萄糖酸钙口服溶液为 D-葡萄糖酸钙盐一水合物($C_{12}H_{22}CaO_{14} \cdot H_2O$),故可用配位滴定法滴定其中的钙离子。向其中加入氢氧化钠试液与钙紫红素指示剂后,用乙二胺四乙酸二钠滴定液滴定至溶液由酒红色变为纯蓝色即可。

《中国药典》2015 年版规定,本品中葡萄糖酸钙($C_{12}H_{22}CaO_{14} \cdot H_2O$)的含量应为 $9.00\% \sim 10.50\%$(g/ml)。

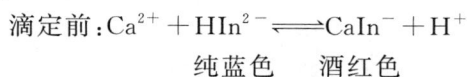

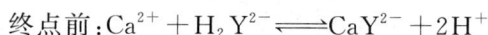

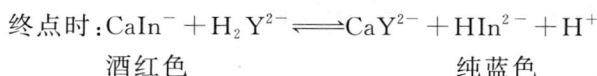

配位滴定法测定葡萄糖酸钙口服溶液的含量

$$滴定前:Ca^{2+} + HIn^{2-} \rightleftharpoons CaIn^- + H^+$$
纯蓝色　　酒红色
$$终点前:Ca^{2+} + H_2Y^{2-} \rightleftharpoons CaY^{2-} + 2H^+$$
$$终点时:CaIn^- + H_2Y^{2-} \rightleftharpoons CaY^{2-} + HIn^{2-} + H^+$$
酒红色　　　　　　　　纯蓝色

三、仪器与试剂

1. 仪器　分析天平(感量 0.1mg)、托盘天平、酸式滴定管(50ml)、吸量管(5ml)、量筒(10ml、50ml)、烧杯(1000ml、100ml)、试剂瓶(1000ml)、锥形瓶(250ml)、胶头滴管、洗耳球、药匙。
2. 试剂　乙二胺四乙酸二钠(EDTA-2Na·2H_2O,AR)、ZnO(基准试剂)、铬黑 T 指示剂、钙紫红素指示剂、稀盐酸、甲基红指示剂、氨试液、氨-氯化铵缓冲液(pH=10)、葡萄糖酸钙口服溶液(规格:10%)。

四、实验方法

1. EDTA 滴定液的配制和标定

（1）配制。取乙二胺四乙酸二钠 19g，加适量的水使其溶解，配制成 1000ml 的溶液，摇匀。

（2）标定。取约 800℃灼烧至恒重的基准氧化锌 0.12g，精密称定；加入稀盐酸 3ml 使其溶解；加水 25ml，加 0.025%甲基红的乙醇溶液 1 滴，滴加氨试液至溶液显微黄色，加水 25ml 与氨-氯化铵缓冲液（pH＝10）10ml，再加铬黑 T 指示剂少量，用本液滴定至溶液由紫色变为纯蓝色，并将滴定的结果用空白试验校正。每 1ml 乙二胺四乙酸二钠滴定液（0.05mol/L）相当于 4.069mg 的氧化锌。根据本液的消耗量与氧化锌的取用量，计算出本液的浓度，即得。

2. 葡萄糖酸钙口服溶液的含量测定　本品为无色至淡黄色液体或黏稠液体。精密量取本品 5ml，置于锥形瓶中，用水稀释至 100ml，加氢氧化钠试液 15ml 与钙紫红素指示剂 0.1g，用乙二胺四乙酸二钠滴定液（0.05mol/L）滴定至溶液由紫色转变为纯蓝色。每 1ml 乙二胺四乙酸二钠滴定液（0.05mol/L）相当于 22.42mg 的 $C_{12}H_{22}CaO_{14} \cdot H_2O$。

五、实验结果

（1）根据氧化锌的取用量和乙二胺四乙酸二钠滴定液的消耗量，计算乙二胺四乙酸二钠滴定液的浓度。

项目	1	2	3
m(ZnO)/g			
消耗 EDTA 滴定液的体积/ml			
EDTA 滴定液的浓度/(mol·L^{-1})			
EDTA 滴定液的平均浓度/(mol·L^{-1})			

（2）根据乙二胺四乙酸二钠滴定液消耗的体积，计算葡萄糖酸钙口服溶液的含量，并与药品质量标准比较，判断是否合格。

项目	1	2	3
葡萄糖酸钙口服溶液的取用量/ml			
消耗 EDTA 滴定液的体积/ml			
葡萄糖酸钙口服溶液的含量（标示量的百分含量）/%			
葡萄糖酸钙口服溶液的平均含量（标示量的百分含量）/%			

六、注意事项

乙二胺四乙酸二钠滴定液应置于玻璃塞瓶中，避免与橡皮塞、橡皮管等接触。

七、思考题

用于配位滴定法的滴定反应须具备哪些条件？

实验三十五 **亚硝酸钠滴定法测定磺胺嘧啶银乳膏的含量**

一、实验目的

(1)了解永停滴定法在药物制剂含量测定中的应用。
(2)掌握永停滴定仪的使用。
(3)掌握乳膏剂含量的测定和计算方法。

二、实验原理

磺胺嘧啶银的分子结构中含有一个芳香第一胺的结构,在酸性条件下会与亚硝酸钠发生重氮化反应,定量生成重氮盐,因此可根据滴定时消耗的亚硝酸钠的量来计算药物的含量。《中国药典》2015 年版采用永停滴定法指示终点。

三、仪器与试剂

1. 仪器　全自动永停滴定仪,电子分析天平,烧杯。
2. 试剂　磺胺嘧啶银乳膏,盐酸溶液(1→2),亚硝酸钠,对氨基苯磺酸,无水碳酸钠,浓氨溶液,溴化钾。

四、永停滴定法的标准操作

永停滴定法又称死停滴定法或者双极化电极安培滴定法,采用电解池原理,将两个相同的电极(通常为铂电极)插入待测液中,在两个电极之间外加一个低电压(约为几十毫伏),然后进行滴定,记录滴定过程中通过两个电极的电流变化(I-V 曲线),并由电流的变化确定终点。下文以 ZYZ-2 型自动永停滴定仪为例,介绍永停滴定法的标准操作方法。

1. 操作前的准备

(1)环境条件。室温应该控制在 15～30℃,相对湿度应小于 65%。

(2)样品的配制。取规定的样品适量,精密称定,置烧杯中,加水 40ml 与盐酸溶液(1→2)15ml,置于电磁搅拌器上搅拌至完全溶解,然后加溴酸钾 2g。

2. ZYT-2 型自动永停仪的操作

(1)将铂电极插入仪器后部的电极插座内,将电极放在电极架的相应位置上,打开电源开关。

(2)将三通转换阀置于吸液位(将阀体调节帽顺时针旋到底,吸液指示灯亮),按吸液键,泵管活塞下移,标准液被吸入泵体,下移到极限位置时自动停止;再旋转三通阀至注液位(逆时针旋到底,注液指示灯亮),按注液键,泵管活塞上移,先赶走泵体内的气泡,活塞上移到上限位时自动停止。

(3)反复进行上述操作 2～3 次,保证泵体和液体管路中的所有气泡完全排出,同时在整个液体管路中充满标准溶液。

（4）将电极和滴液管下移，浸入被滴溶液杯中，将三通阀置于注液位，设置灵敏度。按《中国药典》2015 年版的要求，根据不同被滴溶液，将灵敏度设置为 10^{-8} A 或 10^{-9} A。

（5）杯中放入搅拌棒，打开搅拌开关，调节搅拌速度电位器，使搅拌速度适中。

（6）将三通阀旋至注液位，按"滴定开始"键，仪器开始自动滴定。先慢滴，后快滴，仪器出现假终点后，将指针返回门限值以下，再开始慢滴后快滴，反复多次至终点指针不再返回，约 1min 20s 后，终点指示灯亮，同时蜂鸣器响起，说明滴定结束，此时数字显示器显示的数字就是实际消耗的标准体积。

（7）实验结束，记录数据，整理实验仪器，清洗器具，归位。

五、实验方法

1. 亚硝酸钠滴定液（0.1mol/L）的配制与标定

（1）配制。取亚硝酸钠 7.2g，加无水碳酸钠（Na_2CO_3）0.10g，加水适量使其溶解，配制成 1000ml 的溶液，摇匀。

（2）标定。取在 120℃干燥至恒重的基准对氨基苯磺酸约 0.5g，精密称定，加水 30ml 与浓氨试液 3ml，溶解后加盐酸溶液（1→2）20ml，搅拌，在 30℃以下用本液迅速滴定。滴定时将滴定管尖端插入液面下约 2/3 处，一边滴定，一边搅拌；滴定至接近终点时，将滴定管尖端提出液面，用少量水洗涤尖端，洗液并入溶液中，继续缓慢滴定；至电流计指针突然偏转，并不再回复，即为滴定终点。每 1ml 亚硝酸钠滴定液（0.1mol/L）相当于 17.32mg 的对氨基苯磺酸。根据本液的消耗量与对氨基苯磺酸的取用量，计算出本液浓度，即得。

2. 供试品测定　精密称取本品适量（约相当于磺胺嘧啶银 0.3g），加水 50ml 与盐酸 15ml，煮沸搅拌使其溶解，置于冰水中冷却至 20℃以下，然后置于电磁搅拌器上搅拌，使其溶解，再加溴化钾 2g，插入铂-铂电极后，将滴定管的尖端插入液面下约 2/3 处，用亚硝酸钠滴定液（0.1mol/L）迅速滴定，随滴随搅拌。至接近终点时，将滴定管的尖端提出液面，用少量水淋洗尖端，洗液并入溶液中，继续缓慢滴定，至电流计指针突然偏转，并不再回复，即为滴定终点。每 1ml 亚硝酸钠滴定液（0.1mol/L）相当于 35.71mg 的磺胺嘧啶银。

3. 计算标示量

$$标示量（\%）=\frac{V \times T \times F \times \overline{W}}{m \times S \times 1000} \times 100\%$$

式中　V——供试品所消耗的滴定液的体积，ml；

　　　　T——每毫升滴定液相当于磺胺嘧啶银的质量，mg；

　　　　F——滴定液浓度校正因子；

　　　　$\overline{W}$——平均装量，g；

　　　　m——乳膏取用量，g；

　　　　S——标示量，g。

《中国药典》2015 年版规定，本品含碘胺嘧啶银（$C_{10}H_9AgN_4O_2S$）应为标示量的 90.0%～110.0%

六、实验结果

（1）计算滴定液浓度校正因子 F 及供试品的标示含量。

(2)与药品标准规定比较,判断是否合格。

七、注意事项

(1)滴定液标定工作应按一式3份进行平行试验。除另有规定外,3份平行试验的结果的相对偏差不得大于0.1%。

(2)标定结果应取4位有效数字。

八、思考题

(1)重氮化滴定法还可以用于哪些药物的含量测定?

(2)在滴定前,加入盐酸溶液的目的是什么?

实验三十六 铈量法测定硝苯地平原料药的含量

一、实验目的

(1)掌握铈量法测定含量的方法及注意事项。

(2)熟悉铈量法测定硝苯地平原料药的原理。

(3)了解硝苯地平原料药及其制剂的其他含量测定方法。

二、实验原理

铈量法测定硝苯地平
原料药的含量

铈量法是一种用硫酸铈滴定液测定具有还原性药物含量的方法。硝苯地平($C_{17}H_{18}N_2O_6$)分子结构中的二氢吡啶具有还原性,在酸性介质中可用硫酸铈滴定液直接滴定,用邻二氮菲作指示剂,终点时,微过量的Ce^{4+}将指示剂中的Fe^{2+}氧化成Fe^{3+},使橙红色的配合物离子转变成淡蓝色或无色的配位化合物离子,达到指示滴定终点的目的。反应式为:

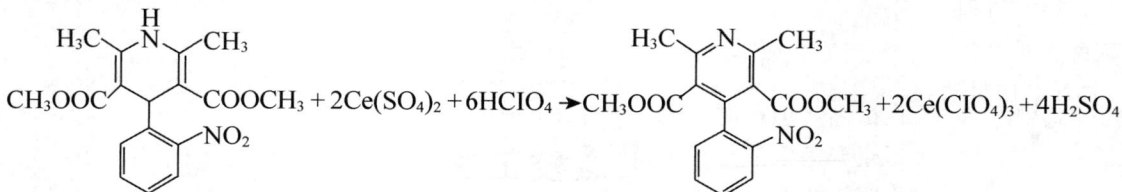

三、仪器与试剂

1. 仪器 酸式装置,分析天平,锥形瓶,恒温水浴箱。

2. 试剂 无水乙醇,高氯酸,蒸馏水,邻二氮菲指示液,硫酸铈滴定液(0.1mol/L),硝苯地平原料药。

四、铈量法的标准操作

参考第二章中的实验四"滴定管的使用与校准"。

五、实验方法

1. 高氯酸溶液的配制　取70％高氯酸8.5ml,加水至100ml,即得。

2. 硝苯地平的含量测定　取本品约0.4g,精密称定,加无水乙醇50ml,微温使溶解;加高氯酸溶液50ml、邻二氮菲指示液3滴,立即用硫酸铈滴定液(0.1mol/L)滴定;至接近终点时,在水浴中加热至50℃左右,继续缓慢滴定至橙红色消失,并将滴定的结果用空白试验校正。每1ml硫酸铈滴定液(0.1mol/L)相当于17.32mg的$C_{17}H_{18}N_2O_6$。

六、实验结果

(1)记录硝苯地平的称取量,记录样品和空白溶液消耗的硫酸铈滴定液的体积。

(2)按照下式计算含量。

$$含量(\%) = \frac{(V-V_0) \times T \times F \times 10^{-3}}{m} \times 100\%$$

式中　V——供试品消耗的滴定液的体积,ml;

$\quad\quad V_0$——空白试验消耗的滴定液的体积,ml;

$\quad\quad T$——滴定度,mg/ml;

$\quad\quad F$——滴定液浓度校正因子,$F = \dfrac{滴定液实际浓度}{滴定液规定浓度}$;

$\quad\quad m$——供试品的取样量,g。

七、注意事项

(1)滴定操作中,要按照药典的规定控制滴定条件,通过升高溶液温度、加催化剂等方法提高反应速度。

(2)氧化还原反应的反应速度较慢,因此滴定应缓慢进行,以利于反应完全。

八、思考题

(1)铈量法属于氧化还原滴定法,硫酸铈和高锰酸钾均具有氧化性,可否用高锰酸钾代替硫酸铈进行测定？为什么？

(2)铈量法在《中国药典》2015年版中还用于哪些类别药物的含量测定？

实验三十七　三点校正法测定维生素 AD 胶丸中维生素 A 的含量

一、实验目的

(1)掌握三点校正法测定维生素 AD 胶丸中维生素 A 含量的原理。

(2)掌握维生素 A 效价测定的方法。

(3)熟悉紫外-可见分光光度法的操作步骤。

二、实验原理

维生素 A 的结构为具有一个共轭多烯醇侧链的环己烷,由于其中有多个不饱和键,其具有紫外吸收的特征,在 325～328nm 的范围内有最大吸收,故可利用这些性质对其进行含量测定。但维生素 A 的性质不稳定,易被空气中的氧气或氧化剂氧化,易被紫外线裂解,其立体异构体、氧化降解产物、合成中间体等易对其含量测定产生干扰,因此本法首先在 3 个波长处测得吸光度,根据校正公式计算吸光度 A 的校正值,排除干扰后,再计算含量,故本法被称为“三点校正法”。该原理主要基于:

(1)杂质的无关吸收在 310～340nm 的波长范围内几乎呈一条直线,且吸光度随波长的增加而下降。

(2)物质对光的吸收呈加和性,即在某一样品的吸收曲线上,各波长处的吸光度是维生素 A 与杂质吸光度的代数和,因而吸收曲线也是两者的叠加。

三、仪器与试剂

1. 仪器 紫外-可见分光光度计(具有扫描功能,扫描最大吸收波长),分析天平(感量 0.1mg),石英比色皿,25ml 容量瓶若干,移液管,5ml 注射器,刀片,50ml 烧杯若干。

2. 试剂 维生素 AD 胶丸(规格为含维生素 A 1.0 万单位/粒),环己烷,乙醚。

四、紫外-可见分光光度法的标准操作

参考第三章第二节中的“紫外-可见分光光度法”。

五、实验方法

1. 胶丸内容物平均质量的测定 取维生素 AD 胶丸 20 粒,精密称定;用注射器将内容物抽出,再用刀片切开丸壳,用乙醚逐个洗涤丸壳 3 次,置于 50ml 烧杯中;再用乙醚浸洗 1～2 次,置于通风处,使乙醚挥散。精密称定,得丸壳总质量,计算出每丸内容物的平均质量。

2. 供试品溶液的制备与测定(第一法) 精密称取维生素 AD 胶丸内容物 50mg,用环己烷溶解并定量稀释至 25ml。取 0.8ml,再用环己烷稀释至 25ml,即制成每毫升中维生素 A 的含量为 9～15IU 的溶液。按照分光光度法,分别在 300nm、316nm、328nm、340nm、360nm 五个波长下测定吸光度(A)。计算各吸光度与波长为 328nm 处吸光度的比值,以及波长为 328nm 处的百分吸光系数($E_{1cm}^{1\%}$)值。

六、实验结果

1. A 值的选择 首先计算吸光度的比值(即 A_i/A_{328})。

(1)如果最大吸收波长为 326～329nm,并且 5 个波长下吸光度的差值均不超过 ± 0.02 时,则不用校正公式计算吸光度,而直接用 328nm 处测得的吸光度 A_{328} 求得 $E_{1cm}^{1\%}$。

(2)如果最大吸收波长为 326～329nm,并且 5 个波长下的差值中,有 1 个或几个差值超过 ± 0.02,这时应按以下方法判断。

第一法校正公式:A_{328}(校正)$=3.52 \times (2A_{328} - A_{316} - A_{340})$

再按下式计算校正的吸光度与实测吸光度的差值与实测吸光度的比值 $d(\%)$:

$$d(\%) = \frac{A_{328}(校正) - A_{328}(测)}{A_{328}(测)} \times 100\%$$

若 A_{328}（校正）与 A_{328}（测）的吸光度相差不超过 ±3.0％，则不用校正吸光度，仍以未经校正的 A_{328} 求得 $E_{1cm}^{1\%}$。

若 A_{328}（校正）与 A_{328} 的吸光度相差 −15％～−3％，则以 A_{328}（校正）求得 $E_{1cm}^{1\%}$。

若 A_{328}（校正）与 A_{328}（测）的吸光度相差小于 −15％或大于 +3％，则不能用本法测定，而应用第二法（皂化法）测定含量。

（3）如果最大吸收波长不在 326～329nm 之间，也不能用本法测定，而应用第二法（皂化法）测定含量。

2. 求 $E_{1cm}^{1\%}$　由 $A = E_{1cm}^{1\%} \times C \times L$，求得 $E_{1cm}^{1\%} = \dfrac{A}{C \times L}$。

3. 求效价　效价是指每克供试品中维生素 A 的含量（IU/g）。即效价 $= E_{1cm}^{1\%} \times 1900$。

4. 求维生素 A 占标示量的百分含量

$$标示量(\%) = \frac{E_{1cm}^{1\%} \times 1900 \times W}{标示量} \times 100\% = \frac{A \times D \times 1900 \times W}{W \times 100 \times L \times 标示量} \times 100\%$$

式中　　A——直接测得的 A_{328} 或 A_{328}（校正）；

　　　　D——供试品的稀释倍数；

　　1900——维生素 A 醋酸酯在环己烷溶剂中测定时的换算因子；

　　　　W——胶丸内容物的平均质量，g；

　　　　L——比色池厚度，cm；

　　　　标示量为制剂规格（瓶签上注明的每粒胶丸中维生素 A 醋酸酯的含量），IU。

七、注意事项

（1）在含量测定时，胶壳要尽量洗干净，避免内容物残留，使称量所得的丸壳质量尽量准确。

（2）由于所取的样品量非常少，所以用于收集样品的小烧杯一定要用溶剂洗涤多次并合并入容量瓶中。容量瓶口也要冲洗，以使样品全部转入。

（3）在测定不同波长下的吸光度时，每一次都要用空白溶液进行调零。

八、思考题

（1）为什么采用三点校正法测定维生素 AD 胶丸中维生素 A 的含量？

（2）按下列操作步骤制备供试品溶液，请计算应取多少胶丸内容物。（已知胶丸内容物的平均质量为 W。）

精密称取胶丸内容物 Xg，置于 100ml 量瓶中，加环己烷稀释至刻度，摇匀；再精密量取 2ml 置于另一 25ml 的量瓶中，加环己烷稀释至刻度，摇匀（9～15 单位·ml^{-1}），即得。

（3）如果购买的维生素 AD 胶丸的规格为含维生素 A 3000IU/粒，如何制备供试品溶液？

实验三十八　紫外分光光度法测定对乙酰氨基酚片的含量

一、实验目的

(1)掌握紫外-可见分光光度法的原理及操作。

(2)掌握紫外-可见分光光度法含量测定的计算方法。

二、实验原理

在0.4%氢氧化钠溶液中,对乙酰氨基酚于257nm波长处有最大吸收,其紫外吸收的光谱特征可用于其原料药及制剂的含量测定。其片剂的溶液经干燥、过滤后,辅料不会再干扰测定。

三、仪器与试剂

1. 仪器　紫外-可见分光光度计、石英比色皿、100ml容量瓶、移液管、过滤装置。

2. 试剂　0.4%氢氧化钠溶液,对乙酰氨基酚片。

四、实验方法

取本品10片,精密称定,研细,置于250ml量瓶中,加0.4%氢氧化钠溶液50ml及水50ml,振摇15min;加水至刻度,摇匀,滤过;精密量取续滤液5ml,置于100ml容量瓶中,加0.4%氢氧化钠溶液10ml,加水至刻度,摇匀。按照紫外-可见分光光度法(通则0401)在257nm波长处测定吸光度,按对乙酰氨基酚的吸光系数($E_{1cm}^{1\%}$)为715计算,即得。

五、实验结果

(1)记录对乙酰氨基酚片的称量质量、片重、吸光度读数。

(2)按下式计算相对标示量。

$$相对标示量(\%) = \frac{A \times 100 \times 250 \times 平均片重}{E_{1cm}^{1\%} \times l \times 100 \times 5 \times m \times 标示量} \times 100\%$$

式中　A——吸光度;

　　　$E_{1cm}^{1\%}$——百分吸光系数;

　　　l——液层厚度,cm;

　　　m——样品质量,g。

六、注意事项

(1)对乙酰氨基酚片中含有辅料,因此分析前应进行过滤操作。本实验先定容,后过滤,过滤时所有仪器均需干燥。

(2)采用紫外-可见分光光度法进行测定时,除另有规定外,应以配制供试品溶液的溶剂为空白对照,采用同一规格的石英吸收池,在规定的吸收峰波长±2nm以内测试几个点的吸光度,或由仪器在规定波长附近自动扫描测定,以核对供试品的吸收峰波长位置是否正确。除另有规定外,吸收峰波长应在该品种项下规定波长的±2nm以内,并以吸光度最大的波长作为测定波长。

七、思考题

本实验需要先定容后再过滤,顺序可否颠倒?有何影响?

实验三十九　紫外-可见分光光度法测定维生素 B_{12} 注射液的含量

一、实验目的

(1)掌握紫外-可见分光光度计的操作方法。
(2)掌握吸光系数法的定量方法。
(3)掌握紫外分光光度法含量测定的相关计算方法。

二、实验原理

维生素 B_{12} 是一类含钴的卟啉类化合物,可用于治疗恶性贫血等疾病。维生素 B_{12} 不是单一的一种化合物,共有7种。通常所说的维生素 B_{12} 是指其中的氰钴素,为深红色吸湿性结晶,制成注射液的标示含量有50g/ml、100g/ml或500g/ml等规格。

维生素 B_{12} 的水溶液在(278 ± 1)nm、(361 ± 1)nm和(550 ± 1)nm三个波长处有最大吸收。361nm处的吸收峰干扰因素少,《中国药典》2015年版规定以(361 ± 1)nm处吸收峰的百分吸光系数 $E_{1cm}^{1\%}$ 值(207)为测定注射液实际含量的依据。

三、仪器与试剂

1. 仪器　紫外-可见分光光度计(具有扫描功能,扫描最大吸收波长),分析天平(感量0.1mg),石英比色皿,10ml容量瓶,5ml吸量管。

2. 试剂　蒸馏水,维生素 B_{12} 注射液。

四、紫外-可见分光光度法的标准操作

参考第三章第二节中的"紫外-可见分光光度法"。

五、实验方法

1. 比色皿的配套性检查　石英比色皿内加入蒸馏水,在波长为220nm处,以一个比色皿为参比,调节 T 为100%,测定另一个比色皿的透射比,若其差值小于0.5%,则可配成一套使用,记录另一个比色皿的吸光度值,并以其作为校正值。

2. 含量测定　避光操作。精密量取本品适量,用水定量稀释成每1ml中约含维生素 B_{12} 25μg的溶液,以此溶液作为供试品溶液。按照紫外-可见分光光度法,在361nm的波长处测定吸光度,按维生素 B_{12} 的吸光系数($E_{1cm}^{1\%}$)为207计算,即得。

六、实验结果

1. 原始记录

项目	1	2	3
注射液的取用体积/ml			
定容体积/ml			
稀释倍数			
吸光度			
吸光度的平均值			

2. 计算　按下式计算稀释前的浓度，并计算含量；通过与药品标示量比较，判断是否合格。

$$c_{供} = \frac{\overline{A}}{E_{1cm}^{1\%} \times L \times 100}$$

$$相对标示量(\%) = \frac{c_{供} \times V \times D \times 每支容量}{v \times S}$$

式中　$\overline{A}$——吸光度的平均值；

$\quad\quad E_{km}^{1\%}$——百分吸光系数；

$\quad\quad L$——液层厚度，cm；

$\quad\quad V$——初次定容体积，ml；

$\quad\quad D$——稀释倍数；

$\quad\quad v$——注射液的取用量，ml；

$\quad\quad S$——标示量，g/ml。

七、注意事项

（1）实验中所用的量瓶和移液管均应经过检定校正、洗净后再使用。

（2）使用的石英吸收池必须洁净。

（3）取吸收池时，用手指拿毛玻璃面的两侧。装入的样品溶液的体积以池体积的 4/5 为度。透光面要用擦镜纸由上而下擦拭干净，检视应无残留溶剂。为防止溶剂挥发后溶质残留在吸收池的透光面，可先用蘸有空白溶剂的擦镜纸擦拭，再用干擦镜纸拭净。吸收池放入样品室时，应注意每次放入的方向相同。使用后用溶剂及水将吸收池冲洗干净，晾干防尘保存。若吸收池被污染而不易洗净时，可用硫酸和发烟硝酸的混合液稍加浸泡后，洗净备用。若用铬酸钾清洁液清洗，吸收池不宜在清洁液中长时间浸泡，否则清洁液中的铬酸钾结晶会损坏吸收池的光学表面，并应充分用水冲洗，以防铬酸钾吸附于吸收池表面。

（4）供试品溶液的浓度，除各品种项下已有注明者外，供试品溶液的吸光度以 0.3～0.7 为宜，这是因为吸光度读数在此范围内误差较小。

八、思考题

(1)如何配对比色皿?

(2)为什么维生素 B_{12} 可以采用紫外-可见分光光度法测定含量?

实验四十 薄层扫描法测定大山楂丸中熊果酸的含量

一、实验目的

(1)熟悉薄层扫描仪的操作方法。

(2)掌握外标两点法的定量方法。

(3)掌握大山楂丸中熊果酸的含量测定和计算方法。

二、实验原理

大山楂丸中的主要成分是山楂,而山楂中含有许多有机酸,可开胃消食,用于食积内停所致的食欲不振、消化不良、脘腹胀闷。其中,熊果酸为主要有效成分。本实验应用薄层扫描法来测定熊果酸的含量,具有简便、灵敏、可靠、重现性好的优点。

三、仪器与试剂

1. 仪器 薄层扫描仪、分析天平、定量毛细管、薄层涂布器。

2. 试剂 大山楂丸、熊果酸对照品、薄层层析用硅胶 G,其他试剂均为分析纯。

四、薄层扫描法的标准操作

1. 薄层板制备 见第三章第二节中的"薄层色谱法"。

2. 点样 除另有规定外,在洁净、干燥的环境中,用专用毛细管或配合相应的半自动、自动点样器械点样于薄层板上,一般为圆点状或窄细的条带状。点样基线距底边 10~15mm,高效板一般基线距底边 8~10mm;圆点直径一般不大于 3mm,高效板一般不大于 2mm。接触点样时,注意勿损伤薄层表面。条带宽度一般为 5~10mm,高效板的条带宽度一般为 4~8mm。可用专用半自动或自动点样器械进行喷雾法点样,点间距离可视斑点扩散情况而定,以相邻斑点互不干扰为宜,一般不小于 8mm,高效板供试品间隔不小于 5mm。

3. 展开 将点好供试品的薄层板放入展开缸中,浸入展开剂的深度为距原点 5mm 为宜,密闭。除另有规定外,一般上行展开 8~15cm,高效薄层板上行展开 5~8cm。溶剂前沿达到规定的展距时取出薄层板,晾干,待检测。展开前若需要溶剂蒸气预平衡,可在展开缸中加入适量的展开剂,密闭,一般保持 15~30min。溶剂蒸气预平衡后,应迅速放入载有供试品的薄层板,立即密闭,展开。若需使展开缸达到溶剂蒸气饱和的状态,则需在展开缸的内侧放置与展开缸内径同样大小的滤纸,密闭一段时间,达到饱和后再按上述方法展开。必要时,可进行二次展开和双向展开。

4. 显色与检视 供试品若含有可见光下有颜色的成分,可直接在日光下检视,也可用喷雾法或浸渍法以适宜的显色剂显色或加热显色,在日光下检视。若含有荧光物质或遇某些试剂可被激发出荧光的物质,可在 365nm 的紫外线灯下观察荧光色谱。对于可见光下无色、但在紫外线下有吸收的成分,可用带有荧光剂的硅胶板(如硅胶 GF_{254} 板),在 254nm 紫外线灯下观察荧光板面上的荧光淬灭物质形成的色谱。

5. 记录 薄层色谱图像一般可采用摄像设备拍摄,以光学照片或电子图像的形式保存,也可用薄层扫描仪扫描、记录相应的色谱图。

五、实验方法

1. 对照品溶液的制备 取熊果酸对照品适量,精密称定,加无水乙醇制成每 1ml 含 0.5mg 熊果酸的溶液,作为对照品溶液。

2. 供试品溶液的制备 取"重量差异"项下的本品,剪碎,混匀;取约 3g,精密称定;加水 30ml,加硅藻土 2g,搅匀,过滤;残渣用 30ml 水洗涤,100℃烘干,连同滤纸一并置于索氏提取器中,加乙醚适量,加热回流提取 4 小时,提取液回收溶剂至干;残渣用石油醚(30~60℃)浸泡 2 次(每次约 2min),每次 5ml;倾去石油醚液,残渣加无水乙醇-三氯甲烷(3:2)的混合溶液适量,加热使其溶解,转移至 5ml 量瓶中;用上述混合溶液稀释至刻度,摇匀,作为供试品溶液。

3. 测定 分别精密吸取供试品溶液 5μl、对照品溶液 4μl 与 8μl 点样,以环己烷-三氯甲烷-乙酸乙酯-甲酸(20:5:8:0.1)为展开剂展开,取出,晾干,喷以 10%硫酸乙醇溶液,在 110℃加热至斑点显色清晰,按薄层色谱法进行扫描。扫描波长如下:$\lambda_S = 535nm$,$\lambda_R = 650nm$,用薄层扫描仪测定供试品的吸光度积分值与对照品的吸光度积分值,计算,即得。

4. 结果判定 本品每丸含山楂以熊果酸($C_{30}H_{48}O_3$)计,不得少于 7.0mg。

六、实验结果

(1)原始记录,包括薄层扫描图以及对照品和供试品的峰面积。

(2)利用外标两点法计算含量,并折合成每丸中熊果酸的含量,与药品标示量比较,判断是否合格。

七、注意事项

(1)扫描方法可采用单波长扫描或双波长扫描。若采用双波长扫描,应选用待测斑点无吸收或最小吸收的波长为参比波长,供试品色谱图中待测斑点的比移值(峰值)、光谱扫描得到的吸收光谱图或测得的光谱最大吸收和最小吸收应与对照标准溶液相符,以保证测定结果的准确性。薄层色谱扫描定量测定应保证供试品斑点的量在线性范围内,必要时可适当调整供试品溶液的点样量。供试品与标准物质同板点样、展开、扫描、测定和计算。

(2)薄层色谱扫描用于含量测定时,通常采用线性回归两点法计算。若线性范围很窄,可用多点法校正多项式进行回归计算。供试品溶液和对照标准溶液的交叉点应于同一薄层板上,供试品点样不得少于 2 个,标准物质每一浓度不得少于 2 个。扫描时应沿展开方向扫描,不可横向扫描。

八、思考题

试比较用曲线校直法与回归法进行定量的优缺点。

实验四十一　气相色谱法测定艾叶中桉油精的含量

一、实验目的

(1)掌握气相色谱法的原理。

(2)掌握艾叶中桉油精含量测定的方法。

(3)熟悉气相色谱法的操作步骤。

二、实验原理

气相色谱法系采用气体为流动相(载气),使其流经装有填充剂的色谱柱进行分离测定的色谱方法。物质或其衍生物汽化后,被载气带入色谱柱进行分离,各组分先后进入检测器,用数据处理系统记录色谱信号。所用的仪器为气相色谱仪,由载气源、进样部分、色谱柱、柱温箱、检测器和数据处理系统等组成。进样部分、色谱柱和检测器的温度均应根据分析要求适当设定。气相色谱法具有高性能、高选择、高灵敏度、分析速度快、应用范围广等优点,近20余年发展极为迅速,目前已成为色谱法中一个很重要的独立分支。

气相色谱法测定艾叶中桉油精的含量

桉油精为中药艾叶中所含一种的挥发油,遇热极易挥发。《中国药典》2015年版一部收载的艾叶,其含量测定即用本法。

三、仪器与试剂

1. 仪器　气相色谱仪,电子分析天平(十万分之一、万分之一),中药打粉机,回流装置,容量瓶若干,移液管、烧杯若干,具塞锥形瓶,漏斗。

2. 试剂　桉油精对照品,中药艾叶,正己烷。

四、气相色谱法的标准操作

1. 操作前的准备

(1)环境条件。气相色谱仪一般在5~35℃的室温条件下即可正常操作。环境湿度一般要求在20%~85%为宜。

(2)气源。气源载气有氮、氦、氢等,常用氦或氮作载气。气相色谱仪所用气源的纯度要求在99.999%以上。

(3)供试液的配制。供试品用规定溶液配制成供试品溶液。定量测定时,对照品溶液和供试品溶液均应分别配制2份。

(4)检查上次使用记录和仪器状态。①检查色谱柱是否适用于本次实验。使用过程中若发现某些异常,如灵敏度降低、保留时间延长、出现波动状的基线等,应重新进行气路检漏。②样品中所含的高沸点组分易附着在气路的管壁上而造成污染,需要经常清洗管路。③汽化室及色谱柱与检测器之间的连接管道需用无水乙醇或丙酮清洗,并通气吹干。④检查仪器是否完好,仪器的各开关是否处于关断的位置。

2. 气相色谱仪的操作

(1)载气钢瓶、减压阀的操作。载气钢瓶应远离热源、火源,避免暴晒及强烈震动,操作时严禁敲打,发现漏气应及时修好,用后气瓶的残余压力不应小于 980kPa。在气相色谱分析中,首先确认减压阀的调节杆处于释放状态,打开高压阀,缓缓旋动减压阀的调节螺杆,调至工作压力。关闭气源时,先关闭减压阀,再关闭钢瓶阀门,再开启减压阀,排除减压阀内气体,最后松开调节螺杆。

(2)色谱的操作。色谱柱为填充柱或毛细管柱。柱温箱控温精度应在 ±1℃,且温度波动小于每小时 0.1℃。温度控制系统分为恒温和程序升温。气相色谱法的检测器有氢火焰离子化检测器(FID)、热导检测器(TCD)、氮磷检测器(NPD)、火焰光度检测器(FPD)、电子捕获检测器(ECD)、质谱检测器(MS)等。选择与实验相匹配的色谱柱、温控系统及检测器。一般用氢火焰离子化检测器,用氢气作为燃气,空气作为助燃气。在使用火焰离子化检测器时,检测器温度一般应高于柱温,不得低于 150℃,以免水汽凝结。

3. 进样操作 在气相色谱分析中,一般采用溶液直接进样、自动进样或顶空进样。进样量应控制在瞬间汽化,达到分离要求及线性响应的允许范围内。通常丙酮洗针 3～4 次,吸取相应体积的样品,进样动作越快越好。

4. 色谱数据的收集和处理

(1)注样的同时启动数据处理机,开始采集和处理色谱信息,最后一峰出完后,应继续走一段基线,确认再无组分流出,方能结束记录。

(2)色谱系统适用性试验应符合《中国药典》2015 年版的要求,具体包括指定峰计算的理论塔板数(n)、拖尾因子(T)、相邻峰之间的分离度(R)和重复性等 4 个参数。

(3)测定结果的处理

1)内标法。按各品种项下的规定,精密称(量)取对照品和内标物,配制成溶液;分别精密取一定量,注入仪器;记录色谱图,测量对照品和供试品待测成分的峰面积(或峰高),按下式计算含量,再根据稀释倍数、取样量和标示量折算为稀释前浓度。

$$c_X = f \times \frac{A_X}{A_s/c_s}$$

式中　A_X——供试品的峰面积;

　　　A_s——内标物的峰面积;

　　　c_X——供试品溶液的浓度;

　　　c_s——内标物溶液的浓度;

　　　f——内标法校正因子。

2)外标法。按各品种项下的规定,精密称(量)取对照品和供试品,配制成溶液;分别精密取一定量,注入仪器;记录色谱图,测量对照品溶液和供试品溶液中待测成分的峰面积(或峰高)。按下式计算含量,再根据稀释倍数、取样量和标示量折算为标示量的百分含量。

$$c_X = c_s \times \frac{A_X}{A_s}$$

式中各符号的意义同前。

5. 清洗和关机 在测定完毕后,将工作站退出,关闭检测器。

关闭空气发生器、氢气发生器,将柱箱、进样口、检测器的温度设置为 30～50℃,待检测器温度降至 100℃ 以下、进样口温度降至 100℃ 以下时,关闭载气。退出软键盘,然后关闭主机,切断电源。待压力全部归零后,松开减压阀。做好使用记录,内容包括日期、检品、使用时长(h)、仪器使用前后的状态等。

五、实验方法

色谱条件与系统适用性试验:以甲基硅橡胶(SE-30)为固定相,涂布浓度为 10%;柱温为 110℃。理论板数按桉油精峰计算应不低于 1000。

1. 对照品溶液的制备　取桉油精对照品,精密称定,加正己烷配制成每 1ml 含 0.15mg 的溶液,即得。

2. 供试品溶液的制备　取本品粉末(过三号筛)约 2.5g,精密称定,置于具塞锥形瓶中,精密加入正己烷 25ml,称定质量。加热回流 1h,放冷,再称定质量。用正己烷补足减失的质量,摇匀,滤过,取续滤液,即得。

3. 测定法　分别精密吸取对照品溶液与供试品溶液各 2μl,注入气相色谱仪,测定,即得。本品按干燥品计算,桉油精($C_{10}H_8O$)的含量不得低于 0.050%。

六、实验结果

(1)原始记录。记录色谱图,得 A_X 和 A_R。

(2)计算含量,与《中国药典》2015 年版的规定比较,判断是否合格。

七、注意事项

(1)桉油精对照品的纯度高、挥发性强,配制对照品溶液时应尽量减少配制时间,防止不必要的损失。

(2)严禁在高温下打开柱温箱门,以免固定相流失。若需要打开柱温箱门,必须先将柱温降至 50℃ 以下。

(3)氮气必须是最先开,最后关。

八、思考题

(1)气相色谱法用于定量分析时可采用哪几种方法?

(2)关机操作时,为什么要先关氮气罐,后关色谱仪?

实验四十二　气相色谱法测定藿香正气水中乙醇(甲醇)的含量

一、实验目的

(1)掌握气相色谱法进行定量分析的基本方法。

(2)熟悉气相色谱仪的使用。

(3)了解重量校正因子的测定方法。

二、实验原理

藿香正气水为乙醇制剂,由苍术、陈皮、广藿香等十味药组成。《中国药典》2015 年版规定,采用气相色谱法测定药酒中乙醇的含量应为 $EtOH \geqslant 40\%$。由于制剂中可能含有一定量的甲醇,甲醇的含量直接影响药效及副作用。为了有效地控制产品的质量,保证临床用药的安全,须测定藿香正气水中甲醇的残留量,甲醇的含量不得超过 $0.05\%(V/V)$。

气相色谱法既可定性分析,又可定量分析。但是由于检测器对各组分的灵敏度不同,相同浓度的不同样品在色谱图上的峰面积不同,须进行校正。因此,首先要测定重量校正因子 f_g。

$$f_g = \frac{m_i/A_i}{m_s/A_s}$$

式中 m_i——对照品乙醇或甲醇的质量,g;

$\quad\quad m_s$——内标物正丁醇的质量,g;

$\quad\quad A_i$——对照品乙醇或甲醇的峰面积;

$\quad\quad A_s$——内标物正丁醇的峰面积。

因药酒中所有的组分并不能全部分离出峰,故采用内标法,以正丁醇作为内标物:

$$EtOH(\%) = f_g \times \frac{A \times m_s}{A_s \times m} \times 100\%$$

式中 m_s——内标物正丁醇的质量,g;

$\quad\quad m$——藿香正气水的质量,g;

$\quad\quad A$——样品中乙醇或甲醇的峰面积;

$\quad\quad A_s$——内标物正丁醇的峰面积。

三、仪器与试剂

1. 仪器　气相色谱仪、$1\mu l$ 微量注射器、分析天平、10ml 容量瓶、100ml 烧杯。
2. 试剂　藿香正气水、无水乙醇(优级纯)、甲醇(优级纯)、正丁醇(优级纯)。

四、气相色谱法的标准操作

参见实验四十一"气相色谱法测定艾叶中桉油精的含量"。

五、实验方法

1. 重量校正因子的测定　取干燥、洁净的 10ml 容量瓶,用分析天平精密称定后,吸取无水乙醇(或甲醇)纯品 3.0ml 并注入瓶中,精密称定;然后吸取内标物正丁醇 3.0ml 并注入,精密称定,即可求得 m_i(乙醇重量或甲醇的质量)和 m_s(正丁醇的质量)。

将容量瓶摇匀,用微量注射器吸取 $1\mu l$ 进样。色谱条件:聚乙二醇柱(如 DB-WAX),柱温 $60 \sim 80 ℃$,进样口温度 $150 \sim 250 ℃$,检测器温度 $220 \sim 250 ℃$,氢焰离子化检测器,载气 N_2,连续进样 3 次,测得乙醇(或甲醇)和正丁醇的平均峰面积 A_i 和 A_s,计算 f_g。

2. 藿香正气水中乙醇(甲醇)的含量测定　将干燥、洁净的 10ml 容量瓶,用分析天平精密称定后,加入 4.0ml 藿香正气水样品并精密称定,然后加内标物正丁醇 1.5ml 并精密称定,即可求得 m 和 m_s。将容量瓶摇匀,测定条件与操作同上,测出 A 和 A_s,从而求得药酒中乙醇

(甲醇)的含量。

六、实验结果

1. 原始记录　对照品、供试品、内标物的浓度、峰面积、峰高和气相色谱图。
2. 计算含量　注意需要折合成稀释前的浓度,与药品标示量比较,判断是否合格。

七、注意事项

(1)严格按照标准操作规程正确使用气相色谱仪。
(2)氢气钢瓶附近杜绝火源。
(3)所得校正因子的相对标准偏差不得大于 2.0%。

八、思考题

(1)内标物应符合哪些条件?
(2)气相色谱法用于定量分析时可采用哪几种方法?

实验四十三　高效液相色谱法测定金银花中绿原酸的含量

一、实验目的

(1)掌握高效液相色谱法定量分析的基本方法。
(2)学会使用高效液相色谱仪。
(3)掌握中药材的质量控制方法。

二、实验原理

高效液相色谱法是以液体作为流动相的一种重要的色谱分析法。它选用颗粒很细的高效固定相,采用高压泵输送流动相,分离、定性及定量等全部分析过程都通过仪器来完成。该方法除了具有快速、高效的特点外,还能分离沸点高、分子量大、热稳定性差的试样。金银花中绿原酸为其代表性成分,其水溶性、醇溶性都较好,利用超声的方法可以将其提取完全。高效液相色谱法对多组分的混合物既能分离,又能定量,是中药材常用的质量控制方法。

三、仪器与试剂

1. 仪器　电子分析天平,超声仪,高效液相色谱仪,十八烷基硅烷键合硅胶色谱柱,容量瓶,锥形瓶。
2. 试剂　甲醇(分析纯),乙腈(色谱纯),绿原酸对照品,金银花药材。

四、高效液相色谱法的标准操作

高效液相色谱法是一种现代液相色谱法,其基本方法是高压输液泵将流动相泵入装有填充剂的色谱柱,注入的供试品被流动相带入柱内进行分离后,各成分先后进入检测器,用记录仪或数据处理装置记录色谱图并进行数据处理,得到测定结果。由于应用了各种特性的微粒填料和加压液体流动相,本法具有分离性能高、分析速度快的特点。

高效液相色谱法适用于能在特定填充剂的色谱柱上进行分离的药品的分析测定,特别是多组分药品的测定、杂质检查和大分子物质的测定。

1. 操作前的准备

(1)流动相的准备。用高纯度的试剂配制流动相,必要时按照紫外分光光度法进行溶剂检查,应符合要求;水应为新鲜制备的高纯水,可用超级纯水器制得或用重蒸馏水。凡对 pH 有规定的流动相,应使用精密 pH 计进行调节。配制好的流动相应通过适宜的 $0.45\mu m$ 滤膜滤过,使用前脱气。应配制足量的流动相备用。

(2)供试液的配制。供试品用规定溶液配制成供试品溶液。定量测定时,对照品溶液和供试品溶液均应分别配制 2 份。供试品溶液在注入色谱仪前,一般应经适宜的 $0.45\mu m$ 滤膜滤过。必要时,在配制供试品溶液前,样品需经预净化,以免对色谱系统产生污染或影响色谱分离。

(3)检查上次使用记录和仪器状态。检查色谱柱是否适用于本次实验,色谱柱进出口的位置是否与流动相的流向一致,原保存溶剂与现用流动相能否相溶,流动相的 pH 是否与该色谱柱相适用,仪器是否完好,仪器的各开关是否处于关断的位置。

2. 高效液相色谱仪的操作

(1)高压输液泵的操作。用流动相冲洗滤器,再把滤器浸入流动相中,启动泵。打开泵的排放阀,用专用注射器从阀口抽出流动相约 20ml,设置高流速(如 9ml/min)或用冲洗键"PURGE"进行冲泵排气,观察出口处流动相呈连续液流后,将流速逐步回零或按停止键"STOP"停止冲洗,关闭排放阀。将流速调节至分析用流速,对色谱柱进行平衡,同时观察压力指示至稳定,用干燥滤纸片的边缘检查柱管各连接处有无渗漏。初始平衡时间一般约需30min。若为梯度洗脱,应在程序器上设置梯度状态,用初始比例的流动相对色谱柱进行平衡。

(2)紫外-可见检测器的操作。开启检测器的电源开关,选择光源(氘灯或钨灯),选定检测波长,测试参比和样品光路的信号应符合要求,设置吸光度方式和检测响应时间(一般大于1s),设置满刻度吸收值(适用于记录仪)。

(3)色谱处理机的操作。开启色谱处理机,设定处理方法,初步设定衰减、纸速、记录时间、最小峰面积等参数,或设定记录仪的纸速和衰减。进行检测器回零操作,检查处理机的电平是否符合要求,或检查记录仪的笔是否处于设定的起始位置,若有变动,可继续回零操作,直至符合要求。记录基线,待色谱系统充分稳定后,进行处理机斜率测试,符合要求后方可进行操作。

3. 进样操作　用六通阀式进样器时,把进样器手柄放在载样位置"LOAD"。用供试液清洗配套的注射器,再抽取适量。若用定量环载样,则注射器的抽取量应不少于定量环容积的 5 倍。用微量注射器定容进样时,进样量不得多于环容积的 50%,在排除气泡后方可向进样器中注入供试品溶液。把注射器的平头针直插至进样器的底部,注入供试品溶液;除另有规定外,注射器不应取下。把手柄转至注样位置"INJECT",定量环内的供试液即被流动相带入流路。

4. 色谱数据的收集和处理

(1)注样的同时启动数据处理机,开始采集和处理色谱信息。最后一峰出完后,应继续走一段基线,确认再无组分流出,方能结束记录。根据第一张预试的色谱图,适当调整衰减、纸速、记录时间等参数,使色谱信号在色谱图上有一定的强度。定量测定中,一般峰顶不得超过记录满量程。然后按进样操作进行正式分析操作。含量测定的对照溶液和样品供试液每份至少注样 2 次,由全部注样结果($n \geqslant 4$)求得平均值,相对标准偏差(RSD)一般应不大于 1.5%。

(2)色谱系统适用性试验应符合《中国药典》2015 年版的要求,具体包括指定峰计算的理论塔板数(n)、拖尾因子(T)、相邻峰之间的分离度(R)和重复性等 4 个参数。

(3)测定结果处理。外标法:按各品种项下的规定,精密称(量)取对照品和供试品,配制成溶液;分别精密取一定量,注入仪器;记录色谱图,测量对照品和供试品待测成分的峰面积(或峰高),按下式计算含量。再根据稀释倍数、取样量和标示量折算为标示量的百分含量。

$$c_X = c_R \times \frac{A_X}{A_R}$$

式中 A_X——供试品的峰面积;

      A_R——对照品的峰面积;

      c_X——供试品的浓度,$\mu g/ml$;

      c_R——对照品的浓度,$\mu g/ml$。

5. 清洗和关机   分析完毕后,先关检测器和数据处理机,再用经滤过和脱气的适当溶剂清洗色谱系统。正相柱一般用正己烷;反相柱若使用过含盐流动相,则先用水,然后用甲醇-水冲洗,再用甲醇冲洗,各种冲洗剂一般冲洗 15~30min,特殊情况时应延长冲洗时间。冲洗完毕后,逐步降低流速至零,关泵。进样器也应用相应溶剂冲洗,可使用进样器所附的专用冲洗接头。最后关断电源,做好使用记录,内容包括日期、检品、色谱柱、流动相、柱压、使用时长(h)、仪器使用前后的状态等。

五、实验方法

1. 色谱条件与系统适用性试验

色谱柱:Thermo Hypersil C_{18} 柱(250mm×4.6mm,5μm)。

流动相:乙腈-0.4%磷酸溶液(13:87)。

检测波长:327nm。

柱温:30℃。

流速:1.0ml/min。

理论塔板数:按绿原酸峰计算应不低于 1000。

2. 对照品溶液的制备   精密称取绿原酸对照品适量,置于棕色量瓶中,加 50%甲醇,配制成每 1ml 含 40μg 绿原酸的溶液,即得(10℃以下保存)。

3. 供试品溶液的制备   取本品粉末(过四号筛)约 0.5g,精密称定,置于具塞锥形瓶中,精密加入 50%甲醇 50ml,称定质量,超声处理(功率 250W,频率 35kHz)30min,称定质量,用 50%甲醇补足减失的质量,摇匀,滤过,精密量取续滤液 5ml,置于 25ml 棕色量瓶中,加 50%甲醇至刻度,摇匀,即得。

4. 测定法   分别精密吸取对照品溶液与供试品溶液各 5~10μl,注入液相色谱仪,按照上述方法测定,即得。本品按干燥品计算,绿原酸($C_{16}H_{18}O_9$)的含量不得低于 1.5%。

六、实验结果

(1)原始记录。内容包括色谱图的峰面积及保留时间,称样量。

(2)在记录的色谱图中,供试品溶液主峰的保留时间应与对照品溶液主峰的保留时间一致。

(3)计算含量,判断是否合格。

$$标示量的含量(\%) = \frac{A_{样} \times f_{样} \times W_{对} \times S}{A_{对} \times f_{对} \times W_{样}} \times 100\%$$

式中　$A_{样}$——供试品溶液的色谱峰面积;

$A_{对}$——对照品溶液的色谱峰面积;

$f_{样}$——供试品溶液的稀释倍数;

$f_{对}$——对照品溶液的稀释倍数;

S——对照品纯度;

$W_{对}$——对照品的取样量,g;

$W_{样}$——供试品的取样量,g。

七、注意事项

(1)氘灯是易耗品,应最后开灯,不分析样品即关灯。

(2)实验中所用的量瓶和移液管均应经过检定、校正、洗净后再使用。

(3)进样前,色谱柱必须用流动相充分冲洗,使基线平衡。

(4)不同品牌和填料的色谱柱,其保留时间、分离度和塔板数都会有所不同。

八、思考题

(1)测定结束后应如何清洗色谱柱?

(2)高效液相色谱仪在使用过程中应注意些什么?

实验四十四　高效液相色谱法测定双黄连口服液中黄芩苷的含量

一、实验目的

(1)练习使用高效液相色谱仪。

(2)掌握外标法测定双黄连口服液中黄芩苷的含量和计算方法。

二、实验原理

利用高效液相色谱法使双黄连口服液中的黄芩苷与其他成分分离,根据黄芩苷的液相色谱响应值与物质的量成正比,在波长274nm处进行液相检测,采用随行外标一点法进行定量测定。

三、仪器与试剂

1. 仪器　高效液相色谱仪、超声波提取器、分析天平、微量注射器、色谱柱、容量瓶(25ml,

50ml)。

2. 试剂 黄芩苷对照品(中国药品生物制品检定所)、双黄连口服液(三精制药)、甲醇(色谱纯)、冰醋酸(AR)、双蒸水。

四、实验方法

1. 色谱条件

色谱柱:Thermo Hypersil C_{18} 柱(250mm×4.6mm,5μm)。

流动相:甲醇-水-冰醋酸(50:50:1)。

检测波长:274nm。

柱温:30℃。

流速:1.0ml/min。

理论塔板数:按黄芩苷峰计算应不低于1500。

2. 对照品溶液的制备 精密称取在60℃减压干燥4h的黄芩苷对照品适量,加50%甲醇,配制成每1ml含0.1mg黄芩苷的溶液,0.45μm滤膜滤过,即得浓度为0.1216mg/ml的对照品溶液。

3. 供试品溶液的制备 精密量取本品1ml,置于50ml容量瓶中,加50%甲醇适量,超声处理20min,放置至室温,加50%甲醇并稀释至刻度,摇匀,0.45μm滤膜滤过,即得。

4. 样品测定 分别精密吸取对照品溶液10μl与供试品溶液5μl,注入高效液相色谱仪,测定,即得。本品每1ml含黄芩以黄芩苷($C_{21}H_{18}O_{11}$)计不得少于8mg。

五、实验结果

(1)原始记录。记录色谱图,得到 A_X 和 A_R。

(2)计算含量,与药品标准比较,判断是否合格。

六、注意事项

(1)开机时,打开排气阀,设置为100%甲醇、泵流量5ml/min,若此时显示压力超过10bar,则应更换排气阀内的过滤白头。

(2)使用高效液相色谱仪前,旋开排气阀(逆时针),排出气泡,流动相的流速设置为5ml/min,柱压应保持在10bar以内,一般排气时间为3～5min(时间以实际情况为准)。过滤时不要使用存放多日的蒸馏水(易长菌),以防止堵塞。

(3)流动相使用前必须进行脱气处理,可用超声波振荡10～15min。

(4)仪器不用时,水相和有机相的滤头都要浸泡在甲醇中保存,以防止滤头堵塞。使用100%甲醇封柱。

七、思考题

(1)高效液相色谱仪在样品检测过程中需要设置的主要仪器参数有哪些?

(2)与紫外-可见分光光度计相比,高效液相色谱仪在样品检测方面具有哪些不同和优势?

实验四十五　高效液相色谱法测定甲硝唑片中甲硝唑的含量

一、实验目的

(1)掌握高效液相色谱法定量分析的基本方法和含量计算方法。

(2)学会使用高效液相色谱仪。

二、实验原理

高效液相色谱法是以液体作为流动相的一种重要色谱分析法，它选用颗粒很细的高效固定相，采用高压泵输送流动相，分离、定性及定量过程都通过仪器来完成。除了有快速、高效的特点外，还能分离沸点高、分子量大、热稳定性差的试样。甲硝唑片的主要成分是甲硝唑，其水溶性和醇溶性都较好，用50%甲醇溶液溶解，检测波长为320nm，采用外标一点法进行定量分析。

甲硝唑片的含量测定

三、仪器与试剂

1. 仪器　高效液相色谱仪(岛津 LC-20A)，十八烷基硅烷键合硅胶柱(C_{18} 柱,150mm× 4.6mm,5μm)，微量进样器(10μl,1 支)，吸量管(5ml,4 支)，容量瓶(100ml,4 个;50ml,4 个)，量筒 (1000ml,1 个;500ml,1 个)，烧杯(1000ml,2 个;500ml,1 个;100ml,4 个)，具塞锥形瓶(50ml,2 个,承接滤液)，磨口试剂瓶(250ml,1 个)，漏斗(大,2 个;小,4 个)，滤纸(Φ11cm)，一次性注射器 (5ml,5 支)，具塞小试管(4ml,5 个)，抽滤装置(1 套)，滤膜(有机系,水系,0.45μm)，针筒式滤头 (有机系,Φ13mm,0.45μm)，研钵(1 个)，角匙(1 个)，电子天平(感量 0.1mg)，超声清洗仪。

2. 试剂　甲醇(色谱纯)，水(娃哈哈纯净水)，甲硝唑片，甲硝唑对照品。

四、色谱条件与系统适用性试验

以十八烷基硅烷键合硅胶作为填充剂，以甲醇-水(20∶80)为流动相;检测波长为 320nm;理论塔板数按甲硝唑峰计算不低于 2000;甲硝唑峰与 2-甲基-5-硝基咪唑峰的分离度应大于 2.0。

五、实验方法

取本品 20 片，精密称定，研细;精密称取细粉适量(约相当于甲硝唑 0.25g)，置于 50ml 量瓶中，加 50%甲醇适量，振摇使甲硝唑溶解，用 50%甲醇稀释至刻度，摇匀，滤过;精密量取续滤液 5ml，置于 100ml 量瓶中，用流动相稀释至刻度，摇匀，作为供试品溶液;精密量取 10μl，注入液相色谱仪，记录色谱图;另取甲硝唑对照品适量，精密称定，加流动相溶解并定量稀释，配制成每 1ml 中约含 0.25mg 的溶液，同法测定。按外标法以峰面积计算，即得。

六、实验结果

(1)原始记录。记录色谱图峰面积、保留时间及称样量。

(2)在记录的色谱图中,供试品溶液主峰的保留时间应与对照品溶液主峰的保留时间一致。

(3)计算含量,判断是否合格。计算公式如下。

$$标示量的百分含量(\%) = \frac{A_x \times \overline{f} \times D \times V \times \overline{W}}{m_{药粉} \times S_{标示规格}}$$

式中 A_x——供试品的峰面积;

$\overline{f}$——对照品的平均校正因子;

D——稀释倍数;

V——样品初溶体积,ml;

$\overline{W}$——平均片重,g;

$m_{药粉}$——样品药粉的称取质量,g;

$S_{标示规格}$——药品的标示出厂药用规格,g。

七、注意事项

(1)实验中所用的容量瓶和移液管均应经过检定、校正,并洗净后再使用。

(2)进样前,色谱柱必须用流动相充分冲洗,使基线平衡。

(3)不同品牌和填料的色谱柱的保留时间、分离度和塔板数都会有所不同。

(4)流动相在使用前必须进行过滤($0.45\mu m$)和脱气处理,可用超声波处理$10\sim15min$。

八、思考题

(1)高效液相色谱仪在样品检测过程中需要设置的主要仪器参数有哪些?

(2)测定结束后应如何清洗色谱柱?

(3)高效液相色谱仪在使用过程中应注意些什么?

实验四十六　高效液相色谱法测定盐酸环丙沙星胶囊的含量

一、实验目的

(1)掌握外标法来测定盐酸环丙沙星胶囊的含量。

(2)熟悉高效液相色谱仪的一般操作方法。

二、实验原理

高效液相色谱法是目前大多数药品含量测定的方法。盐酸环丙沙星胶囊中的主成分环丙沙星及可溶性杂质经 C18 色谱柱分离后,环丙沙星在检测器中的响应值(峰面积)与含量成正比,因此采用外标法即可计算得出盐酸环丙沙星胶囊的含量。

三、仪器与试剂

1. 仪器　高效液相色谱仪(LC-20A)、超声波清洗器、分析天平、微量注射器、色谱柱(依利特 ODS 色谱柱,150mm×4.6mm,5μm)。

2. 试剂　环丙沙星对照品(中国药品生物制品检定所)、盐酸环丙沙星胶囊(京新药业)、乙腈(色谱纯)、磷酸(AR)、三乙胺、超纯水。

四、实验方法

1. 色谱条件与系统适用性试验　以十八烷基硅烷键合硅胶作为填充剂;以 0.025mol/L 磷酸溶液-乙腈(87:13)(用三乙胺调节 pH 至 3.0±0.1)为流动相;流速为 1.0ml/min。检测波长为 278nm。理论塔板数按盐酸环丙沙星峰计算应不低于 2000,盐酸环丙沙星峰与相邻杂质峰的分离度应符合要求。

2. 溶液的制备　精密称取在 105℃ 干燥至恒重的盐酸环丙沙星 25mg,置于 50ml 容量瓶中,加流动相溶解并稀释至刻度,摇匀,作为对照品溶液。取装量差异项下的内容物,混合均匀,精密称取适量(约相当于环丙沙星 25mg),置于 50ml 量瓶中,加流动相溶解并稀释至刻度,摇匀,0.45μm 滤膜滤过,取续滤液作为供试品溶液。

3. 样品测定　分别取对照品溶液与供试品溶液各 10μl 注入液相色谱仪,记录色谱图。

五、实验结果

(1)记录色谱图,计算对照品连续进样 5 针的相对标准偏差和理论塔板数等。

(2)在记录的色谱图中,供试品溶液主峰的保留时间应与对照品溶液主峰的保留时间一致。

(3)计算环丙沙星胶囊中环丙沙星的含量,与《中国药典》2015 年版二部相比较,判断是否合格。计算公式为:

$$标示量的百分含量(\%)=\frac{A_X \times C_S \times D \times \overline{W}}{A_S \times W \times 标示量} \times 100\%$$

式中　C_S——对照品溶液的浓度,g/ml;

　　　A_S——对照品溶液的峰面积;

　　　A_X——供试品溶液的峰面积;

　　　D——供试品溶液的稀释体积;

　　　$\overline{W}$——平均装量,克/粒;

　　　W——称样量,g;

　　　标示量的单位为克/粒。

六、注意事项

(1)仪器使用前,检查是否存在漏液、压力是否稳定、色谱柱流向是否安装正确。

(2)流动相使用前必须进行抽滤和脱气处理,可用超声波振荡 15~20min。

(3)仪器不用时,滤头都要浸泡在甲醇中保存,以防止滤头堵塞。

七、思考题

(1)高效液相色谱仪在样品检测过程中需要设置的主要仪器参数有哪些?

(2)如果想改变组分的保留时间,可采取哪些措施?

下 篇
综合性与设计性实验

综合性实验

第四章

实验四十七　大黄的质量分析

一、实验目的

(1)学习显微、薄层鉴别方法。

(2)学习土大黄苷杂质的检查。

(3)练习干燥失重、总灰分的检查方法,以及水溶性浸出物热浸的测定方法。

(4)学习高效液相色谱法测定总蒽醌和游离蒽醌的含量,以及外标法的计算。

二、仪器与试剂

1. 原材料　大黄。

2. 对照品　芦荟大黄素对照品、大黄酸对照品、大黄素对照品、大黄酚对照品、大黄素甲醚对照品、土大黄苷。

3. 试剂和试药　甲醇、盐酸、乙醚、三氯甲烷、石油醚(30～60℃)、甲酸乙酯、甲酸、氨、甲苯、丙酮、磷酸、水合氯醛、甘油。

4. 主要仪器　高效液相色谱仪(紫外检测器)、十万分之一电子天平、万分之一天平、三用紫外线灯、薄层板(H板)、聚酰胺薄膜、旋转蒸发仪、分液漏斗、超声波提取器、电炉、烘箱、高温马弗炉、回流装置、具塞锥形瓶、10ml量瓶。

三、实验方法

大黄质量分析的原始记录

1. 性状　《中国药典》2015年版规定:本品呈类圆柱形、圆锥形、卵圆形或不规则块状,长3～17cm,直径3～10cm。除尽外皮者表面呈黄棕色至红棕色,有的可见类白色网状纹理及星点(异型维管束)散在,残留的外皮呈棕褐色,多具绳孔及粗皱纹。质坚实,有的中心稍松软,断面呈淡红棕色或黄棕色,显颗粒性;根茎髓部宽广,有星点环列或散在;根木部发达,具有放射状纹理,形成层环明显,无星点。气清香,味苦而微涩,嚼之粘牙,有沙砾感。

实验结果：_____

_____

_____

结论：_____。

2. 鉴别　实验条件：实验室相对湿度_____％，实验室温度_____℃。

（1）本品横切面。根木栓层和栓内层大多已除去。韧皮部筛管群明显；薄壁组织发达。形成层成环。木质部射线较密，宽 2～4 列细胞，内含棕色物；导管非木化，常一至数个相聚，稀疏排列。薄壁细胞含草酸钙簇晶，并且多数含淀粉粒。

根茎髓部宽广，其中常见黏液腔，内有红棕色物；异型维管束散在，形成层成环，木质部位于形成层外方，韧皮部位于形成层内方，射线呈星状射出。

粉末呈黄棕色。草酸钙簇晶直径 20～160μm，有的直径可达 190μm。具缘纹孔导管、网纹导管、螺纹导管及环纹导管，非木化。淀粉粒甚多，单粒类呈球形或多角形，直径 3～45μm，脐点星状；复粒由 2～8 个分粒组成。

实验结果：_____

_____

_____

结论：_____。

（2）取本品粉末少量，进行微量升华，可见菱状针晶或羽状结晶。

实验结果：_____

结论：_____。

（3）取本品粉末 0.1g，加甲醇 20ml，浸泡 1h；滤过，取滤液 5ml，蒸干；残渣加水 10ml，使其溶解，再加盐酸 1ml，加热回流 30min，立即冷却；用乙醚分 2 次振摇提取，每次 20ml，合并乙醚液，蒸干；残渣加三氯甲烷 1ml 使其溶解，作为供试品溶液。另取大黄对照药材 0.1g，同法制成对照药材溶液。再取大黄酸对照品，加甲醇制成每 1ml 含 1mg 大黄酸的溶液，作为对照品溶液。按照薄层色谱法（通则 0502）进行实验，吸取上述三种溶液各 4μl，分别点于同一张以羧甲基纤维素钠为黏合剂的硅胶 H 薄层板上，以石油醚（30～60℃）-甲酸乙酯-甲酸（15:5:1）的上层溶液为展开剂，展开，取出，晾干，然后置于紫外线灯（365nm）下检视。供试品色谱中，在与对照药材色谱相应的位置上，显相同的 5 个橙黄色荧光主斑点；在与对照品色谱相应的位置上，显相同的橙黄色荧光斑点，置于氨蒸气中熏蒸后，斑点变为红色。

实验结果：_____

_____

_____

结论：_____。

3. 检查　实验条件：实验室相对湿度_____％，实验室温度_____℃。

（1）土大黄苷。取本品粉末 0.1g，加甲醇 10ml，超声处理 20min，滤过，取滤液 1ml，加甲醇至 10ml，作为供试品溶液。另取土大黄苷对照品，加甲醇制成每 1ml 含 10μg 土大黄苷的溶液,作为对照品溶液(临用新制)。照薄层色谱法(通则 0502)进行实验,吸取上述两种溶液各 $5\mu l$,分别点于同一聚酰胺薄膜上,以甲苯-甲酸乙酯-丙酮-甲醇-甲酸(30:5:5:20:0.1)为展开剂,展开,取出,晾干,然后置于紫外线灯(365nm)下检视。供试品色谱中,在与对照品色谱相应的位置上,不得显相同的亮蓝色荧光斑点。

实验结果:_____

_____

_____

结论:_____。

(2)干燥失重。取本品直径小于 2mm 的小粒约 1g,置于干燥至恒重的扁形称量瓶中,精密称定(除另有规定外,在 105℃ 条件下干燥至恒重)。根据减失的质量和取样量计算供试品的干燥失重。

供试品干燥时,应将其平铺在扁形称量瓶中,厚度不可超过 5mm;若为疏松物质,厚度不可超过 10mm。放入烘箱或干燥器进行干燥时,应将瓶盖取下,置于称量瓶旁,或将瓶盖半开进行干燥;取出时,须将称量瓶盖好。置于烘箱内干燥的供试品,应在干燥后取出,并置于干燥器中放冷,然后称定质量。

若供试品未达规定的干燥温度时即熔化,除另有规定外,应先将供试品在低于熔化温度 5~10℃ 的温度下干燥至大部分水分除去后,再按规定条件进行干燥。对生物制品,应先将供试品于较低的温度下干燥至大部分水分除去后,再按规定条件进行干燥。

《中国药典》2015 年版规定:在 105℃ 干燥 6h,减失质量不得超过 15.0%。

实验条件:

仪器:烘箱、万分之一天平、称量瓶。

计算公式:$Q=\dfrac{W_{瓶}+W_{样}-W_{瓶+样}}{W_{样}}\times 100\%$。

实验结果:_____

结论:_____。

(3)总灰分。测定用的供试品须粉碎,使其能通过二号筛,混合均匀后,取供试品 2~3g(若须测定酸不溶性灰分,可取供试品 3~5g),置于炽灼至恒重的坩埚中,称定质量(准确至 0.01g)。缓慢炽灼,注意避免燃烧,至完全炭化时,逐渐升高温度至 500~600℃,使其完全灰化并至恒重。根据残渣的质量,计算供试品中总灰分的含量(%)。若供试品不易灰化,可将坩埚放冷,加热水或 10% 硝酸铵溶液 2ml,以使残渣湿润,然后将其置于水浴上蒸干,残渣照前法炽灼,至坩埚内容物完全灰化。

《中国药典》2015 年版规定:总灰分不得超过 10.0%。

实验条件:_____

仪器:电炉、高温马弗炉、万分之一天平、坩埚。

计算公式:总灰分的含量(%)$=\dfrac{W_{坩+残}-W_{坩}}{W_{样}}\times 100\%$。

实验结果:_____

结论:_____。

4. 浸出物 取供试品 2～4g,精密称定;置于 100～250ml 的锥形瓶中,精密加水 50～100ml,密塞,称定质量;静置 1h 后,连接回流冷凝管,加热至沸腾,并保持微沸 1h。放冷后,取下锥形瓶,密塞,再称定质量;用水补足减失的质量,摇匀,用干燥滤器滤过,精密量取滤液 25ml,置于已干燥至恒重的蒸发皿中;在水浴上蒸干后,于 105℃ 干燥 3h,置于干燥器中冷却 30min,迅速精密称定质量。除另有规定外,以干燥品计算供试品中水溶性浸出物的含量(%)。

《中国药典》2015 年版规定:浸出物含量不得少于 25.0%。

实验条件:＿＿＿＿＿＿＿＿＿＿＿＿＿＿＿＿＿＿＿＿＿＿＿＿＿

仪器:回流装置、万分之一天平、25ml 单标线吸量管、50ml 或 100ml 单标线吸量管。

计算公式:浸出物的含量(%)=$\dfrac{(W_{皿+残}-W_{皿})\times V\times 100}{W_{样}\times(100-Q)\times V_{样}}\times 100\%$。

实验结果:＿＿＿＿＿＿＿＿＿＿＿＿＿＿＿＿＿＿＿＿＿＿＿＿＿

结论:＿＿＿＿＿＿＿＿＿＿＿＿＿＿＿＿＿。

5. 含量测定

(1)总蒽醌。

《中国药典》2015 年版规定:本品按干燥品计算,总蒽醌含量以芦荟大黄素($C_{15}H_{10}O_5$)、大黄酸($C_{15}H_8O_6$)、大黄素($C_{15}H_{10}O_5$)、大黄酚($C_{15}H_{10}O_4$)和大黄素甲醚($C_{16}H_{12}O_5$)的总量计,不得少于 1.5%。

按照高效液相色谱法测定。

实验条件:＿＿＿＿＿＿＿＿＿＿＿＿＿＿＿＿＿＿＿＿＿＿＿＿＿

仪器:高效液相色谱仪、电子天平。

色谱条件与系统适用性试验:以十八烷基硅烷键合硅胶为填充剂;以甲醇-0.1%磷酸溶液(85:15)为流动相;检测波长为 254nm。理论塔板数按大黄素峰计算应不低于 3000。

天平室相对湿度:＿＿＿＿＿%;天平室温度:＿＿＿＿＿℃。

操作方法如下。①对照品溶液的制备。精密称取芦荟大黄素对照品、大黄酸对照品、大黄素对照品、大黄酚对照品、大黄素甲醚对照品适量,分别加甲醇制成每 1ml 含芦荟大黄素、大黄酸、大黄素、大黄酚各 80μg,大黄素甲醚 40μg 的溶液;分别精密量取上述对照品溶液各 2ml,混匀,即得(每 1ml 中含芦荟大黄素、大黄酸、大黄素、大黄酚各 16μg,含大黄素甲醚 8μg)。②供试品溶液的制备。取本品粉末(过四号筛)约 0.15g,精密称定,置于具塞锥形瓶中,精密加入甲醇 25ml,称定质量;加热回流 1h,放冷,再称定质量;用甲醇补足减失的质量,摇匀,滤过。精密量取续滤液 5ml,置于烧瓶中,挥去溶剂;加 8%盐酸溶液 10ml,超声处理 2min;再加三氯甲烷 10ml,加热回流 1h,放冷;置于分液漏斗中,用少量三氯甲烷洗涤容器,并入分液漏斗中,分取三氯甲烷层,酸液再用三氯甲烷提取 3 次,每次 10ml;合并三氯甲烷液,减压回收溶剂至干;残渣加甲醇使其溶解,转移至 10ml 量瓶中,加甲醇至刻度,摇匀,滤过,取续滤液,即得。③测定法。分别精密吸取对照品溶液与供试品溶液各 10μl,注入液相色谱仪,测定,即得。

对照品来源:＿＿＿＿＿＿＿＿＿＿＿＿＿＿＿＿＿＿＿＿＿＿＿＿＿

名称＿＿＿＿＿＿＿＿＿＿＿,含量(%)＿＿＿＿＿＿＿＿,配制批号＿＿＿＿＿＿＿＿＿＿＿。

名称＿＿＿＿＿＿＿＿＿＿＿,含量(%)＿＿＿＿＿＿＿＿,配制批号＿＿＿＿＿＿＿＿＿＿＿。

名称＿＿＿＿＿＿＿＿，含量(%)＿＿＿＿＿＿＿＿，配制批号＿＿＿＿＿＿＿＿＿。

名称＿＿＿＿＿＿＿＿，含量(%)＿＿＿＿＿＿＿＿，配制批号＿＿＿＿＿＿＿＿＿。

名称＿＿＿＿＿＿＿＿，含量(%)＿＿＿＿＿＿＿＿，配制批号＿＿＿＿＿＿＿＿＿。

结果与计算:见下表。

对照品溶液的测定

进样量($V_{对}$)/μl		标准品名称		标准品浓度/(μg·ml^{-1})	
峰面积(A)					
平均峰面积($A_{对}$)					
相对标准偏差/%					
进样量($V_{对}$)/μl		标准品名称		标准品浓度/(μg·ml^{-1})	
峰面积(A)					
平均峰面积($A_{对}$)					
相对标准偏差/%					
进样量($V_{对}$)/μl		标准品名称		标准品浓度(μg·ml^{-1})	
峰面积(A)					
平均峰面积($A_{对}$)					
相对标准偏差/%					
进样量($V_{对}$)/μl		标准品名称		标准品浓度/(μg·ml^{-1})	
峰面积(A)					
平均峰面积($A_{对}$)					
相对标准偏差/%					
进样量($V_{对}$)/μl		标准品名称		标准品浓度/(μg·ml^{-1})	
峰面积(A)					
平均峰面积($A_{对}$)					
相对标准偏差/%					

供试品溶液的测定

进样量($V_{样}$)/μl		样品量Ⅰ/mg		样品量Ⅱ/mg	
峰面积(A_1)					
平均峰面积($A_{样1}$)					
峰面积(A_2)					
平均峰面积($A_{样2}$)					

（续　表）

稀释倍数(n)				
水分含量(M)/%				
计算公式	含量(%)$=\dfrac{A_{样}\times c_{对}\times n}{A_{对}\times m\times(1-M)}\times100\%$			
X_{I1}/%	$=$ _____ $\times100\%=$ ___%			
X_{I2}/%	$=$ _____ $\times100\%=$ ___%			
X_{II1}/%	$=$ _____ $\times100\%=$ ___%			
X_{II2}/%	$=$ _____ $\times100\%=$ ___%			
总含量Ⅰ/%	$=($ _____ $)+($ _____ $)=$			
总含量Ⅱ/%	$=($ _____ $)+($ _____ $)=$			
平均含量/%	$=\dfrac{(\quad)+(\quad)}{2}=$			
相对平均偏差(应 ≤2.0%)	$\dfrac{\|总含量Ⅰ-总含量Ⅱ\|}{总含量Ⅰ+总含量Ⅱ}\times100\%=$			
结果:不得少于 1.5%				
结论	检验人		检验日期	
	复核人		复核日期	

（2）游离蒽醌。

《中国药典》2015年版规定：本品按干燥品计算，游离蒽醌的含量以芦荟大黄素（$C_{15}H_{10}O_5$）、大黄酸（$C_{15}H_8O_6$）、大黄素（$C_{15}H_{10}O_5$）、大黄酚（$C_{15}H_{10}O_4$）和大黄素甲醚（$C_{16}H_{12}O_5$）的总量计，不得少于0.2%。按照高效液相色谱法测定。

色谱条件与系统适用性试验：同"含量测定"总蒽醌项下。

对照品溶液的制备：取"含量测定"总蒽醌项下的对照品溶液，即得。

供试品溶液的制备：取本品粉末（过四号筛）约0.5g，精密称定，置于具塞锥形瓶中，精密加入甲醇25ml，称定质量；加热回流1h，放冷，再称定质量；用甲醇补足减失的质量，摇匀，滤过，取续滤液，即得。

测定法：分别精密吸取对照品溶液与供试品溶液各10μl，注入液相色谱仪，测定，即得。

结果与计算：见下表。

供试品溶液的测定

进样量($V_{样}$)/μl		样品量 I /mg		样品量 II /mg	
峰面积(A_1)					
平均峰面积($A_{样1}$)					
峰面积(A_2)					
平均峰面积($A_{样2}$)					
峰面积(A_3)					
平均峰面积($A_{样3}$)					
峰面积(A_4)					
平均峰面积($A_{样4}$)					
峰面积(A_5)					
平均峰面积($A_{样5}$)					
稀释倍数(n)					
水分含量(M)/%					
计算公式	含量(%)$=\dfrac{A_{样}\times C_{对}\times n}{A_{对}\times m\times(1-M)}\times 100\%$				
X_{I1}(%)	= _____ $\times 100\%=$ %				
X_{I2}(%)	= _____ $\times 100\%=$ %				
X_{I3}(%)	= _____ $\times 100\%=$ %				
X_{I4}(%)	= _____ $\times 100\%=$ %				
X_{I5}(%)	= _____ $\times 100\%=$ %				
X_{II1}(%)	= _____ $\times 100\%=$ %				
X_{II2}(%)	= _____ $\times 100\%=$ %				
X_{II3}(%)	= _____ $\times 100\%=$ %				
X_{II4}(%)	= _____ $\times 100\%=$ %				
X_{II5}(%)	= _____ $\times 100\%=$ %				
总含量 I /%	=( )+( )+( )+( )+( )=				
总含量 II /%	=( )+( )+( )+( )+( )=				

（续　表）

平均含量/%	$=\dfrac{()+()}{2}=$				
相对平均偏差(应≤2.0%)	$\dfrac{\mid 总含量Ⅰ-总含量Ⅱ\mid}{总含量Ⅰ+总含量Ⅱ}\times 100\% =$				
结果:不得少于0.20%					
结论	检验人		检验日期	
	复核人		复核日期	

四、注意事项

（1）注意室内的温度和湿度。

（2）提前配制好羧甲基纤维素钠溶液。

（3）使用满足对照品称量的天平,并注意恒重。

五、思考题

（1）高效液相色谱法的定量方法有哪些?

（2）大黄中为什么不得检出土大黄苷?

大黄检验报告书

检验项目	标准规定	检验结果
[性状]	应具大黄的性状特征	
[鉴别]		
①显微鉴别	应具大黄的显微特征	
②化学反应	应呈正反应	
③薄层鉴别	供试品色谱中,在与对照药材色谱相应的位置上,应显相同的 5 个橙黄色荧光主斑点;在与对照品色谱相应的位置上,应显相同的橙黄色荧光斑点,置于氨蒸气中熏蒸后,斑点应变为红色	
[检查]		
土大黄苷	供试品色谱中,在与对照品色谱相应的位置上,应不得显相同的亮蓝色荧光斑点	
干燥失重	减失质量应不得超过 15.0%	_____%
总灰分	应不得超过 10.0%	_____%
[浸出物]	应不得少于 25.0%	_____%
[含量测定]		
总蒽醌	应不得少于 1.5%	_____%
游离蒽醌	应不得少于 0.2%	_____%

结论: 本品按《中国药典》2015 年版一部进行检验,结果_____规定

备注:

负责人:　　　　　　　　复核人:　　　　　　　　检验人:

实验四十八　　**心血宁胶囊的质量分析**

一、实验目的

(1)学习薄层鉴别方法。

(2)练习胶囊崩解时限的检查方法。

(3)练习装量差异检查方法。

(4)学习高效液相色谱法测定葛根素的含量以及外标法的计算。

二、仪器与试剂

1. 仪器　崩解仪、分析天平、高效液相色谱仪、超声波提取器、紫外线灯、硅胶 G 薄层板、容量瓶。

2. 试剂　心血宁胶囊、葛根素(对照品)、二氯甲烷、冰醋酸、甲醇、乙醇。

三、实验方法

心血宁胶囊质量分析的原始记录

1. 性状　《中国药典》2015 年版规定:本品为硬胶囊,内容物为浅棕色至黑褐色的颗粒及粉末;味苦、微涩。

实验结果:＿＿＿＿＿＿＿＿＿＿＿＿＿＿＿＿＿＿＿＿＿＿＿＿＿＿＿＿＿＿＿＿＿＿＿＿＿

结论:＿＿＿＿＿＿＿＿＿＿＿＿＿＿＿＿＿＿＿。

2. 鉴别

实验条件:实验室相对湿度＿＿＿＿＿%,实验室温度＿＿＿＿＿℃。

(1)供试品溶液的制备。取本品内容物 0.4g,研细,加甲醇 10ml,超声处理 10min;将上述溶液滤过,将滤液蒸干,残渣加甲醇 1ml 使其溶解,静置,取上清液作为供试品溶液。

(2)对照品溶液的制备。精确称取葛根素对照品,加甲醇制成每 1ml 含 1mg 葛根素的溶液,作为对照品溶液。

(3)薄层色谱法测定。吸取上述两种溶液各 $2\mu l$,分别点于同一硅胶 G 薄层板上,以二氯甲烷-甲醇-水(7:2.5:0.25)为展开剂,展开,取出,晾干,置于紫外线灯(365nm)下检视。供试品色谱中,在与对照品色谱相应的位置上,显相同颜色的荧光斑点。

实验结果:＿＿＿＿＿＿＿＿＿＿＿＿＿＿＿＿＿＿＿＿＿＿＿＿＿＿＿＿＿＿＿＿＿＿＿＿＿

结论:＿＿＿＿＿＿＿＿＿＿＿＿＿＿＿＿＿＿＿。

3. 检查

实验条件:实验室相对湿度＿＿＿＿＿%,实验室温度＿＿＿＿＿℃。

(1)装量差异。《中国药典》2015 年版规定:取供试品 10 粒,按装量差异项下的检查方法检查,每粒装量与平均装量相比较(有标示装量的胶囊剂,每粒装量应与标示装量比较),超出装量差异限度的不得多于 2 粒,并不得有 1 粒超出限度 1 倍。

实验条件:＿＿＿＿＿＿＿＿＿＿＿＿＿＿＿＿＿＿＿＿＿＿＿＿＿＿＿＿＿＿＿＿＿＿＿＿＿

仪器:电子分析天平。

实验结果:_____

结论:_____。

(2)崩解时限。《中国药典》2015 年版规定:各粒均应在 30 分钟内全部崩解。

照崩解时限检查法检查(加挡板)。

实验条件:_____

仪器:JB-Ⅱ型智能崩解仪。介质:水,水温_____℃。

实验结果:_____

结论:_____。

(3)含量检测。《中国药典》2015 年版规定:本品每粒胶囊中的葛根提取物含量以葛根素($C_{21}H_{20}O_9$)计,不得少于 27.0mg。

照高效液相色谱法测定。

实验条件:_____

仪器:高效液相色谱仪。

色谱条件与系统适用性试验:以十八烷基硅烷键合硅胶作为填充剂,以甲醇-水-冰醋酸(25:75:0.5)作为流动相,检测波长为 250nm,理论塔板数以葛根素峰计算应不得低于 3000。

高效液相色谱仪型号_____,高效液相色谱室的相对湿度_____%,高效液相色谱室的温度_____℃。

操作方法如下。①对照品溶液的制备:精密称取葛根素对照品适量,加 30% 乙醇制成每 1ml 含 80μg 葛根素的溶液,即得。②供试品溶液的制备:取装量差异项下的本品内容物,混匀,研细,取约 50mg,精密称定,置于具塞锥形瓶中;精密加 30% 乙醇 50ml,密塞,称定质量;超声处理 20min(功率 250W,频率 33kHz),放冷至室温,称定质量;用 30% 乙醇补足减失的质量,摇匀,滤过,取续滤液,即得。③测定法:分别精密吸取对照品溶液与供试品溶液各 10μl,注入液相色谱仪,测定,即得。

四、实验结果

1. 称量

平均装量 $\overline{W}$ =_____g,对照品 $W_{对}$ =_____g,样品 $W_{样1}$ =_____g,样品 $W_{样2}$ =_____g。

2. 测定

对照品的峰面积 $A_{对1}$ =_____,$A_{对2}$ =_____,$\overline{A}_{对}$ =_____。

样品 1 的峰面积 $A_{样1A}$ =_____,$A_{样1B}$ =_____,$\overline{A}_{样1}$ =_____。

样品 2 的峰面积 $A_{样2A}$ =_____,$A_{样2B}$ =_____,$\overline{A}_{样2}$ =_____。

$$标定含量(\%)=\frac{A_{样}\times f_{样}\times W_{对}\times\overline{W}}{A_{对}\times f_{对}\times W_{样}\times S}\times100\%$$

$$平均标定含量(\%)=\frac{标定含量1+标定含量2}{2}=\underline{\quad}$$

式中　$A_{样}$——样品的峰面积;

　　　$f_{样}$——样品的稀释倍数;

　　　$W_{对}$——对照品的称量量,g;

$\overline{W}$——平均装量,g;

$W_样$——样品的称量量,g;

$A_对$——对照品的峰面积;

$f_对$——对照品的稀释倍数;

S——标示量,g。

结论:_____。

五、注意事项

(1)注意室内的温度、湿度。

(2)提前将薄层板活化。

(3)使用满足对照品称量的电子分析天平,并注意恒重。

(4)应注意 HPLC 的规范操作。

六、思考题

(1)HPLC 的定量方法有哪些?

(2)薄层板如何活化?

心血宁胶囊检验报告书

检验项目	标准规定	检验结果
[性状]	本品为硬胶囊,内容物为浅棕色至黑褐色的颗粒及粉末;味苦、微涩	
[鉴别]	供试品色谱中,在与对照品色谱相应的位置上,显相同颜色的荧光斑点	
[检查]		
装量差异	装量差异限度为±10%,应符合规定	
崩解时限	均应在 30 分钟内全部崩解	
[含量测定]	每粒中葛根提取物的含量以葛根素($C_{21}H_{20}O_9$)计,不得少于 27.0mg	

结论:

负责人: 复核人: 检验人:

实验四十九 板蓝根颗粒的质量分析

一、实验目的

(1)掌握从查阅标准、设计、全检到出检验报告的全过程所需要的理论知识,并培养从设计实验到完成实验的能力。

(2)学习薄层鉴别方法、粒度检查方法、水分含量的测定方法、溶化性检查方法、装量差异检查方法以及书写检验报告书等技能。

二、仪器与试剂

1. **仪器** 超声波提取器、薄层板加热器、滤过装置、分析天平(感量 0.0001g)、定量微升毛细管、硅胶 G 薄层板、药典筛、烘箱、干燥器、扁形称量瓶、烧杯、玻璃棒等。

2. **试剂** 板蓝根颗粒、板蓝根对照药材、亮氨酸对照品、精氨酸对照品、乙醇、正丁醇、冰醋酸、茚三酮试液。

三、实验方法

板蓝根颗粒质量分析的原始记录

1. **性状** 照《中国药典》2015 年版一部中板蓝根颗粒【性状】项下,鉴定本品为浅棕黄色至棕褐色颗粒;味甜、微苦,或味微苦。

实验结果:_____

结论:_____。

2. **鉴别** 照《中国药典》2015 年版一部中板蓝根颗粒【鉴别】项下,取本品 2g,研细,加乙醇 10ml,超声处理 30min,滤过,滤液浓缩至 2ml,作为供试品溶液。另取板蓝根对照药材 0.5g,加乙醇 20ml,同法制成对照药材溶液。取亮氨酸对照品、精氨酸对照品,加乙醇制成每 1ml 中亮氨酸和精氨酸含量各 0.1mg 的混合溶液,作为对照品溶液。照薄层色谱法(通则 0502)进行实验。吸取供试品溶液及对照品溶液各 5～10μl、对照药材溶液 2μl,分别点于同一硅胶 G 薄层板上,以正丁醇-冰醋酸-水(19∶5∶5)为展开剂,展开,取出,晾干,喷以茚三酮试液,在 105℃下加热至斑点显色清晰。供试品色谱中,在与对照药材色谱和对照品色谱相应的位置上,应显相同颜色的斑点。

实验条件:实验室温度_____℃,实验室相对湿度_____%。

实验结果:_____(附薄层色谱图)

结论:_____。

3. **检查**

实验条件:实验室温度_____℃,实验室相对湿度_____%。

(1)粒度检查。照粒度和粒度分布测定法(通则 0982 第二法双筛分法)测定,不能通过一号筛与能通过五号筛的颗粒总和不得超过 15%。

仪器:_____

操作方法:_____

实验结果:_____

结论:_____。

(2)水分含量测定。中药颗粒剂照水分测定法(通则 0832)测定,水分含量不得超过 8.0%。

仪器:_____

天平型号_____,天平室相对湿度_____%,天平室温度_____℃。

烘箱型号_____

操作方法:_____

实验结果:_____

结论：_____。

（3）溶化性检查。照《中国药典》2015 年版中关于颗粒剂的规定（通则 0104【溶化性】）进行测定。取供试品 10g（中药单剂量包装取 1 袋），加热水 200ml，搅拌 5min，立即观察，可溶颗粒应全部溶化或轻微混浊。颗粒剂按上述方法检查，均不得有异物，中药颗粒还不得有焦屑。

操作方法：_____

实验结果：_____

结论：_____。

（4）装量差异检查。照《中国药典》2015 年版中关于颗粒剂的规定（通则 0104【装量差异】）进行测定。取供试品 10 袋（瓶），除去包装，分别精密称定每袋（瓶）内容物的质量，求出每袋（瓶）内容物的装量与平均装量。每袋（瓶）装量与平均装量相比较〔凡无含量测定的颗粒剂或有标示装量的颗粒剂，每袋（瓶）装量应与标示装量比较〕，超出装量差异限度（表 3-1）的颗粒剂不得多于 2 袋（瓶），并不得有 1 袋（瓶）超出装量差异限度 1 倍。

仪器：_____

天平型号_____，天平室相对湿度_____%，天平室温度_____℃。

操作方法：_____

实验结果：_____

结论：_____。

四、实验结果

板蓝根颗粒检验报告书

检验项目	标准规定	检验结果
〔性状〕	本品为浅棕黄色至棕褐色的颗粒；味甜、微苦，或味微苦	
〔鉴别〕	供试品色谱中，在与对照药材色谱和对照品色谱相应的位置上，应显相同颜色的斑点	
〔检查〕		
粒度检查	除另有规定外，照粒度和粒度分布测定法（通则 0982 第二法双筛分法）测定，不能通过一号筛与能通过五号筛的颗粒总和不得超过 15%	
水分含量	不得超过 8.0%	
溶化性	可溶性颗粒应全部溶化或轻微混浊，不得有异物，中药颗粒还不得有焦屑	
装量差异	每袋（瓶）装量应与标示装量比较，超出装量差异限度的颗粒剂不得多于 2 袋（瓶），并不得有 1 袋（瓶）超出装量差异限度 1 倍	

结论：

负责人：　　　　　　　复核人：　　　　　　　检验人：

五、注意事项

(1)查阅标准后,应设计好全检的全过程,合理分配时间以及实验场所后,再进行实验。

(2)进行装量差异检查时,要戴棉布手套;用剪刀剪开包装并倒出药粉后,要用镊子夹取脱脂棉,将包装袋内的药粉擦干净后,再进行称量。

六、思考题

(1)做鉴别实验时,采用双对照的优势是什么?

(2)在应用中依据哪些因素来选择定量微升毛细管与微量进样器?

实验五十　阿司匹林的质量分析

一、实验目的

(1)学习薄层色谱的鉴别方法。

(2)掌握高效液相色谱仪的操作方法。

(3)学习高效液相色谱法测定游离水杨酸的含量以及外标法的计算。

二、仪器与试剂

1. **仪器**　高效液相色谱仪、电子天平、容量瓶、电炉、移液管、坩埚、干燥器。

2. **试剂**　三氯甲烷、乙醚、氢氧化钠、碳酸钠、三氯化铁、硫酸、冰醋酸、正丁醇、甲醇、氯化钴、重铬酸钾、硫酸铜、乙腈、四氢呋喃、乙醇、醋酸盐缓冲液(pH 3.5)、酚酞,阿司匹林原料药,水杨酸对照品。

三、实验方法与结果

阿司匹林原料药质量分析的原始记录

1. **性状**　《中国药典》2015 年版规定:本品为白色结晶或结晶性粉末,无臭或微带醋酸臭,遇湿气即缓缓水解。

实验结果:＿＿＿＿＿＿＿＿＿＿＿＿＿＿＿＿＿＿＿＿＿＿＿＿＿＿＿＿＿＿＿＿＿＿＿＿＿

结论:＿＿＿＿＿＿＿＿＿＿＿＿＿＿＿＿＿＿＿＿。

本品在乙醇中易溶;在三氯甲烷或乙醚中溶解;在水或无水乙醚中微溶;在氢氧化钠溶液或碳酸钠溶液中溶解,但同时分解。

实验结果:＿＿＿＿＿＿＿＿＿＿＿＿＿＿＿＿＿＿＿＿＿＿＿＿＿＿＿＿＿＿＿＿＿＿＿＿＿

结论:＿＿＿＿＿＿＿＿＿＿＿＿＿＿＿＿＿＿＿＿。

2. **鉴别**

(1)取本品约 0.1g,加水 10ml,煮沸,放冷,加三氯化铁试液 1 滴,即显紫堇色。

实验结果:＿＿＿＿＿＿＿＿＿＿＿＿＿＿＿＿＿＿＿＿＿＿＿＿＿＿＿＿＿＿＿＿＿＿＿＿＿

结论:＿＿＿＿＿＿＿＿＿＿＿＿＿＿＿＿＿＿＿＿。

(2)取本品约 0.5g,加碳酸钠试液 10ml,煮沸 2min 后,放冷,加过量的稀硫酸,即析出白色沉淀,并产生醋酸的臭气。

实验结果:_____

结论:_____。

(3)本品的红外吸收光谱应与对照图谱一致。

实验结果:_____

结论:_____。

3. 检查

(1)溶液的澄清度。

实验方法:取本品 0.5g,加约 45℃的碳酸钠试液 10ml 溶解后,溶液应澄清。

实验结果:_____

结论:_____。

(2)游离水杨酸。

实验方法:①临用新制。取本品 0.1g,精密称定,置于 10ml 量瓶中,加含 1% 冰醋酸的甲醇溶液适量,振摇使其溶解,并稀释至刻度,摇匀,作为供试品溶液。取水杨酸对照品约 10mg,精密称定,置于 100ml 量瓶中,加含 1% 冰醋酸的甲醇溶液适量,使其溶解并稀释至刻度,摇匀;精密量取 5ml,置于 50ml 量瓶中,用含 1% 冰醋酸的甲醇溶液稀释至刻度,摇匀,作为对照品溶液。②照高效液相色谱法(通则 0512)进行实验。用十八烷基硅烷键合硅胶为填充剂,以乙腈-四氢呋喃-冰醋酸-水(20:5:5:70)为流动相。检测波长为 303nm,理论塔板数按水杨酸峰计算不低于 5000,阿司匹林峰与水杨酸峰的分离度应符合要求。立即精密量取对照品溶液与供试品溶液各 10μl,分别注入高效液相色谱仪,记录色谱图。若供试品溶液的色谱图中有与水杨酸峰保留时间一致的色谱峰,则按外标法以峰面积计算,游离水杨酸的含量不得超过 0.1%。

实验结果:_____

结论:_____。

(3)易炭化物。

实验方法:取本品 0.5g,依法(通则 0842)检查,与对照液(取比色用氯化钴溶液 0.25ml、比色用重铬酸钾溶液 0.25ml、比色用硫酸铜溶液 0.40ml,加水至 5.00ml)比较,不得更深。

实验结果:_____

结论:_____。

(4)有关物质。

实验方法:①取本品约 0.1g,置于 10ml 量瓶中,加含 1% 冰醋酸的甲醇溶液适量,振摇使其溶解,稀释至刻度,摇匀,作为供试品溶液。精密量取 1ml,置于 200ml 量瓶中,用含 1% 冰醋酸的甲醇溶液稀释至刻度,摇匀,作为对照溶液。精密量取对照品溶液 1ml,置于 10ml 量瓶中,用含 1% 冰醋酸的甲醇溶液稀释至刻度,摇匀,作为灵敏度溶液。②照高效液相色谱法(通则 0512)进行实验。用十八烷基硅烷键合硅胶为填充剂;以乙腈-四氢呋喃-冰醋酸-水(20:5:5:70)为流动相 A,乙腈为流动相 B,按照表 4-1 进行梯度洗脱;检测波长为 276nm。阿司匹林峰的保留时间约为 8min,阿司匹林峰与水杨酸峰的分离度应符合要求。分别精密量取供试品溶液、对照品溶液、灵敏度溶液与游离水杨酸检查项下的水杨酸对照品溶液各 10μl,注入高效液相色谱仪,记录色谱图。若供试品溶液的色谱图中有杂质峰,除水杨酸峰外,其他各杂质峰的面积之和不得大于对照品溶液的主峰面积(0.5%)。供试品溶液的色谱图中,面积小于灵敏度溶液主峰面积的色谱峰忽略不计。

表 4-1 梯度洗脱程序

时间/min	流动相 A/%	流动相 B/%
0	100	0
60	20	80

实验结果:＿＿＿＿＿＿＿＿＿＿＿＿＿＿＿＿＿＿＿＿＿＿＿＿＿＿＿＿＿＿＿

结论:＿＿＿＿＿＿＿＿＿＿＿＿＿＿＿＿＿＿＿。

(5)干燥失重。

实验方法:取本品,置于以五氧化二磷为干燥剂的干燥器中,在 60℃下减压干燥至恒重,减失质量不得超过 0.5%(通则 0831)。

实验结果:＿＿＿＿＿＿＿＿＿＿＿＿＿＿＿＿＿＿＿＿＿＿＿＿＿＿＿＿＿＿＿

结论:＿＿＿＿＿＿＿＿＿＿＿＿＿＿＿＿＿＿＿。

(6)炽灼残渣。

实验方法:取供试品 1.0～2.0g,置于已炽灼至恒重的坩埚中,精密称定;缓缓炽灼至完全炭化,放冷,加硫酸 0.5～1.0ml 使其湿润,低温加热至硫酸蒸气被除尽后,在 500～600℃下炽灼,使之完全灰化;移至干燥器内,放冷,精密称定后,再在 500～600℃下炽灼至恒重,即得。炽灼后的残渣含量不得超过 0.1%(通则 0841)。

实验结果:＿＿＿＿＿＿＿＿＿＿＿＿＿＿＿＿＿＿＿＿＿＿＿＿＿＿＿＿＿＿＿

结论:＿＿＿＿＿＿＿＿＿＿＿＿＿＿＿＿＿＿＿。

(7)重金属。

实验方法:取本品 1.0g,加乙醇 23ml 使其溶解后,加醋酸盐缓冲液(pH 3.5)2ml,依法(通则 0821 第一法)检查,重金属含量不得超过百万分之十。

实验结果:＿＿＿＿＿＿＿＿＿＿＿＿＿＿＿＿＿＿＿＿＿＿＿＿＿＿＿＿＿＿＿

结论:＿＿＿＿＿＿＿＿＿＿＿＿＿＿＿＿＿＿＿。

(8)含量测定。

取本品约 0.4g,精密称定,加中性乙醇(对酚酞指示液显中性)20ml 使其溶解后,加酚酞指示液 3 滴,用氢氧化钠滴定液(0.1mol/L)滴定。每 1ml 氢氧化钠滴定液(0.1mol/L)相当于 18.02mg 的阿司匹林($C_9H_8O_4$)。按干燥品计算,$C_9H_8O_4$ 的含量不得少于 99.5%。

实验结果:＿＿＿＿＿＿＿＿＿＿＿＿＿＿＿＿＿＿＿＿＿＿＿＿＿＿＿＿＿＿＿

结论:＿＿＿＿＿＿＿＿＿＿＿＿＿＿＿＿＿＿＿。

阿司匹林原料药检验报告书

检验项目	标准规定	检验结果
[性状]	本品为白色结晶或结晶性粉末	
[鉴别]	(1)取本品 0.1g,加水 10ml,煮沸后放冷,加三氯化铁试液 1 滴,显紫堇色	
	(2)取本品 0.5g,加碳酸钠试液 10ml,煮沸 2min,放冷,加过量稀硫酸,析出白色沉淀,并产生醋酸臭气	
	(3)本品的红外吸收光谱应与对照图谱一致	
[检查]		
溶液澄清度	溶液应澄清	
游离水杨酸	供试品溶液的色谱图中,游离水杨酸色谱峰的峰面积不得超过 0.1%	
易炭化物	不得比对照品更深	
有关物质	除水杨酸峰外,其他各杂质峰的面积之和不得大于对照品溶液的主峰面积(0.5%)	
干燥失重	减失质量不得超过 0.5%	
炽灼残渣	不得超过 0.1%	
重金属	不得超过百万分之十	
[含量测定]	本品中阿司匹林($C_9H_8O_4$)的含量不得少于 99.5%	

结论:

负责人: 复核人: 检验人:

实验五十一 苯巴比妥片的质量分析

一、实验目的

(1)掌握典型药物的特殊鉴别实验。

(2)熟悉药品中有关物质的测定。

(3)熟悉含量均匀度的测定。

(4)练习溶出度的检查方法。

(5)练习重量差异的检查方法。

(6)练习使用高效液相色谱仪和外标响应因子法计算苯巴比妥片的标示量百分含量。

二、仪器与试剂

1. 仪器 分析天平(感量 0.1mg)、酒精灯、溶出度测定仪、紫外-可见分光光度计、高效液相色谱仪(辛烷基硅烷键合硅胶色谱柱)、pH 计、超声波提取器、移液管、容量瓶等。

2. 试剂 苯巴比妥片、苯巴比妥对照品、亚硝酸钠、碳酸钠、硝酸银、硫酸铜、吡啶、甲醛、硫酸、硼酸、氯化钾、氢氧化钠、乙腈、超纯水。

三、实验方法与结果

苯巴比妥片质量分析的原始记录

1. 性状

《中国药典》2015 年版规定:本品为白色片。

实验结果:_____

结论:_____。

2. 鉴别

实验条件:实验室相对湿度_____%,实验室温度_____℃。

(1)取本品的细粉适量(约相当于苯巴比妥 0.2g),加无水乙醇 20ml,充分振摇,滤过,滤液置水浴上蒸干,备用。

1)取上述备用品约 10mg,加硫酸 2 滴与亚硝酸钠约 5mg,混合,即显橙黄色,随即转橙红色。

实验结果:_____

结论:_____。

2)取上述备用品约 0.1g,加碳酸钠试液 1ml 与水 10ml,振摇 2min,滤过,滤液中逐滴加入硝酸银试液,即生成白色沉淀,振摇,沉淀即溶解;继续滴加过量的硝酸银试液,沉淀不再溶解。

3)取上述备用品约 50mg,加吡啶溶液(1→10)5ml,溶解后,加铜吡啶试液 1ml,即显紫色或生成紫色沉淀。

实验结果:_____

结论:_____。

(2)《中国药典》2015 年版规定:在含量测定项下记录的色谱图中,供试品溶液主峰的保留时间应与对照品溶液主峰的保留时间一致。

实验结果:_____

结论:_____。

3. 检查

(1)有关物质。

1)仪器与测定条件。色谱仪型号_____;检测器_____;工作站软件_____。色谱柱型号_____,填充剂_____;尺寸_____;柱号_____。流动相:水-乙腈(_____:_____);流速_____ml/min;柱温_____℃;检测波长_____nm。

2)溶液的制备。取本品细粉适量,加流动相溶解并稀释,制成每 1ml 中苯巴比妥的含量约为 1mg 的溶液,滤过,取续滤液作为供试品溶液。精密量取供试品溶液 1ml,置于 200ml 量瓶中,用流动相稀释至刻度,摇匀,作为对照溶液。

3)系统适用性试验。照高效液相色谱法(通则 0512)进行实验,理论塔板数按苯巴比妥峰计算不低于 2500,苯巴比妥峰与相邻杂质峰间的分离度应符合要求。精密量取对照溶液与供试品溶液各 5μl,分别注入高效液相色谱仪,记录色谱图至主成分峰保留时间的 3 倍。

对照溶液的主峰面积（$A_{对}$）			
对照溶液的主峰面积平均值（$\overline{A}_{对}$）			
最大单个杂质峰的面积（$A_{单}$）			
最大单个杂质峰的平均面积（$\overline{A}_{单}$）			
结果	$\overline{A}_{单}/\overline{A}_{对}=$		
各杂质峰面积之和（$A_{杂和}$）			
供试液各杂质峰面积之和的平均值			
结果	$\overline{A}_{杂和}/\overline{A}_{对}=$		

《中国药典》2015 年版规定:供试品溶液的色谱图中若有杂质峰,单个杂质峰的面积不得大于对照溶液的主峰面积(0.5%),各杂质峰面积的之和不得大于对照溶液主峰面积的 2 倍(1.0%)。

实验结果:＿＿＿＿＿＿＿＿＿＿＿＿＿＿＿＿＿＿＿＿＿＿＿＿＿＿＿＿＿＿＿＿＿＿＿

结论:＿＿＿＿＿＿＿＿＿＿＿＿＿＿＿＿＿＿＿＿。

(2)含量均匀度。

1)仪器与测定条件。色谱仪型号＿＿＿＿＿＿＿＿＿＿＿;检测器＿＿＿＿＿＿＿＿＿＿＿;工作站软件＿＿＿＿＿＿＿＿。色谱柱型号＿＿＿＿＿＿＿＿＿＿＿＿,填充剂＿＿＿＿＿＿＿＿＿＿＿;尺寸＿＿＿＿＿＿＿＿＿;柱号＿＿＿＿＿＿＿＿。流动相:水-乙腈(＿＿＿＿＿＿＿:＿＿＿＿＿＿＿);流速＿＿＿＿＿ ml/min;柱温＿＿＿＿＿ ℃;检测波长＿＿＿＿＿ nm。

2)溶液的制备。取本品 1 片,置于＿＿＿＿＿＿ ml 量瓶中,加流动相＿＿＿＿＿＿ ml,超声处理＿＿＿＿＿＿ min,使苯巴比妥溶解,放冷,用流动相稀释至刻度,摇匀,滤过;精密量取续滤液＿＿＿＿＿＿ ml,置于＿＿＿＿＿＿ ml 量瓶中,用流动相稀释至刻度,摇匀,即得供试品溶液。

精密称取苯巴比妥对照品①＿＿＿＿＿ mg 和②＿＿＿＿＿ mg,分别置于＿＿＿＿＿ ml 量瓶中,用流动相溶解并稀释至刻度。摇匀,精密量取＿＿＿＿＿ ml,置于＿＿＿＿＿ ml 量瓶中,用流动相稀释至刻度,摇匀,即得对照溶液。

3)系统适用性试验。照高效液相色谱法(通则 0512)进行试验,理论塔板数按苯巴比妥峰计算不低于 2000,苯巴比妥峰与相邻杂质峰间的分离度应符合要求。精密量取供试品溶液和对照溶液各 10μl,注入高效液相色谱仪,记录色谱图。

4)响应因子的计算如下。

对照品批号		纯度（S）		
对照品来源		干燥条件		
对照品称重（$W_{对}$）/mg				
对照品稀释过程		对照品稀释倍数（$f_{对}$）		
对照品的峰面积				

平均峰面积（$\overline{A}_{对}$）		
相对标准偏差/%		
响应因子（$F_{对}$）		
平均响应因子（$\overline{F}_{对}$）	两$F_{对}$之间的相对偏差（%）	

计算公式：$F_{对}=\dfrac{\overline{A}_{对}\times f_{对}}{W_{对}\times S}$。

样品测定结果及计算如下。

样品稀释过程		稀释倍数（$f_{样}$）		
样品的峰面积（$A_{样}$）				
含量/%				
样品的峰面积（$A_{样}$）				
含量/%				
平均值（$\overline{X}$）		标准差（S）		
$\lvert100-\overline{X}\rvert+1.80S$		$\lvert100-\overline{X}\rvert+S$		

计算公式：标示量的百分含量（%）$=\dfrac{A_{样}\times f_{样}}{F_{对}\times 标示量}\times100\%$。

《中国药典》2015 年版规定：$\lvert100-\overline{X}\rvert+1.80S\leqslant15.0$。

实验结果：_____

结论：_____。

（3）溶出度。

1）仪器与测定条件。紫外-可见分光光度计型号_____；分析天平型号_____；酸度计型号_____；溶出度测定仪型号_____。

溶出度测定方法：第_____法；转速_____ r/min；溶出介质_____，介质温度_____℃，介质体积_____ ml；取样时间_____ min。测定波长_____ nm，测定狭缝宽度_____ nm；吸收池材质_____，光程_____ cm。

2）溶液的制备。①对照品溶液：精密称取苯巴比妥对照品_____ mg，置于_____ ml 容量瓶中，加硼酸-氯化钾缓冲液（pH 9.6）溶解并稀释至刻度，摇匀；精密量取_____ ml，置于_____ ml 容量瓶中，用硼酸-氯化钾缓冲液（pH 9.6）稀释至刻度，即得。②供试品溶液：取溶出杯中溶液滤过，精密量取续滤液_____ ml，置于_____ ml 容量瓶中，用硼酸-氯化钾缓冲液（pH 9.6）稀释至刻度，即得。照紫外分光光度法（通则 0401）进行测定。

对照品溶液数据如下。

对照品批号		纯度(S)	
对照品来源		干燥条件	
对照品称重($W_{对}$)/mg		稀释过程	
对照品的吸光度($A_{对}$)		稀释倍数($f_{对}$)	
标示量(P)/mg			

样品测定结果及计算如下。

样品稀释过程			样品稀释倍数($f_{样}$)		
样品的吸光度($A_{样}$)					
溶出量/%					
平均值/%					

计算公式:溶出量(%)$=\dfrac{W_{对}\times S\times A_{样}\times f_{样}}{P\times A_{对}\times f_{对}}\times100\%$。

《中国药典》2015年版规定:限度为标示量的75%。

实验结果:_____

结论:_____。

(4)重量差异。

《中国药典》2015年版规定:每片重量与平均片重相比较,超出重量差异限度的不得多于2片,并不得有1片超出限度1倍。

仪器:电子分析天平。

实验结果:_____

结论:_____。

4.含量测定

仪器与测定条件:见上文"含量均匀度"项下。

溶液的制备:见上文"含量均匀度"项下。

系统适用性试验:见上文"含量均匀度"项下。

响应因子($F_{对}$)的计算:见上文"含量均匀度"项下。

样品测定结果及计算如下。

平均片重($\overline{W}$)/g			
取样量($W_{样}$)/g			
样品稀释过程		样品稀释倍数($f_{样}$)	
样品峰面积($A_{样}$)			
样品峰的平均面积			
含量/%			
平均含量/%		相对偏差/%	

计算公式:标示量的百分含量(%)$=\dfrac{A_样 \times f_样 \times \overline{W}}{F_对 \times W_样 \times 标示量} \times 100\%$。

《中国药典》2015 年版规定:本品苯巴比妥($C_{12}H_{12}N_2O_3$)的含量应为标示量的 93.0%～107.0%。

实验结果:_____

结论:_____。

苯巴比妥片检验报告书

检验项目	标准规定	检验结果
[性状]	应为白色片	
[鉴别]		
化学反应	应呈正反应	
液相色谱	供试品溶液主峰的保留时间应与对照品溶液主峰的保留时间一致	
[检查]		
有关物质	应符合规定	
含量均匀度	应符合规定	
溶出度	限度为标示量的 75%	
重量差异	应符合规定	
[含量测定]	苯巴比妥($C_{12}H_{12}N_2O_3$)的含量应为标示量的 93.0%～107.0%	

结论: 本品按《中国药典》2015 年版一部检验,结果_____规定

备注:

负责人: 　　　　　复核人: 　　　　　检验人:

实验五十二　诺氟沙星滴眼液的质量分析

一、实验目的

(1)学习应用紫外-可见分光光度法进行药物成分的鉴别。

(2)学习应用 HPLC 进行特殊杂质的检查。

(3)练习 pH 值测定法。

(4)学习应用 HPLC 测定诺氟沙星的含量以及外标法的计算。

二、仪器与试剂

1. 仪器　天平、高效液相色谱仪、紫外-可见分光光度计、烧杯、移液管、容量瓶。

2. 试剂　诺氟沙星滴眼液、诺氟沙星对照品、杂质 A 对照品、环丙沙星、依诺沙星、羟苯甲酯、羟苯丙酯、磷酸盐缓冲液(pH 7.4)、磷酸、三乙胺、苯二甲酸、乙腈、冰醋酸、甲醇、基准氯化钠。

三、实验方法

诺氟沙星滴眼液质量分析的原始记录

1. 性状　《中国药典》2015 年版规定:本品为无色至淡黄色澄明液体。

实验结果:_____

结论:_____。

2. 鉴别

实验条件:实验室相对湿度_____%,实验室温度_____℃。

(1)在含量测定项下记录的色谱图中,供试品溶液主峰的保留时间应与对照品溶液主峰的保留时间一致。

实验结果:_____

结论:_____。

(2)取本品适量,加磷酸盐缓冲液(pH 7.4),稀释成每 1ml 中诺氟沙星的含量约为 $5\mu g$ 的溶液。照紫外-可见分光光度法测定,在 271nm 的波长处有最大吸收。

实验结果:_____

结论:_____。

3. 检查

实验条件:实验室相对湿度_____%,实验室温度_____℃。

(1)pH 值。

《中国药典》2015 年版规定:应为 5.0～5.6。

照 pH 值测定法。

实验条件:_____

仪器:_____

实验结果:_____

结论:_____。

(2)有关物质。

《中国药典》2015 年版规定:供试品溶液的色谱图中若有杂质峰(乙二胺四乙酸二钠、羟苯甲酯、羟苯丙酯除外),杂质 A(262nm 波长下检测)按外标法以峰面积计算,不得超过标示量的 0.2%,其他单个杂质(278nm 波长下检测)的峰面积不得大于对照溶液主峰面积(0.5%),其他各杂质的峰面积之和(278nm 波长下检测)不得大于对照溶液主峰面积的 2 倍(1.0%),供试品溶液的色谱图中小于对照溶液主峰面积 0.1 倍的峰忽略不计。

照高效液相色谱法进行测定。

实验条件:_____

仪器:_____

色谱条件与系统适用性试验:以十八烷基硅烷键合硅胶作为填充剂;用 0.025mol/L 磷酸溶液(用三乙胺调节 pH 值至 3.0±0.1)-乙腈(87∶13)作为流动相 A,以乙腈作为流动相 B,按表 4-2 进行线性梯度洗脱。称取诺氟沙星对照品、环丙沙星对照品和依诺沙星对照品各适量,加 0.1mol/L 盐酸溶液适量,使其溶解,用流动相 A 稀释制成每 1ml 中含诺氟沙星 0.15mg、环丙沙星和依诺沙星各 $3\mu g$ 的混合溶液。取 $20\mu l$ 注入高效液相色谱仪,以 278nm 为检测波长,记录色谱图。诺氟沙星峰的保留时间约为9min。诺氟沙星峰与环丙沙星峰间的分离度以及诺氟沙星峰与依诺沙星峰间的分离度均应大于2.0。另取羟苯丙酯对照品45mg与杂质A对照品15mg,置于200ml量瓶中,加乙腈溶解并稀释至刻度,摇匀;量取适量,用流动相A稀释制成每1ml中约含羟苯丙酯0.9μg与杂质A 0.3μg的混合溶液。取20μl注入高效液相色谱仪,以262nm为检测波长,记录色谱图。羟苯丙酯峰与杂质A峰的分离度应符合要求。

表4-2 诺氟沙星滴眼液中有关物质检查的HPLC梯度洗脱程序

时间/min	流动相A/%	流动相B/%
0	100	0
10	100	0
20	76	24
45	76	24
47	100	100
57	100	100

天平型号_____,天平室的相对湿度_____%,天平室的温度_____℃。

操作方法如下。①供试品溶液的制备。精密量取本品适量,用流动相A定量稀释制成每1ml中约含诺氟沙星0.15mg的溶液,作为供试品溶液。②对照品溶液的制备。精密量取适量,用流动相A稀释制成每1ml中约含诺氟沙星0.75μg的溶液,作为对照品溶液。③另精密称取杂质A对照品约15mg,置于200ml量瓶中,加乙腈溶解并稀释至刻度,摇匀,精密量取适量,用流动相A定量稀释制成每1ml中约含0.3μg杂质A对照品的溶液,作为杂质A对照品溶液。测定法:精密量取供试品溶液、对照品溶液和杂质A对照品溶液各20μl,分别注入高效液相色谱仪,以278nm和262nm为检测波长,记录色谱图。

实验结果如下。

样品取量:_____。杂质A对照品的称量量:_____g。

供试品的峰面积:$A_{供1}$ = _____,$A_{供2}$ = _____,$\overline{A}_{供}$ = _____。

对照品的峰面积:$A_{对1}$ = _____,$A_{对2}$ = _____,$\overline{A}_{对}$ = _____。

杂质A对照品的峰面积:$A_{杂1}$ = _____,$A_{杂2}$ = _____,$\overline{A}_{杂}$ = _____。

结论:_____。

(3)羟苯甲酯或羟苯丙酯。

《中国药典》2015年版规定:供试品中羟苯甲酯或羟苯丙酯的量应为标示量的80%~120%。

照高效液相色谱法测定。

实验条件:_____

仪器:_____

色谱条件与系统适用性试验:以十八烷基硅烷键合硅胶作为填充剂;用1%的冰醋酸-甲醇(40:60)作为流动相,以255nm为检测波长,记录色谱图。羟苯甲酯峰或羟苯丙酯峰与其他色谱峰的分离度应符合要求。

天平型号_____,天平室相对湿度_____%,天平室温度_____℃。

操作方法如下。①供试品溶液的制备。精密量取本品3ml,置于25ml量瓶中,用流动相稀释至刻度,摇匀,滤过,作为供试品溶液。②对照品溶液的制备。取羟苯甲酯或羟苯丙酯对照品适量,加流动相溶解并定量稀释,配制成每 1ml 中约含 1mg 羟苯甲酯或羟苯丙酯的混合溶液。精密量取适量,用流动相定量稀释,配制成每 1ml 中约含 30μg 羟苯甲酯或羟苯丙酯的混合溶液。③测定法。精密量取供试品溶液、对照品溶液各 20μl,分别注入高效液相色谱仪,记录色谱图。

实验结果如下。

样品取量:_____。对照品的称量量:_____ g。

供试品的峰面积:$A_{供1}$ = _____,$A_{供2}$ = _____,$\bar{A}_供$ = _____。

对照品的峰面积:$A_{对1}$ = _____,$A_{对2}$ = _____,$\bar{A}_对$ = _____。

$$标示量的百分含量(\%) = \frac{\bar{A} \times C_对 \times V \times D \times 每支容量}{\bar{A}_对 \times V \times S}。$$

式中 $C_对$——对照品溶液的浓度,μg/ml;

　　V——进样量,μl;

　　D——稀释倍数;

　　S——标示量,24mg∶8ml。

结论:_____。

(4)渗透压摩尔浓度。

《中国药典》2015 年版规定:渗透压摩尔浓度比应为 0.9～1.1。

照渗透压摩尔浓度测定法。

实验条件:_____

仪器:_____

实验结果:_____

结论:_____。

4. 含量测定 《中国药典》2015 年版规定:本品中诺氟沙星($C_{16}H_{18}FN_3O_3$)的含量应为标示量的 90.0%～110.0%。

照高效液相色谱法测定。

实验条件:_____

仪器:_____

色谱条件与系统适用性试验:用十八烷基硅烷键合硅胶作为填充剂;以 0.025mol/L 磷酸溶液(用三乙胺调节 pH 至 3.0±0.1)-乙腈(87∶13)作为流动相;检测波长为 278nm。称取诺氟沙星对照品、环丙沙星对照品和依诺沙星对照品各适量,加 0.1mol/L 盐酸溶液适量使其溶解,用流动相稀释制成每 1ml 中含诺氟沙星 25μg、环丙沙星和依诺沙星各 5μg 的混合溶液,取 20μl 注入高效液相色谱仪,记录色谱图。诺氟沙星峰的保留时间约为 9min。诺氟沙星峰与环丙沙星峰间的分离度以及诺氟沙星峰与依诺沙星峰间的分离度均应大于 2.0。

天平型号_____,天平室相对湿度_____%,天平室温度_____℃。

操作方法如下。①对照品溶液的制备。取本品约 25mg,精密称定,置于 100ml 量瓶中,加 0.1mol/L 盐酸溶液 2ml 使其溶解后,用水稀释至刻度,摇匀,精密量取 5ml,置于 50ml 量瓶中,用流动相稀释至刻度,摇匀,作为对照品溶液。②供试品溶液的制备。精密量取本品适量,用流动相定量稀释,配制成每 1ml 中约含诺氟沙星 25μg 的溶液,作为供试品溶液。③测定法。分别精密吸取对照品溶液与供试品溶液各 20μl,注入高效液相色谱仪,测定,即得。

四、实验结果

样品取量(V):_____。对照品的称量量:_____g。

对照品的峰面积:$A_{对1} =$ _____,$A_{对2} =$ _____,$\overline{A}_{对} =$ _____。

供试品的峰面积:$A_{1A} =$ _____,$A_{1B} =$ _____,$\overline{A}_1 =$ _____。

供试品的峰面积:$A_{2A} =$ _____,$A_{2B} =$ _____,$\overline{A}_2 =$ _____。

$\overline{A} =$ _____。

$$标示量(\%) = \frac{\overline{A} \times C_{对} \times V \times D \times 每支容量}{\overline{A}_{对} \times V \times S}。$$

结论:_____。

诺氟沙星滴眼液检验报告书

检验项目	标准规定	检验结果
[性状]	本品为无色至淡黄色澄明液体	
[鉴别]	(1)供试品色谱中,供试品溶液主峰的保留时间应与对照品溶液主峰的保留时间一致	
	(2)供试品光谱中,在 271nm 的波长处有最大吸收	
[检查]		
pH 值	应为 5.0～5.6	
有关物质	供试品溶液的色谱图中若有杂质峰(乙二胺四乙酸二钠、羟苯甲酯、羟苯丙酯除外),杂质 A(262nm 波长下检测)按外标法以峰面积计算,不得超过标示量的 0.2%,其他单个杂质(278nm 波长下检测)的峰面积不得大于对照品溶液的主峰面积(0.5%),其他各杂质峰的面积之和(278nm 波长下检测)不得大于对照品溶液主峰面积的 2 倍(1.0%)。供试品溶液的色谱图中小于对照品溶液主峰面积 0.1 倍的峰忽略不计	
羟苯甲酯或羟苯丙酯	供试品中羟苯甲酯或羟苯丙酯的含量应为标示量的 80%～120%	
渗透压摩尔浓度	0.9～1.1	
[含量测定]	本品中含诺氟沙星($C_{16}H_{18}FN_3O_3$)的含量应为标示量的 90.0%～110.0%	

结论:

负责人: 复核人: 检验人:

五、注意事项

(1)进样前,色谱柱必须用流动相充分冲洗,使基线平衡。

(2)色谱流路系统,从泵、进样器、色谱柱到检测器流通池,在分析完毕后,应充分冲洗,特别是使用过含盐流动相后,更应注意先用水,再用甲醇-水充分冲洗。

六、思考题

(1)紫外-可见分光光度法用于鉴别的方法有哪些?

(2)HPLC用于杂质定量的方法有哪些?

第五章　设计性实验

实验五十三　蜂蜜质量分析的实验设计

一、实验目的

(1)培养分析、利用文献资料的能力。

(2)培养主动解决问题的能力。

(3)培养创新意识和创新能力。

二、要　求

设计蜂蜜的质量分析方案,确定需要定性鉴别、检查及含量测定的项目及分析方法。

三、设计依据

《中国药典》2015年版和相关文献。

四、实施过程

(1)学生分组,每组4～5人。

(2)查阅资料,确定分析项目和分析方法,制订实验方案。

(3)教师审阅实验方案并指出不足之处,提出改进意见。

(4)学生进行讨论,修改和完善实验方案,经教师审定通过后方可进入实验阶段。

(5)学生根据实验方案列出所需仪器、试剂、对照品等,并提交给实验员。

(6)学生按照实验方案进行实验研究,撰写实验报告。

实验五十四　六味地黄丸质量分析的实验设计

一、实验目的

(1)培养分析、利用文献资料的能力。

(2)培养主动解决问题的能力。

(3)培养创新意识和创新能力。

二、处　方

熟地黄 160g、酒萸肉 80g、牡丹皮 60g、山药 80g、茯苓 60g、泽泻 60g。

三、制　法

以上六味,粉碎成细粉,过筛,混匀。用乙醇泛丸,干燥,制成水丸;或每 100g 粉末加炼蜜 35～50g 与适量的水,制丸,干燥,制成水蜜丸;或加炼蜜 80～110g 制成小蜜丸或大蜜丸,即得。

四、要　求

设计六味地黄丸的质量分析方案,确定需要定性鉴别、检查及含量测定的项目及分析方法。

五、设计依据

《中国药典》2015 年版和相关文献。

六、实施过程

(1)学生分组,每组 4～5 人。

(2)查阅资料,确定分析项目和分析方法,制订实验方案。

(3)教师审阅实验方案并指出不足之处,提出改进意见。

(4)学生进行讨论,修改和完善实验方案,经教师审定通过后方可进入实验阶段。

(5)学生根据实验方案列出所需仪器、试剂、对照品等,并提交给实验员。

(6)学生按照实验方案进行实验研究,撰写实验报告。

实验五十五　金果饮咽喉片质量分析的实验设计

一、实验目的

(1)培养分析、利用文献的能力。

(2)培养主动解决问题的能力。

(3)培养创新意识和创新能力。

二、处　方

地黄 137g、玄参 102g、西青果 34g、蝉蜕 52g、麦冬 102g、胖大海 34g、南沙参 102g、太子参 102g、陈皮 68g、薄荷素油 2ml。

三、制　法

以上十味中，薄荷油用 β-环糊精包结，其余九味加水煎煮 2 次，每次 30min；过滤，将滤液合并，浓缩成稠膏，加蔗糖、矫味剂适量，混匀，制粒，干燥；加入薄荷油包结物及香精、硬脂酸镁适量，混匀，压制成 1000 片［规格(2)］或 2000 片［规格(1)］，或包薄膜衣，即得。

四、要　求

设计金果饮咽喉片的质量分析方案，确定需要定性鉴别、检查及含量测定的项目及分析方法。

五、设计依据

《中国药典》2015 年版和相关文献。

六、实施过程

(1)学生分组，每组 4～5 人。

(2)查阅资料，确定分析项目和分析方法，制订实验方案。

(3)教师审阅实验方案并指出不足之处，提出改进意见。

(4)学生进行讨论，修改和完善实验方案，经教师审定通过后方可进入实验阶段。

(5)学生根据实验方案列出所需仪器、试剂、对照品等，并提交给实验员。

(6)学生按照实验方案进行实验研究，撰写实验报告。

参考文献

[1] 国家药典委员会.中华人民共和国药典.2015版.北京:中国医药科技出版社,2015.

[2] 国家药典委员会.中华人民共和国药典.2010版.北京:中国医药科技出版社,2010.

[3] 国家药典委员会.中华人民共和国药典.2005版.北京:中国医药科技出版社,2005.

[4] 徐晶,谭洪臣,杜学勤.药品分析检验实验操作技术.北京:北京科学技术出版社,2016.

[5] 中国药品生物制品检定所.中国药品检验标准操作规范.2010年版.北京:中国医药科技出版社,2010.

[6] 张晓敏.仪器分析.杭州:浙江大学出版社,2012.

[7] 中国兽药典委员会.中华人民共和国兽药典.北京:中国农业出版社,2005.

[8] 黄泽元.食品分析实验.郑州:郑州大学出版社,2013.

[9] 王亦军,吕海涛.仪器分析实验.北京:化学工业出版社,2009.

[10] 中华人民共和国国家质量监督检验检疫总局,中国国家标准化管理委员会.中华人民共和国国家标准 GB/T 21911—2008.北京:中国标准出版社,2008.

[11] 卓菊,宋金玉.中药制剂检测技术.北京:中国医药科技出版社,2013.

[12] 孙毓庆,胡育筑.分析化学.2版.北京:科学出版社,2006.

[13] 李发美.分析化学.6版.北京:人民卫生出版社,2010.

[14] 华中师范大学,东北师范大学,陕西师范大学,等.分析化学实验.3版.北京:高等教育出版社,2004.

[15] 张玉萍.中药质量检测技术.北京:中国中医药出版社,2006.

[16] 梁延寿.中药制剂检测技术.北京:人民卫生出版社,2013.

[17] 张虹,苏勤.药品质量检测技术综合实验教程.北京:化学工业出版社,2013.

[18] 姜建萍,曹音,李建芳.六味地黄丸含量测定方法研究进展.中医药导报,2010,16(6):136-138.

[19] 饶伟文.六味地黄丸与道地药材.中医杂志,2007,48(2):189-190.

[20] 车庆明,薛彬彬,陈颖.高效液相色谱法测定双黄连制剂中黄芩苷和黄芩素的含量.中国医院药学杂志,2007,27(2):211-212.

[21] 邓如伟,冉兰,李颖,等.杞菊地黄颗粒中六味药材的薄层色谱鉴别.华西药学杂志,2005,20(3):264.

[22] 杨会.六味地黄丸质量控制分析方法研究.长沙:湖南师范大学,2015.

[23] 饶伟文.六味地黄丸与道地药材.中医杂志,2007,48(2):189-190.

[24] 宋涛.六味地黄生物制剂冻干粉制备工艺及质量标准研究.广州:广东药科大学,2010.

[25] 孟楣,高家荣,魏良兵.薄层色谱法鉴别枸杞子的实验研究.中国药事,2007,21(11):912.

[26] 郑汉成,蔡少青.药用植物学与生药学.4版.北京:人民卫生出版社,2004.

附　录

一、实验室常用酸碱指示剂的变色范围及配制方法

单色指示剂（按变色范围排序）

序号	名称	配制方法	变色范围		
1	苦味酸(三硝基苯酚)	0.10g 溶于 100ml 水	无 0.0		1.3 黄
2	甲紫(龙胆紫、结晶紫)	0.20g 溶于 100ml 水	绿 0.0		2.0 紫
3	孔雀石绿	0.30g 溶于 100ml 冰乙酸	黄 0.0		2.0 绿
4	甲基紫	0.25g 溶于 100ml 水(0.5g 溶于 100ml 水)	黄 0.1		1.5 蓝
5	甲基绿	0.05g 溶于 100ml 水	黄 0.1	绿	2.0 浅蓝
6	喹哪啶红	0.1g 溶于 100ml 甲醇	无 1.0		3.2 红
7	间胺黄	0.50g 溶于 100ml 水	红 1.2		2.3 黄
8	间甲酚紫	0.10g 溶于 13.6ml 0.02mol/L 氢氧化钠溶液中，稀释至 250ml	红 1.2		2.8 黄
9	对二甲苯酚蓝	0.10g 溶于 250ml 乙醇	红 1.2		2.8 黄
10	百里香酚蓝(麝香草酚蓝)	0.10g 溶于 10.75ml 0.02mol/L 氢氧化钠溶液中，稀释至 250ml	红 1.2		2.8 黄
11	金莲橙 OO(橙黄Ⅳ)	0.50g 溶于 100ml 乙醇，或 0.1g 溶于 100ml 水	红 1.3		3.2 黄
12	二苯胺橙(橘黄Ⅳ)	0.10g 溶于 100ml 水	红 1.3		3.0 黄
13	苯红紫 4B	0.10g 溶于 100ml 水	蓝紫 1.3		4.0 红
14	茜素黄 R	0.10g 溶于 100ml 温水	红 1.9		3.3 黄
15	2,6-二硝基酚	0.10g 溶于 20ml 乙醇中，稀释至 100ml	无 2.4		4.0 黄
16	2,4-二硝基酚	0.10g 溶于 20ml 乙醇中，稀释至 100ml	无 2.4		4.4 黄
17	溴酚蓝	0.10g 溶于 3.0ml 0.05mol/L 氢氧化钠溶液中，稀释至 200ml	黄 2.8		4.6 蓝
18	对二甲氨基偶氮苯(二甲基黄)	0.10g 溶于 200ml 乙醇中	红 2.9		4.0 黄
19	溴酚蓝	0.10g 溶于 13.6ml 0.02mol/L 氢氧化钠溶液中，稀释至 250ml(0.040g 溶于乙醇中，用乙醇稀释至 100ml)	黄 3.0		4.6 紫

序号	名称	配制方法	变色范围		
20	刚果红	0.10g 溶于 100ml 水	蓝紫 3.0	5.2 红	
21	甲基橙	0.10g 溶于 100ml 水	红 3.0	4.4 黄	
22	溴氯酚蓝	0.10g 溶于 8.6ml 0.02mol/L 氢氧化钠溶液中,稀释至 250ml	黄 3.2	4.8 紫	
23	2,5-二硝基酚	0.10g 溶于 20ml 乙醇中,稀释至 100ml	黄 3.2	4.8 紫	
24	茜素磺酸钠	1.0g 溶于 100ml 水	黄 3.7	5.2 紫	
25	溴甲酚绿	0.10g 溶于 7.15ml 0.02mol/L 氢氧化钠溶液中,稀释至 250ml	黄 3.8	5.4 蓝	
26	刃天青	0.10g 溶于 100ml 水	橙 3.8	6.5 暗紫	
27	异氨酸	0.10g 溶于 100ml 乙醇	玫瑰红 4.1	5.6 黄	
28	甲基红	0.10g 溶于 3.72ml 0.02mol/L 氢氧化钠溶液中,稀释至 250ml	红 4.2	6.2 黄	
29	间苯二酚蓝	0.20g 溶于 100ml 乙醇	红 4.4	紫 5.2	6.4 蓝
30	石蕊	1.0g 溶于微碱性水溶液,然后加微酸性水至 100ml,使之呈紫色	红 4.5	8.3 蓝	
31	胭脂红酸	0.10g 溶于 100ml 乙醇(20%V/V)	黄 4.8	桃红 5.5	6.2 紫
32	氯酚红	0.10g 溶于 11.8ml 0.02mol/L 氢氧化钠溶液中,稀释至 250ml	黄 5.0	6.6 玫瑰红	
33	溴甲酚紫	0.10g 溶于 9.25ml 0.02mol/L 氢氧化钠溶液中,稀释至 250ml	黄 5.2	6.8 紫	
34	溴酚红	0.10g 溶于 9.75ml 0.02mol/L 氢氧化钠溶液中,稀释至 250ml	黄 5.2	7.0 红	
35	茜素	0.10g 溶于 100ml 水或乙醇	黄 5.5	7.0 红	
36	对硝基酚	0.25g 溶于 100ml 水	无 5.6	7.4 黄	
37	松色素	1.0g 溶于乙醇	无 5.8	7.8 红紫	
38	溴百里香酚蓝(溴麝香草酚蓝)	0.10g 溶于 8.0ml 0.02mol/L 氢氧化钠溶液中,稀释至 250ml	黄 6.0	7.6 蓝	
39	儿茶酚紫	0.10g 溶于 100ml 水	黄 6.0	7.0 紫	
40	姜黄	饱和水溶液	黄 6.0	8.0 橙红	
41	玫瑰酸	0.50g 溶于 50ml 乙醇中,稀释至 100ml	黄 6.2	8.0 红	
42	中性红	0.10g 溶于 70ml 乙醇中,稀释至 100ml	红 6.8	8.0 黄	
43	苯酚红	0.10g 溶于 14.20ml 0.02mol/L 氢氧化钠溶液中,稀释至 250ml	黄 6.8	8.2 红	
44	树脂质酸(玫红酸)	1.0g 溶于 100ml 乙醇(50%V/V)中	黄 6.8	8.2 红	

（续　表）

序号	名称	配制方法	变色范围	
45	间硝基酚	0.30g 溶于 100ml 水	无 6.8	8.4 黄
46	喹啉蓝	0.10g 溶于 100ml 乙醇	无 7.0	8.0 紫蓝
47	1-萘酚酞	1.0g 溶于 100ml 乙醇（50％V/V）中	粉红 7.0	8.6 蓝绿
48	甲酚红	0.10g 溶于 13.1ml 0.02mol/L 氢氧化钠溶液中，稀释至 250ml	黄 7.2	8.8 紫红
49	α-萘酚酞	0.10g 溶于 70ml 乙醇，稀释至 100ml	黄 7.3	8.7 蓝绿
50	间甲酚紫	0.10g 溶于 13.1ml 0.02mol/L 氢氧化钠溶液中，稀释至 250ml	黄 7.4	9.0 紫
51	金莲橙 OOO	0.10g 溶于 100ml 水	黄绿 7.6	8.9 玫瑰红
52	橘黄 I	1.0g 溶于 100ml 水	橙 7.6	8.9 粉红
53	百里香酚蓝（麝香草酚蓝）	0.10g 溶于 100ml 乙醇	黄 8.0	9.6 蓝
54	对二甲苯酚蓝	见 9	黄 8.0	9.6 蓝
55	酚酞	0.10g 溶于 60ml 乙醇中，稀释至 100ml／（GB/T 603－2002 中为 1.0g 溶于 100ml 乙醇中）	无 8.0	10.0 红
56	邻甲酚酞	0.10g 溶于 250ml 乙醇	无 8.2	9.8 红
57	1-萘酚苯	0.10g 溶于 100ml 乙醇	黄 8.5	9.8 绿
58	百里香酚酞（麝香草酚酞）	0.10g 溶于 100ml 乙醇	无 9.0	10.2 蓝
59	二甲苯酚酞	0.10g 溶于 70ml 乙醇，稀释至 100ml	无 9.3	10.5 蓝
60	茜素黄 GG	0.10g 溶于 100ml 乙醇（50％V/V）中	黄 10.0	12.0 棕黄
61	耐尔蓝	1.0g 溶于 100ml 冰乙酸	蓝 10.1	11.1 红
62	泡依蓝 C4B	0.20g 溶于 100ml 水	蓝 11.0	13.0 红
63	硝胺	0.10g 溶于 100ml 乙醇（70％V/V）中	黄 11.0	13.0 橙棕
64	金莲橙 O	0.10g 溶于 100ml 水	黄 11.0	12.0 橙
65	茜素蓝 SA	0.05g 溶于 100ml 水	绿 11.0	13.0 蓝
66	1,3,5-三硝基苯	0.10g 溶于 100ml 乙醇（50％V/V）中	无 11.5	14.0 橙
67	靛蓝二磺酸钠（靛红，靛胭脂）	0.25g 溶于 100ml 乙醇（50％V/V）中	蓝 11.6	14.0 黄
68	达旦黄	0.10g 溶于 100ml 水	黄 12.0	13.0 红

部分多变色范围指示剂

序号	名称	变色范围		
1	甲基紫	黄 0.13	0.5 绿	
		绿 1.0	1.5 蓝	
		蓝 2.0	3.0 紫	
2	孔雀石绿	黄 0.13	浅蓝	2.0 绿
		蓝绿 11.5	13.2 无	
3	甲酚红	红 0.2	1.8 黄	
		亮黄 7.2	8.8 紫红	
4	百里香酚蓝（麝香草酚蓝）	红 1.2	2.8 黄	
		黄 8.0	9.0 蓝	
5	茜素黄 R	红 1.9	3.3 黄	
		黄 10.1	12.1 淡紫	
6	茜素红 S	黄 3.7	5.2 紫	
		紫 10.0	12.0 淡黄	
7	对二甲苯酚蓝	红 1.2	2.8 黄	
		黄 8.0	9.6 蓝	

常用荧光指示剂

序号	名称	配制方法	变色范围	
1	曙红	1.0g 钠盐溶于 100ml 水	无 0	3.0 绿
2	水杨酸	0.5g 钠盐溶于 100ml 水	无 2.5	4.0 暗蓝
3	2-萘胺	0.5g 溶于 100ml 乙醇	无 2.8	4.4 紫
4	1-萘胺	0.5g 溶于 100ml 乙醇	无 3.4	4.8 蓝
5	奎宁	0.1g 溶于 100ml 乙醇	蓝 3.0	5.0 浅紫
			浅紫 9.5	10.0 无
6	2-羟基-3-萘甲酸	0.1g 钠盐溶于 100ml 水	蓝 3.0	6.8 绿
7	荧光素（荧光黄）	1.0g 溶于 100ml 乙醇	—	—
8	鲁米诺	0.1g 溶于 500ml 水,加 5ml 1.0mol/L 氢氧化钠,稀释至 1L	无 6.0	7.0 蓝
9	喹啉	配制成饱和水溶液	蓝 6.2	7.2 无
10	2-萘酚	0.1g 溶于 100ml 乙醇	无 8.5	9.5 蓝

混合指示剂（按变色点的 pH 排序）

序号	名称	比例	酸色	变色点 pH	碱色
1*	1g/L 甲基黄乙醇溶液	1	蓝紫	3.25	绿
	1g/L 亚甲基蓝乙醇溶液	1			
2*	1g/L 六甲氧基三苯基卡必醇乙醇溶液	1	紫	蓝紫 4.0	绿
	1g/L 甲基绿乙醇溶液	1			
3*	1g/L 甲基橙水溶液	1	紫	4.1	绿
	2.5g/L 靛蓝胭脂红水溶液	1			
4	1g/L 甲基橙水溶液	1	紫	4.3	绿
	1g/L 苯胺蓝水溶液	1			
5	1g/L 溴甲酚绿钠盐水溶液	1	橙	淡绿 4.3	蓝绿
	0.2g/L 甲基橙水溶液	1			
6	1g/L 溴甲酚绿乙醇溶液	3	酒红	5.1	绿
	2g/L 甲基红乙醇溶液	1			
7*	2g/L 甲基红乙醇溶液	1	红紫	不明显蓝色 5.4	绿
	1g/L 亚甲基蓝乙醇溶液	1			
8	1g/L 氯酚红钠盐水溶液	1	绿	淡紫 5.8	紫
	1g/L 苯胺蓝水溶液	1			
9	1g/L 溴甲酚绿钠盐水溶液	1	黄绿	6.1	蓝紫
	1g/L 氯酚红钠盐水溶液	1			
10	1g/L 溴甲酚紫钠盐水溶液	1	黄	6.7	蓝紫
	1g/L 溴百里酚蓝钠盐水溶液	1			
11	1g/L 溴百里酚蓝钠盐水溶液	2	紫	6.9	蓝
	1g/L 石蕊精（石蕊的主要成分）水溶液	1			
12*	1g/L 中性红乙醇溶液	1	蓝紫	蓝紫 7.0	绿
	1g/L 亚甲基蓝乙醇溶液	1			
13	1g/L 中性红乙醇溶液	1	玫瑰	淡玫瑰 7.2	绿
	1g/L 溴百里酚蓝乙醇溶液	1			
14	1g/L 花青（氮萘蓝）50％乙醇溶液	2	黄	7.3	紫
	1g/L 酚红 50％乙醇溶液	1			
15	1g/L 溴百里酚蓝钠盐水溶液	1	黄	7.5	紫
	1g/L 酚红钠盐水溶液	1			

（续　表）

序号	名称	比例	酸色	变色点 pH	碱色
16	1g/L α-萘酚酞乙醇溶液	2	淡玫瑰	8.3	紫
	1g/L 甲酚红乙醇溶液	1			
17	1g/L α-萘酚酞乙醇溶液	1	淡玫瑰	8.9	紫
	1g/L 酚酞乙醇溶液	3			
18*	1g/L 酚酞乙醇溶液	1	绿	8.9	紫
	1g/L 甲基绿乙醇溶液	2			
19	1g/L 百里酚蓝 50％乙醇溶液	1	黄	9.0	紫
	1g/L 酚酞 50％乙醇溶液	3			
20	1g/L 酚酞 50％乙醇溶液	1	无	9.9	紫
	1g/L 百里酚酞乙醇溶液	1			
21	1g/L 酚酞乙醇溶液	1	蓝	紫 10.0	红
	2g/L 尼罗蓝乙醇溶液	2			
22	1g/L 百里酚酞乙醇溶液	2	黄	10.2	紫
	1g/L 茜素黄乙醇溶液	1			
23	2g/L 尼罗蓝水溶液	2	绿	10.8	红棕
	1g/L 茜素黄乙醇溶液	1			

注：比例是指溶液的体积比。

* 试剂须在茶色试剂瓶内储存。

二、试　药

试药系指在《中国药典》2015 年版中供各项试验用的试剂，但不包括各种色谱用的吸附剂、载体与填充剂。除生化试剂与指示剂外，一般常用的化学试剂分为基准试剂、优级纯、分析纯与化学纯四个等级，选用时可参考下列原则。

（1）标定滴定液时用基准试剂。

（2）制备滴定液时可采用分析纯或化学纯试剂，但不经标定而直接按称重计算浓度者，则应采用基准试剂。

（3）制备用于杂质限度检查的标准溶液时，采用优级纯或分析纯试剂。

（4）制备试液与缓冲液等可采用分析纯或化学纯试剂。

一水合碳酸钠　Sodium Carbonate Monohydrate　〔$Na_2CO_3 \cdot H_2O = 124.00$〕
本品为白色斜方晶体；有引湿性，加热至 100℃失水。在水中易溶，在乙醇中不溶。

一氧化铅　Lead Monoxide　〔$PbO = 223.20$〕
本品为黄色至橙黄色粉末或结晶；加热至 300～500℃时变为四氧化三铅，温度再升高时又变为一氧化铅。在热的氢氧化钠溶液、醋酸或稀硝酸中溶解。

一氯化碘　Iodine Monochloride　〔ICl＝162.36〕

本品为棕红色油状液体或暗红色结晶；具强烈刺激性，有氯和碘的臭气；有腐蚀性和氧化性。

乙二胺四乙酸二钠　Disodium Ethylenediaminetetraacetate　〔$C_{10}H_{14}N_2Na_2O_8 \cdot 2H_2O$＝372.24〕

本品为白色结晶性粉末。在水中溶解，在乙醇中极微溶解。

乙二醇甲醚　Ethylene Glycol Monoethyl Ether　〔$C_3H_8O_2$＝76.10〕

本品为无色液体。有愉快气味，有毒。与水、醇、醚、甘油、丙酮和二甲基甲酰胺能混合。沸点为124.3℃。

乙氧基黄叱精　Ethoxychrysoidine Hydrochloride　〔$C_{14}H_{16}N_4O \cdot HCl$＝292.77〕

本品为深红棕色或黑褐色粉末。在水或乙醇中溶解。

N-乙基顺丁烯二酰亚胺　N-Ethylmaleimide　〔$C_6H_7NO_2$＝125.12〕

本品为白色结晶。在乙醇和乙醚中易溶，在水中微溶。

乙腈　Acetonitrile　〔CH_3CN＝41.05〕

本品为无色透明液体，微有醚样臭，易燃。与水或乙醇能任意混合。

乙酰丙酮　Acetylacetone　〔$CH_3COCH_2COCH_3$＝100.12〕

本品为无色或淡黄色液体，微有丙酮和醋酸的臭气，易燃。与水、乙醇、乙醚或三氯甲烷能任意混合。

乙酰苯胺　Acetanilide　〔C_8H_9NO＝135.16〕

本品为有光泽的鳞片结晶，有时呈白色粉末。微有灼烧味。约在95℃时挥发。在乙醇、三氯甲烷、乙醚、丙酮和热水中易溶，在水中微溶，在石油醚中几乎不溶。

乙酰氯　Acetyl Chloride　〔CH_3COCl＝78.50〕

本品为无色液体；有刺激性臭；能发烟，易燃；对皮肤及黏膜有强刺激性；遇水或乙醇发生剧烈分解。在三氯甲烷、乙醚、苯、石油醚或冰醋酸中溶解。

N-乙酰-L-酪氨酸乙酯　N-Acetyl-L-Tyrosine Ethyl Ester　〔$C_{13}H_{17}NO_4$＝251.28〕

本品为白色粉末。作为生化试剂，供糜蛋白酶效价测定用。

乙酸乙酯　Ethyl Acetate　〔$CH_3COOC_2H_5$＝88.11〕

本品为无色透明液体。与丙酮、三氯甲烷或乙醚能任意混合，在水中溶解。

乙酸丁酯　Butyl Acetate　〔$CH_3COO(CH_2)_3CH_3$＝116.16〕

本品为无色透明液体。与乙醇或乙醚能任意混合，在水中不溶。

乙酸甲酯　Methyl Acetate　〔CH_3COOCH_3＝74.08〕

本品为无色透明液体。与水、乙醇或乙醚能任意混合。

乙酸戊酯　Amyl Acetate　〔$CH_3COOC_5H_{11}$＝130.19〕

本品为无色透明液体，有水果香味，易燃。与乙醇或乙醚能任意混合，在水中微溶。

乙酸异丁酯　Isobutyl Acetate　〔$CH_3COOCH_2CH(CH_3)_2$＝116.16〕

本品为无色液体，易燃。与乙醇或乙醚能任意混合，在水中不溶。

乙酸异戊酯　Isoamyl Acetate　〔$CH_3COOCH_2CH_2CH(CH_3)_2$＝130.19〕

本品为无色透明液体，有香蕉样特臭。与乙酸乙酯、乙醇、戊醇、乙醚、苯或二硫化碳能任意混合，在水中极微溶解。

乙醇　Ethanol　〔$C_2H_5OH=46.07$〕

本品为无色透明液体;易挥发,易燃。与水、乙醚或苯能任意混合。

乙醚　Ether　〔$C_2H_5OC_2H_5=74.12$〕

本品为无色透明液体;具有麻而甜涩的刺激味,易挥发,易燃;有麻醉性;遇光或久置于空气中可被氧化成过氧化物。沸点为 34.6℃。

乙醛　Acetaldehyde　〔$CH_3CHO=44.05$〕

本品为无色液体;有窒息性臭;易挥发,易燃;易氧化成醋酸;久贮可聚合,使液体产生混浊或沉淀现象。与水、乙醇、三氯甲烷或乙醚能任意混合。

二乙胺　Diethylamine　〔$(C_2H_5)_2NH=73.14$〕

本品为无色液体;有氨样特臭;呈强碱性;具腐蚀性;易挥发,易燃。与水或乙醇能任意混合。

二乙基二硫代氨基甲酸钠　Sodium Diethyldithiocarbamate　〔$(C_2H_5)_2NCS_2Na\cdot 3H_2O=225.31$〕

本品为白色结晶;溶液呈碱性并逐渐分解,遇酸能分离出二硫化碳而使溶液混浊。在水中易溶,在乙醇中溶解。

二乙基二硫代氨基甲酸银　Silver Diethyldithiocarbamate　〔$(C_2H_5)_2NCS_2Ag=256.14$〕

本品为淡黄色结晶。在吡啶中易溶,在三氯甲烷中溶解,在水、乙醇、丙酮或苯中不溶。

二甲苯　Xylene　〔$C_6H_4(CH_3)_2=106.17$〕

本品为无色透明液体,为邻、间、对三种异构体的混合物,具特臭,易燃。与乙醇、三氯甲烷或乙醚能任意混合,在水中不溶。沸程为 137~140℃。

二甲苯蓝 FF　Xylene Cyanol Blue FF　〔$C_{25}H_{27}N_2NaO_{63}S_2=538.62$〕

本品为棕色或蓝黑色粉末。在乙醇中易溶,在水中溶解。

二甲基乙酰胺　Dimethylacetamide　〔$C_4H_9NO=87.12$〕

本品为无色或近似无色澄明液体。与水和多数有机溶剂能任意混合。

二甲基甲酰胺　Dimethylformamide　〔$HCON(CH_3)_2=73.09$〕

本品为无色液体,微有氨臭。与水、乙醇、三氯甲烷或乙醚能任意混合。

二甲基亚砜　Dimethylsulfoxide　〔$(CH_3)_2SO=78.14$〕

本品为无色黏稠液体,微有苦味,有强引湿性。在室温下遇氯能发生猛烈反应。在水、乙醇、丙酮、三氯甲烷、乙醚或苯中溶解。

二甲基黄　Dimethyl Yellow　〔$C_{14}H_{15}N_3=225.29$〕

本品为金黄色结晶性粉末。在乙醇、三氯甲烷、乙醚、苯、石油醚或硫酸中溶解,在水中不溶。

二甲酚橙　Xylenol Orange　〔$C_{31}H_{28}N_2Na_4O_{13}S=760.59$〕

本品为红棕色结晶性粉末,易潮解。在水中易溶,在乙醇中不溶。

二苯胺　Diphenylamine　〔$(C_6H_5)_2NH=169.23$〕

本品为白色结晶,有芳香臭,遇光逐渐变色。在乙醚、苯、冰醋酸或二硫化碳中溶解,在水中不溶。

二苯胺-4-磺酸钠(二苯胺磺酸钠)　Sodium Diphenylamine-4-Sulfonate(Sodium Diphenylamine Sulfonate)　〔$C_{12}H_{10}NNaO_3S=271.27$〕

本品为白色结晶性粉末。露置空气中变色,遇酸变蓝。在水或热乙醇中溶解,在醚、苯、甲苯或二硫化碳中不溶。

二苯偕肼 Diphenylcarbazide 〔$C_6H_5NHNHCONHNHC_6H_5=242.28$〕

本品为白色结晶性粉末,在空气中渐变为红色。在热乙醇、丙酮或冰醋酸中溶解,在水中极微溶解。

2,6-二叔丁基对甲酚 Ditertbutyl-*p*-Cresol 〔$[(CH_3)_3C]_2C_6H_2(CH_3)OH=220.35$〕

本品为白色或浅黄色结晶。在醇或石油醚中溶解,在水或碱溶液中不溶。

二盐酸萘基乙二胺 *N*-Naphthylethylenediamine Dihydrochloride 〔$C_{12}H_{14}N_2 \cdot 2HCl=259.18$〕

本品为白色或微带红色的结晶。在热水、乙醇或稀盐酸中易溶,在水、无水乙醇或丙酮中微溶。

二盐酸 *N*,*N*-二甲基对苯二胺 *N*,*N*-Dimethyl-*p*-Phenylenediamine Dihydrochloride 〔$C_8H_{12}N_2 \cdot 2HCl=209.12$〕

本品为白色或灰白色结晶性粉末,置于空气中色渐变暗,易吸湿。在水或乙醇中溶解。

二氧化钛 Titanium Dioxide 〔$TiO_2=79.88$〕

本品为白色粉末。在氢氟酸或热浓硫酸中溶解,在水、盐酸、硝酸或稀硫酸中不溶。

二氧化铅 Lead Dioxide 〔$PbO_2=239.21$〕

本品为深棕色粉末。

二氧化硅 Silicon Dioxide 〔$SiO_2=60.08$〕

本品为无色透明结晶或无定形粉末。在过量氢氟酸中溶解,在水或酸中几乎不溶。

二氧化锰 Manganese Dioxide 〔$MnO_2=86.94$〕

本品为黑色结晶或粉末,与有机物或其他还原性物质摩擦或共热能燃烧或发生爆炸。在水、硝酸或冷硫酸中不溶;存在过氧化氢或草酸时,在硝酸或稀硫酸中溶解。

二氧六环 Dioxane 〔$C_4H_8O_2=88.11$〕

本品为无色液体;有醚样特臭;易燃;易吸收氧而形成过氧化物。与水或多数有机溶剂能任意混合。沸程为 $100 \sim 103℃$。

2,3-二氨基萘 2,3-Diaminonaphthalene 〔$C_{10}H_{10}N_2=158.20$〕

本品为叶状结晶。在乙醇或乙醚中溶解。

3,5-二羟基甲苯 3,5-Dihydroxytoluene 〔$C_7H_8O_2 \cdot H_2O=142.14$〕

本品为白色结晶;在空气中易氧化而变为红色;有不愉快气味,味甜。在水或乙醇中溶解,在苯、三氯甲烷或二硫化碳中微溶。

1,3-二羟基萘(1,3-萘二酚) 1,3-Dihydroxynaphthalene 〔$C_{10}H_8O_2=160.17$〕

本品为粉红色片状结晶。在水、醇和醚中溶解。

2,7-二羟基萘 2,7-Dihydroxynaphthalene 〔$C_{10}H_8O_2=160.17$〕

本品为白色针状或片状结晶。溶液颜色在空气中迅速变深。在热水、乙醇或乙醚中溶解,在三氯甲烷或苯中微溶。

二硫化碳 Carbon Disulfide 〔$CS_2=76.14$〕

本品为无色透明液体;纯品有醚臭,一般商品有恶臭;易燃;久置易分解。在乙醇或乙醚中易溶,在水中不溶。能溶解碘、溴、硫、脂肪、橡胶等,沸点为 $46.5℃$。

3,5-二硝基苯甲酸　3,5-Dinitrobenzoic Acid　〔$C_7H_4N_2O_6=212.12$〕

本品为白色或淡黄色结晶,能随水蒸气挥发。在乙醇或冰醋酸中易溶,在水、乙醚、苯或二硫化碳中微溶。

2,4-二硝基苯肼　2,4-Dinitrophenylhydrazine　〔$C_6H_6N_4O_4=198.14$〕

本品为红色结晶性粉末;在酸性溶液中稳定,在碱性溶液中不稳定。在热乙醇、乙酸乙酯、苯胺或稀无机酸中溶解,在水或乙醇中微溶。

2,4-二硝基苯胺　2,4-Dinitroaniline　〔$C_6H_5N_3O_4=183.12$〕

本品为黄色或黄绿色结晶。在三氯甲烷或乙醚中溶解,在乙醇中微溶,在水中不溶。

2,4-二硝基苯酚　2,4-Dinitrophenol　〔$C_6H_4N_2O_5=184.11$〕

本品为黄色斜方结晶,加热易升华。在乙醇、乙醚、三氯甲烷或苯中溶解,在冷水中极微溶解。

2,4-二硝基氟苯　2,4-Dinitrofluorobenzene　〔$C_6H_3FN_2O_4=186.11$〕

本品为淡黄色结晶或油状液体。久置遇光颜色变深。在乙醚中溶解,在水中不溶。熔点为26℃。

2,4-二硝基氯苯　2,4-Dinitrochlorobenzene　〔$C_6H_3ClN_2O_4=202.55$〕

本品为黄色结晶,遇热至高温即爆炸。在热乙醇中易溶,在乙醚、苯或二硫化碳中溶解,在水中不溶。

二氯化汞　Mercuric Dichloride　〔$HgCl_2=271.50$〕

本品为白色结晶或结晶性粉末,常温下微量挥发,遇光分解成氯化亚汞。在水、乙醇、丙酮或乙醚中溶解。

二氯化氧锆　Zirconyl Dichloride　〔$ZrOCl_2\cdot8H_2O=322.25$〕

本品为白色结晶。在水或乙醇中易溶。

二氯甲烷　Dichloromethane　〔$CH_2Cl_2=84.93$〕

本品为无色液体,有醚样特臭。与乙醇、乙醚或二甲基甲酰胺能均匀混合,在水中略溶。沸程为40~41℃。

二氯靛酚钠　2,6-Dichloroindophenol Sodium　〔$C_{12}H_6Cl_2NNaO_2\cdot2H_2O=326.11$〕

本品为草绿色荧光结晶或深绿色粉末。在水或乙醇中易溶,在三氯甲烷或乙醚中不溶。

十二烷基硫酸钠　Sodium Laurylsulfate　〔$CH_3(CH_2)_{10}CH_2OSO_3Na=288.38$〕

本品为白色或淡黄色结晶或粉末,有特臭,在湿热空气中分解。本品为含85%的十二烷基硫酸钠与其他同系的烷基硫酸钠的混合物。在水中易溶,其10%水溶液在低温时不透明,在热乙醇中溶解。

十四烷酸异丙酯　Isopropyl Myristate　〔$C_{17}H_{34}O_2=270.46$〕

本品为无色液体。溶于乙醇、乙醚、丙酮、三氯甲烷或甲苯,不溶于水、甘油或丙二醇。约208℃分解。

2,3-丁二酮　2,3-Butanedione　〔$C_4H_6O_2=86.09$〕

本品为黄绿色液体,有特臭。与乙醇或乙醚能混匀;在水中溶解。

丁二酮肟　Dimethylglyoxime　〔$CH_3C(NOH)C(NOH)CH_3=116.12$〕

本品为白色粉末。在乙醇或乙醚中溶解,在水中不溶。

丁酮　Butanone　〔$CH_3COC_2H_5=72.11$〕

本品为无色液体；易挥发，易燃；与水能共沸；对鼻、眼黏膜有强烈的刺激性。与乙醇或乙醚能任意混合。

丁醇(正丁醇)　Butanol (*n*-Butanol)　〔$CH_3(CH_2)_3OH=74.12$〕

本品为无色透明液体；有特臭，易燃；具强折光性。与乙醇、乙醚或苯能任意混合，在水中溶解。沸程为 $117\sim118℃$。

儿茶酚　Catechol　〔$C_6H_6O_2=110.11$〕

本品为无色或淡灰色结晶或结晶性粉末，能随水蒸气挥发。在水、乙醇或苯中易溶。

儿茶酚紫　Catechol Violet　〔$C_{19}H_{14}O_7S=386.38$〕

本品为红棕色结晶性粉末，带金属光泽。在水或乙醇中易溶。

三乙二胺　Triethylenediamine　〔$C_6H_{12}N_2\cdot6H_2O=220.27$〕

本品为白色或微黄色结晶，有特臭，有引湿性。在水、甲醇或乙醇中易溶。

三乙胺　Triethylamine　〔$(C_2H_5)_3N=101.19$〕

本品为无色液体，有强烈氨臭。与乙醇或乙醚能任意混合，在水中微溶。沸点为 $89.5℃$。

三乙醇胺　Triethanolamine　〔$N(CH_2CH_2OH)_3=149.19$〕

本品为无色或淡黄色黏稠状液体；久置色变褐，露置空气中能吸收水分和二氧化碳；呈强碱性。与水或乙醇能任意混合。

三甲基戊烷(异辛烷)　Trimethylpentane　〔$(CH_3)_3CCH_2CH(CH_3)_2=114.23$〕

本品为无色透明液体，与空气能形成爆炸性的混合物，易燃。在丙酮、三氯甲烷、乙醚或苯中溶解，在水中不溶。沸点为 $99.2℃$。

三氟醋酸　Trifluoroacetic Acid　〔$CF_3COOH=114.02$〕

本品为无色发烟液体，有吸湿性，有强腐蚀性。在水、乙醇、丙酮或乙醚中易溶。

三氧化二砷　Arsenic Trioxide　〔$As_2O_3=197.84$〕

本品为白色结晶性粉末；无臭，无味；徐徐加热能升华而不分解。在沸水、氢氧化钠或碳酸钠溶液中溶解，在水中微溶，在乙醇、三氯甲烷或乙醚中几乎不溶。

三氧化铬　Chromium Trioxide　〔$CrO_3=99.99$〕

本品为暗红色结晶，有强氧化性与腐蚀性，有引湿性；与有机物接触能燃烧。在水中易溶，在硫酸中溶解。

三羟甲基氨基甲烷　Trometamol　〔$C_4H_{11}NO_3=121.14$〕

本品为白色结晶；具强碱性。在水中溶解，在乙醚中不溶。

三硝基苯酚　Trinitrophenol　〔$C_6H_3N_3O_7=229.11$〕

本品为淡黄色结晶；无臭，味苦；干燥时遇强热或撞击、摩擦易发生猛烈爆炸。在热水、乙醇或苯中溶解。

三氯化钛　Titanium Trichloride　〔$TiCl_3=154.24$〕

本品为暗红紫色结晶；易引湿；不稳定，干燥粉末在空气中易引火，在潮湿空气中极易反应而很快解离。在醇中溶解，在醚中几乎不溶。

三氯化铁　Ferric Chloride　〔$FeCl_3\cdot6H_2O=270.30$〕

本品为棕黄色或橙黄色结晶形块状物，极易引湿。在水、乙醇、丙酮、乙醚或甘油中易溶。

三氯化铝　Aluminium Trichloride　〔$AlCl_3=133.34$〕

本品为白色或淡黄色结晶或结晶性粉末；具盐酸的特臭；在空气中发烟；遇水发热，甚至爆炸;有引湿性;有腐蚀性。在水或乙醚中溶解。

三氯化锑　**Antimony Trichloride**　〔$SbCl_3=228.11$〕

本品为白色结晶,在空气中发烟,有引湿性,有腐蚀性。在乙醇、丙酮、乙醚或苯中溶解。在水中溶解,并分解为不溶的氢氧化锑。

三氯化碘　**Iodine Trichloride**　〔$ICl_3=233.26$〕

本品为黄色或淡棕色结晶;有强刺激臭;在室温中能挥发,遇水易分解;有引湿性;有腐蚀性。在水、乙醇、乙醚或苯中溶解。

三氯甲烷　**Chloroform**　〔$CHCl_3=119.38$〕

本品为无色透明液体;质重,有折光性,易挥发。与乙醇、乙醚、苯、石油醚能任意混合,在水中微溶。

三氯醋酸　**Trichloroacetic Acid**　〔$CCl_3COOH=163.39$〕

本品为无色结晶,有特臭,有引湿性,有腐蚀性,水溶液呈强酸性。在乙醇或乙醚中易溶,在水中溶解。

干酪素　**Casein**

本品为白色无定形粉末或颗粒;无臭,无味;有引湿性。溶于稀碱或浓酸中,不溶于水和有机溶剂。

大豆木瓜蛋白消化物　**Papaic Digest of Soybean Meal**

本品从未熟的番木瓜中获得,是可消化蛋白质的酶。为黄色或浅黄色粉末,在水中溶解。

己二酸聚乙二醇酯　**Polyethylene Glycol Adipate HO**　〔$CH_2CH_2OCO(CH_2)_4COO]_nH$〕

本品为白色粉末或结晶。在三氯甲烷中溶解,在水、乙醇或乙醚中不溶。

己烷磺酸钠　**Sodium Hexanesulfonate**　〔$C_6H_{13}NaO_3S=188.18$〕

本品为白色粉末。在水中溶解。

刃天青　**Resazurin**　〔$C_{12}H_7NO_4=229.19$〕

本品为深红色结晶,有绿色光泽。在稀氢氧化钠溶液中溶解,在乙醇或冰醋酸中微溶,在水或乙醚中不溶。

马铃薯淀粉　**Potato Starch**　〔$(C_6H_{10}O_5)_n$〕

本品为白色无定形粉末;无臭,无味;有强引湿性。在水或乙醇中不溶;在热水中形成微带蓝色的溶胶。

无水乙醇　**Ethanol,Absolute**　〔$C_2H_5OH=46.07$〕

本品为无色透明液体,有醇香味,易燃,有引湿性,含水量不得超过0.3%。与水、丙酮或乙醚能任意混合。沸点为78.5℃。

无水甲酸　**Formic Acid,Anhydrous**　〔$HCOOH=46.03$〕

本品为无色透明液体,有刺激性特臭,有强腐蚀性,呈强酸性。$HCOOH$含量不少于98%。与水、乙醇或乙醚能任意混合。

无水甲醇　**Methanol,Anhydrous**　〔$CH_3OH=32.04$〕

本品为无色透明液体;易挥发;燃烧时无烟,有蓝色火焰;水分含量不得超过0.05%。与水、乙醇或乙醚能任意混合。沸点为64.7℃。

无水亚硫酸钠　**Sodium Sulfite,Anhydrous**　〔$Na_2SO_3=126.04$〕

本品为白色细小结晶或粉末。在水或甘油中溶解,在乙醇中极微溶解。

无水吗啡　Morphine, Anhydrous　〔$C_{17}H_{19}NO_3=285.34$〕

本品为斜方晶型短柱状棱晶(苯甲醚中结晶),加热至 254℃时分解。

无水吡啶　Pyridine, Anhydrous　〔$C_5H_5N=79.10$〕

取试剂吡啶 200ml,加苯 40ml,混合后在砂浴上加热蒸馏,收集 115～116℃时的馏出物,密封,备用。

无水硫酸钠　Sodium Sulfate, Anhydrous　〔$Na_2SO_4=142.04$〕

本品为白色结晶性粉末,有引湿性。在水中溶解,在乙醇中不溶。

无水硫酸铜　Cupric Sulfate, Anhydrous　〔$CuSO_4=159.61$〕

本品为灰白色或绿白色结晶或无定形粉末,有引湿性。在水中溶解,在乙醇中几乎不溶。

无水氯化钙　Calcium Chloride, Anhydrous　〔$CaCl_2=110.99$〕

本品为白色颗粒或熔融块状,有强引湿性。在水或乙醇中易溶,溶于水时放出大量热。

无水碳酸钠　Sodium Carbonate, Anhydrous　〔$Na_2CO_3=105.99$〕

本品为白色粉末或颗粒,在空气中能吸收 1 分子水。在水中溶解,水溶液呈强碱性。在乙醇中不溶。

无水碳酸钾　Potassium Carbonate, Anhydrous　〔$K_2CO_3=138.21$〕

本品为白色结晶或粉末,有引湿性。在水中溶解,水溶液呈强碱性。在乙醇中不溶。

无水醋酸钠　Sodium Acetate, Anhydrous　〔$NaC_2H_3O_3=82.03$〕

本品为白色粉末,有引湿性。在水中易溶,在乙醇中溶解。

无水磷酸氢二钠　Disodium Hydrogen Phosphate, Anhydrous　〔$Na_2HPO_4=141.96$〕

本品为白色结晶性粉末;有引湿性,久置空气中能吸收 2～7 分子结晶水。在水中易溶,在乙醇中不溶。

无氨水　Purified Water, Ammonia Free

取纯化水 1000ml,加稀硫酸 1ml 与高锰酸钾试液 1ml,蒸馏,即得。

〔检查〕　取本品 50ml,加碱性碘化汞钾试液 1ml,不得显色。

无硝酸盐与无亚硝酸盐的水　Water, Nitrate-Free and Nitrite-Free

取无氨水或去离子水,即得。

〔检查〕　取本品,照《中国药典》2015 年版二部中,纯化水项下硝酸盐与亚硝酸盐检查方法操作,不得显色。

无氮硫酸　Sulfuric Acid, Nitrogen Free

取硫酸适量,置于瓷蒸发皿内,在砂浴上加热至出现三氧化硫蒸气(约需 2h),再继续加热 15min,置于空干燥器内放冷,即得。

无醇三氯甲烷　Chloroform, Ethanol Free　〔$CHCl_3=119.38$〕

取三氯甲烷 500ml,用水洗涤 3 次,每次 50ml,分取三氯甲烷层,用无水硫酸钠干燥 12h 以上,用脱脂棉滤过,蒸馏,即得。临用新制。

无醛乙醇　Ethanol, Aldehyde Free

取醋酸铅 2.5g,置具塞锥形瓶中,加水 5ml 溶解后,加乙醇 1000ml,摇匀,缓缓加乙醇制氢氧化钾溶液(1→5)25ml,放置 1h,强力振摇后,静置 12h,倾取上清液,蒸馏即得。

〔检查〕　取本品 25ml,置于锥形瓶中,加二硝基苯肼试液 75ml,置水浴上加热回流 24h,蒸去乙醇,加 2%(V/V)硫酸溶液 200ml,放置 24h 后,应无结晶析出。

五氧化二矾　**Vanadium Pentoxide**　〔V_2O_5＝181.88〕

本品为橙黄色结晶性粉末或红棕色针状结晶。在酸或碱溶液中溶解,在水中微溶,在乙醇中不溶。

五氧化二碘　**Iodine Pentoxide**　〔I_2O_5＝333.81〕

本品为白色结晶性粉末,遇光易分解,有引湿性。在水中易溶而形成碘酸,在无水乙醇、三氯甲烷、乙醚或二硫化碳中不溶。

五氧化二磷　**Phosphorus Pentoxide**　〔P_2O_5＝141.94〕

本品为白色粉末,有蒜样特臭,有腐蚀性,极易引湿。

太坦黄　**Titan Yellow**　〔$C_{28}H_{19}N_5Na_2O_6S_4$＝695.73〕

本品为淡黄色或棕色粉末。在水、乙醇、硫酸或氢氧化钠溶液中溶解。

中性乙醇　**Ethanol, Neutral**

取乙醇,加酚酞指示液 2～3 滴,用氢氧化钠滴定液(0.1mol/L)滴定至显粉红色,即得。

中性红　**Neutral Red**　〔$C_{15}H_{17}N_4Cl$＝288.78〕

本品为深绿色或棕黑色粉末。在水或乙醇中溶解。

水合氯醛　**Chloral Hydrate**　〔$C_2H_3Cl_3O_2$＝165.40〕

本品为白色结晶;有刺激性特臭;对皮肤有刺激性;露置空气中逐渐挥发,放置时间稍久即转变为黄色。在乙醇、三氯甲烷或乙醚中溶解,在水中溶解并解离。

水杨酸　**Salicylic Acid**　〔$C_7H_6O_3$＝138.12〕

本品为白色结晶或粉末,味甜后变辛辣,见光渐变色,76℃即升华。在乙醇或乙醚中溶解,在水中微溶。

水杨酸钠　**Sodium Salicylate**　〔$C_7H_5NaO_3$＝160.10〕

本品为白色鳞片或粉末,无臭,久置光线下变为粉红色。在水或甘油中易溶,在乙醇中溶解,在三氯甲烷、乙醚或苯中几乎不溶。

水杨醛　**Salicylaldehyde**　〔$C_6H_4(OH)CHO$＝122.12〕

本品为无色或淡褐色油状液体,有杏仁味。在乙醇、乙醚或苯中溶解,在水中微溶。

牛肉浸出粉　**Beef Extract Powder**

本品为米黄色粉末,具吸湿性。在水中溶解。

牛肉浸膏　**Beef Extract**

本品为黄褐色至深褐色膏状物质,有肉香样特臭,味酸。在水中溶解。

〔检查〕　①氯化物。本品中氯化物的含量以 NaCl 计算,不得超过固性物的 6％。②硝酸盐。取本品的溶液(1→10),加活性炭煮沸脱色后,滤过,分取滤液 1 滴,加入二苯胺的硫酸溶液(1→100)3 滴,不得显蓝色。③乙醇中不溶物。取本品的溶液(1→10)25ml,加乙醇 50ml,振摇混合后,滤过,滤渣用乙醇溶液(2→3)洗净,在 105℃干燥 2 小时,遗留残渣不得超过固性物的 10％。④醇溶性氮。取乙醇中不溶物项下得到的滤液进行测定,含氮量不得少于醇溶物质的 6％。⑤固性物。取本品的溶液(1→10)10ml,加洁净砂粒或石棉混合后,在 105℃干燥16h,遗留残渣不得少于 0.75g。⑥炽灼残渣。不得超过固性物的 30％(通则 0841)。

牛血红蛋白　**Beef Hemoglobin**

本品为深棕色结晶或结晶性粉末。在水或稀酸中溶解。

〔检查〕　①纯度。用醋酸纤维素薄膜电泳后,应得到一条电泳区带。②总氮量。含氮总量不得少于 16.0%（通则 0704 第一法）。③干燥失重。取本品，在 105℃ 干燥至恒重，减失的重量不得超过 10.5%（通则 0831）。④炽灼残渣。不得超过 1.0%（通则 0841）。

牛胆盐 **Ox Bile Salt**

本品为白色或浅黄色粉末，味苦而甜，具吸湿性。在水或醇中易溶。

牛磺胆酸钠 **Sodium Taurocholate** 〔$C_{26}H_{44}NNaO_7S=537.69$〕

本品为白色结晶，味先甜而后苦。在水中易溶，在乙醇中溶解。

乌洛托品 **Urotropine** 〔$C_6H_{12}N_4=140.19$〕

本品为白色结晶，无臭。在水、乙醇或三氯甲烷中溶解，在乙醚中微溶。

$2,4,6,2',4',6'$-六硝基二苯胺（二苦味酸基胺） **$2,4,6,2',4',6'$-Hexanitrodiphenylamine** 〔$C_{12}H_5N_7O_{12}=439.22$〕

本品为黄色结晶，受热或强烈撞击能引起强烈爆炸。在硝酸中溶解，在丙酮中微溶，在水、乙醇、乙醚或三氯甲烷中不溶。

双环己酮草酰二腙 **Bis(cyclohexanone)oxalyldihydrazone** 〔$C_{14}H_{22}N_4O_2=278.36$〕

本品为白色结晶。在热甲醇或乙醇中溶解，在水中不溶。

孔雀绿 **Malachite Green** 〔$2C_{23}H_{25}N_2 \cdot 3C_2H_2O_4=929.04$〕

本品为绿色片状结晶，带金属光泽。在热水或乙醇中易溶，在水中极微溶解。

巴比妥 **Barbital** 〔$C_8H_{12}N_2O_3=184.19$〕

本品为白色结晶或粉末，味微苦。在热水、乙醇、乙醚或碱性溶液中溶解。

巴比妥钠 **Barbital Sodium** 〔$C_8H_{11}N_2NaO_3=206.18$〕

本品为白色结晶或粉末，味苦。在水中溶解，在乙醇中微溶，在乙醚中不溶。

双硫腙（二苯硫代偕肼腙） **Dithizone** 〔$C_{13}H_{12}N_4S=256.33$〕

本品为蓝黑色结晶性粉末。在三氯甲烷或四氯化碳中溶解，在水中不溶。

玉米淀粉 **Maize Starch**

本品以玉米为原料，经湿磨法加工制成白色略带浅黄色粉末，具有光泽。白玉米淀粉洁白、有光泽，黄玉米淀粉呈白色而略带微黄色阴影。在冷水、乙醇中不溶。

正十四烷 **n-Tetradecane** 〔$CH_3(CH_2)_{12}CH_3=198.39$〕

本品为无色透明液体。与乙醇或乙醚能任意混合，在水中不溶。

正丁醇（丁醇） **n-Butanol(Butanol)** 〔$CH_3(CH_2)_3OH=74.12$〕

本品为无色透明液体；有特臭，易燃；具强折光性。与乙醇、乙醚或苯能任意混合，在水中溶解。沸程为 117～118℃。

正己烷 **n-Hexane** 〔$C_6H_{14}=86.18$〕

本品为无色透明液体，微有特臭，极易挥发，对呼吸道有刺激性。与乙醇或乙醚能任意混合，在水中不溶。沸点为 69℃。

正丙醇（丙醇） **n-Propanol(Propanol)** 〔$CH_3CH_2CH_2OH=60.10$〕

本品为无色透明液体，易燃。与水、乙醇或乙醚能任意混合。沸点为 97.2℃。

正戊醇（戊醇） **n-Pentanol(1-Pentanol)** 〔$C_5H_{12}O=88.15$〕

本品为无色透明液体，有刺激性特臭。其蒸气与空气能形成爆炸性的混合物。与乙醇或乙醚能任意混合，在水中微溶。沸点为 138.1℃。

正辛胺 **n-Octylamine** 〔$CH_3(CH_2)_7NH_2=129.24$〕

本品为无色液体,有氨样臭。在乙醇或乙醚中易溶,在水中微溶。

正辛醇　*n*-Octanol　〔$C_8H_{17}OH=130.23$〕

本品为无色透明液体,有特殊芳香臭。与乙醇、乙醚或三氯甲烷能任意混合,在水中不溶。沸程为$194\sim195℃$。

正庚烷(庚烷)　Heptane　〔$C_7H_{16}=100.20$〕

本品为无色透明液体,易燃。与乙醇、三氯甲烷或乙醚能混溶,在水中不溶。沸点为$98.4℃$。

去氧胆酸钠　Sodium Deoxycholate　〔$C_{24}H_{39}NaO_4=414.56$〕

本品为白色结晶性粉末,味苦。易溶于水,微溶于醇,不溶于醚。

甘油　Glycerin　〔$C_3H_8O_3=92.09$〕

本品为无色澄明的黏稠状液体,无臭,味甜,有引湿性。与水或乙醇能任意混合。

甘氨酸　Glycine　〔$C_2H_5NO_2=75.07$〕

本品为白色结晶性粉末。在水与吡啶中溶解,在乙醇中微溶,在乙醚中几乎不溶。

甘露醇　Mannitol　〔$C_6H_{14}O_6=182.17$〕

本品为白色结晶;无臭,味甜。在水中易溶,在乙醇中略溶,在乙醚中几乎不溶。

可溶性淀粉　Soluble Starch

本品为白色粉末,无臭,无味。在沸水中溶解,在水、乙醇或乙醚中不溶。

丙二酸　Malonic Acid　〔$C_3H_4O_4=104.06$〕

本品为白色透明结晶,有强刺激性。在水、甲醇、乙醇、乙醚或吡啶中溶解。

丙二醇　Propylene Glycol　〔$C_3H_8O_2=76.10$〕

本品为无色黏稠状液体,味微辛辣。与水、丙酮或三氯甲烷能任意混合。

丙烯酰胺　Acrylamide　〔$C_3H_5NO=71.08$〕

本品为白色薄片状结晶。在水、乙醇、乙醚、丙酮或三氯甲烷中溶解,在甲苯中微溶,在苯及正庚烷中不溶。

丙酮　Aceton　〔$CH_3COCH_3=58.08$〕

本品为无色透明液体,有特臭,易挥发,易燃。在水或乙醇中溶解。

石油醚　Petroleum Ether

本品为无色透明液体,有特臭,易燃,低沸点规格品极易挥发。与无水乙醇、乙醚或苯能任意混合,在水中不溶。沸程为$30\sim60℃$、$60\sim90℃$和$90\sim120℃$。

石蕊　Litmus

本品为蓝色粉末或块状。在水或乙醇中能部分溶解。

戊二醛　Glutaradehyde　〔$C_5H_8O_2=100.12$〕

本品为无色透明的油状液体,在水、乙醇或乙醚中易溶。

戊烷磺酸钠　Sodium Pentanesulfonate　〔$C_5H_{11}NaO_3S \cdot H_2O=192.21$〕

本品为白色结晶。在水中溶解。

甲苯　Toluene　〔$C_6H_5CH_3=92.14$〕

本品为无色透明液体,有苯样特臭,易燃。与乙醇或乙醚能任意混合。沸点为$110.6℃$。

甲苯胺蓝　Toluidine Blue　〔$C_{15}H_{16}ClN_3S=305.83$〕

本品为深绿色粉末,具有古铜色光泽。在水中易溶,在乙醇中微溶,在三氯甲烷中极微溶解,在乙醚中几乎不溶。

甲基异丁基酮(甲基异丁酮)　Methyl Isobutyl Ketone 〔$CH_3COCH_2CH(CH_3)_2 = 100.16$〕

本品为无色液体,易燃。与乙醇、乙醚或苯能任意混合,在水中微溶。

甲基红　Methyl Red 〔$C_{15}H_{15}N_3O_2 = 269.30$〕

本品为紫红色结晶。在乙醇或乙酸中溶解,在水中不溶。

甲基橙　Methyl Orange 〔$C_{14}H_{14}N_3NaO_3S = 327.34$〕

本品为橙黄色结晶或粉末。在热水中易溶,在乙醇中几乎不溶。

4-甲基伞形酮葡糖苷酸　4-Methylumbelliferyl-$\boldsymbol{\beta}$-D-Glucuronide,MUG 〔$C_{18}H_{16}O_9 = 376.3$〕

本品为白色针状结晶。在水、乙醇或乙醚中溶解。在稀氢氧化钠溶液中分解。

甲酚红　Cresol Red 〔$C_{21}H_{18}O_5S = 382.44$〕

本品为深红色、红棕色或深绿色粉末。在乙醇或稀氢氧化钠溶液中易溶,在水中微溶。

甲酰胺　Formamide 〔$HCONH_2 = 45.04$〕

本品为无色略带黏性的液体,微具氨臭,有引湿性,有刺激性。与水或乙醇能任意混合。

甲酸　Formic Acid 〔$HCOOH = 46.03$〕

本品为无色透明液体,有刺激性特臭,对皮肤有腐蚀性。HCOOH 的含量不少于 85%。与水、乙醇、乙醚或甘油能任意混合。

甲酸乙酯　Ethyl Formate 〔$HCOOC_2H_5 = 74.08$〕

本品为低黏度液体;易燃;对皮肤及黏膜有刺激性,浓度高时有麻醉性。与乙醇或乙醚能任意混合,在 10 份水中溶解,同时逐渐分解出甲酸及乙醇。

甲酸钠　Sodium Formate 〔$HCOONa \cdot 2H_2O = 104.04$〕

本品为白色结晶,微有甲酸臭气,有引湿性。在水或甘油中溶解,在乙醇中微溶。

甲酸铵　Ammonium Formate 〔$CH_5NO_2 = 63.06$〕

本品为无色结晶或颗粒,易潮解。在水或乙醇中溶解。

甲醇　Methanol 〔$CH_3OH = 32.04$〕

本品为无色透明液体,具挥发性,易燃,水分含量为 0.1%。与水、乙醇或乙醚能任意混合。沸程为 64～65℃。

甲醛溶液　Formaldehyde Solution 〔$HCHO = 30.03$〕

本品为无色液体,遇冷聚合变混浊,在空气中能缓慢氧化成甲酸,有刺激性。HCHO 的含量约为 37%。与水或乙醇能任意混合。

四丁基氢氧化铵溶液 见氢氧化四丁基铵溶液。

四丁基溴化铵(溴化四丁基铵)　Tetrabutylammonium Bromide 〔$(C_4H_9)_4NBr = 322.37$〕

本品为白色结晶,有潮解性。在水、醇、醚和丙酮中易溶。

四甲基乙二胺　Tetramethylethylenediamine 〔$C_6H_{16}N_2 = 116.21$〕

本品为无色透明液体。与水或乙醇能任意混合。

四苯硼钠　Sodium Tetraphenylborion 〔$(C_6H_5)_4BNa = 342.22$〕

本品为白色结晶,无臭。在水、甲醇、无水乙醇或丙酮中易溶。

四庚基溴化铵　Tetraheptylammonium Bromide　〔$(C_7H_{15})_4NBr=490.71$〕

色谱纯,熔点 89～91℃。

四氢呋喃　Tetrahydrofuran　〔$C_4H_8O=72.11$〕

本品为无色液体,有醚样特臭,易燃,在贮存中易形成过氧化物。与水、乙醇、丙酮或乙醚能任意混合。沸点为 66℃。

四氢硼钾　Potassium Tetrahydroborate　〔$KBH_4=53.94$〕

本品为白色结晶,在空气中稳定。在水中易溶。

四羟蒽醌(醌茜素)　Quinalizarin　〔$C_{14}H_8O_6=272.21$〕

本品为红色或暗红色结晶或粉末,带绿色金属光泽。在醋酸中溶解为黄色,在硫酸中溶解为蓝紫色,在碱性水溶液中呈红紫色,在水中不溶。

四氮唑蓝　Tetrazolium Blue　〔$C_{40}H_{32}Cl_2N_8O_2=727.65$〕

本品为无色或黄色结晶。在甲醇、乙醇或三氯甲烷中易溶,在水中微溶。

四氯化碳　Carbon Tetrachloride　〔$CCl_4=153.82$〕

本品为无色透明液体,有特臭,质重。与乙醇、三氯甲烷、乙醚或苯能任意混合,在水中极微溶解。

四溴酚酞乙酯钾　Ethyl Tetrabromophenolphthalein Potassium　〔$C_{22}H_{13}Br_4KO_4=700.06$〕

本品为深绿色或紫蓝色结晶性粉末。在水、乙醇或乙醚中溶解。

司盘 80(油酸山梨坦)　Sorbitan Monooleate (Span 80)

本品为浅粉红色或红棕色油状液体,有特臭。在水中不溶,但在热水中分散后即可成为乳状溶液。

对二甲氨基苯甲醛　*p*-Dimethylaminobenzaldehyde　〔$C_9H_{11}NO=149.19$〕

本品为白色或淡黄色结晶,有特臭,遇光渐变红。在乙醇、丙酮、三氯甲烷、乙醚或醋酸中溶解,在水中微溶。

α-对甲苯磺酰-L-精氨酸甲酯盐酸盐　*p*-Tosyl-L-Arginine Methyl Ester Hydrochloride　〔$C_{14}H_{22}N_4O_4S \cdot HCl=378.88$〕

本品为白色结晶。在水与甲醇中溶解。

对甲苯磺酸　*p*-Toluenesulfonic Acid　〔$CH_3C_6H_4SO_3H \cdot H_2O=190.22$〕

本品为白色结晶。在水中易溶,在乙醇和乙醚中溶解。

对甲氨基苯酚硫酸盐　*p*-Methylaminophenol Sulfate　〔$C_{14}H_{18}N_2O_2 \cdot H_2SO_4=344.39$〕

本品为白色结晶,见光变灰色。在水中溶解,在乙醇或乙醚中不溶。

对甲氧基苯甲醛(茴香醛)　*p*-Methoxybenzaldehyde (Anisaldehyde)　〔$CH_3OC_6H_4CHO=136.15$〕

本品为无色油状液体。与醇或醚能任意混合,在水中微溶。

对苯二胺　*p*-Diaminobenzene　〔$C_6H_4(NH_2)_2=108.14$〕

本品为白色或淡红色结晶,露置空气中色变暗,受热易升华。在乙醇、三氯甲烷或乙醚中溶解,在水中微溶。

对苯二胺(氢醌)　*p*-Dihydrocybezene (Hydroquinone)　〔$C_6H_4(OH)_2=110.11$〕

本品为白色或类白色结晶,见光易变色。在热水中易溶,在水、乙醇或乙醚中溶解。

对氨基苯甲酸　*p*-Aminobenzoic Acid　〔$C_7H_7NO_2$＝137.14〕

本品为白色结晶,置空气或光线中逐渐变为淡黄色。在沸水、乙醇、乙醚或乙酸中易溶,在水中极微溶解。

对氨基苯磺酸　Sulfanilic Acid　〔$C_6H_7NO_3S$＝173.19〕

本品为白色或类白色粉末,见光易变色。在氨溶液、氢氧化钠溶液或碳酸钠溶液中易溶,在热水中溶解,在水中微溶。

对氨基酚　*p*-Aminophenol　〔C_6H_7NO＝109.13〕

本品为白色或黄色结晶性粉末,置空气中或光线中渐变色。在热水或乙醇中溶解。

α-对羟基苯甘氨酸　*p*-Hydroxyphenylglycine　〔$C_8H_9NO_3$＝167.16〕

本品为白色、有光泽的薄片结晶。在盐酸溶液(1→5)中易溶,在酸或碱中溶解,在水、乙醇、乙醚、丙酮、三氯甲烷、苯、冰醋酸或乙酸乙酯中几乎不溶。

对羟基苯甲酸甲酯　Methyl *p*-Hydroxybenzoate　〔$C_8H_8O_3$＝152.14〕

本品为无色结晶或白色结晶性粉末,无气味或微有刺激性气味。在乙醇、乙醚或丙酮中溶解,在苯或四氯化碳中微溶,在水中几乎不溶。

对羟基苯甲酸乙酯　Ethyl *p*-Hydroxybenzoate　〔$C_9H_{10}O_3$＝166.17〕

本品为白色结晶;无臭,无味。在乙醇、乙醚中溶解,在水中微溶。

对羟基苯甲酸丙酯　Propyl *p*-Hydroxybenzoate　〔$C_{10}H_{12}O_3$＝180.20〕

本品为白色结晶。在乙醇或乙醚中易溶,在沸水中微溶,在水中几乎不溶。

对羟基联苯　*p*-Hydroxydiphenyl　〔$C_6H_5C_6H_4OH$＝170.21〕

本品为类白色结晶。在乙醇或乙醚中易溶,在碱溶液中溶解,在水中不溶。

对硝基苯胺　*p*-Nitroaniline　〔$C_6H_6N_2O_2$＝138.13〕

本品为黄色结晶或粉末。在甲醇中易溶,在乙醇或乙醚中溶解,在水中不溶。

对硝基苯偶氮间苯二酚　(*p*-Nitrophenyl-azo)-resorcinol　〔$C_{12}H_9N_3O_4$＝259.22〕

本品为红棕色粉末。在沸乙醇、丙酮、乙酸乙酯及甲苯中微溶,在水中不溶,在稀碱溶液中溶解。

对硝基酚　*p*-Nitrophenol　〔$C_6H_5NO_3$＝139.11〕

本品为白色或淡黄色结晶,能升华,易燃。在乙醇、三氯甲烷、乙醚或氢氧化钠溶液中易溶,在水中微溶。

对氯苯胺　*p*-Chloroaniline　〔C_6H_6ClN＝127.57〕

本品为白色或暗黄色结晶。在热水、乙醇、乙醚或丙酮中溶解。

对氯苯酚　*p*-Chlorophenol　〔C_6H_5ClO＝128.56〕

本品为白色结晶,有酚样特臭。在乙醇、乙醚中易溶,在水中微溶。

发色底物 S-2238　Chromogenic Substrate S-223　〔*H*-D-Phe-Pip-Arg-pNA · 2HCl＝625.6〕

本品为白色冻干块状物,为Ⅱa因子特异性发色底物。

发色底物 S-2765　Chromogenic Substrate S-2765　〔*N*-α-Z-D-Arg-Gly-Arg-pNA · 2HCl＝714.6〕

本品为白色冻干块状物,为Ⅹa因子特异性发色底物。

发烟硝酸　Nitric Acid,Fuming　〔HNO_3＝63.01〕

本品为无色或微黄棕色透明液体,有强氧化性和腐蚀性,能产生二氧化氮及四氧化二氮的红黄色烟雾。与水能任意混合。

考马斯亮蓝 G250　Coomassie Brilliant Blue G250　〔$C_{47}H_{48}N_3NaO_7S_2 = 854.04$〕

本品为紫色结晶性粉末。在热水或乙醇中溶解,在水中微溶。

考马斯亮蓝 R250　Coomassie Brilliant Blue R250　〔$C_{45}H_{44}N_3NaO_7S_2 = 825.99$〕

本品为紫色粉末。在热水或乙醇中微溶,在水中不溶。

亚甲蓝　Methylene Blue　〔$C_{16}H_{18}ClN_3S \cdot 3H_2O = 373.90$〕

本品为鲜深绿色结晶或深褐色粉末,带青铜样金属光泽。在热水中易溶。

亚铁氰化钾　Potassium Ferrocyanide　〔$K_4Fe(CN)_6 \cdot 3H_2O = 422.39$〕

本品为黄色结晶或颗粒,水溶液易变质。在水中溶解,在乙醇中不溶。

亚硒酸　Selenious Acid　〔$H_2SeO_3 = 128.97$〕

本品为白色结晶,有引湿性,能被多数还原剂还原成硒。在水或乙醇中易溶,在氨溶液中不溶。

亚硒酸钠　Sodium Selenite　〔$Na_2SeO_3 = 172.94$〕

本品为白色结晶或结晶性粉末,易风化,易被还原剂还原。在水中易溶,在乙醇中不溶。

亚硫酸　Sulfurous Acid　〔$H_2SO_3 = 82.07$〕

本品为无色透明液体;有二氧化硫窒息性气体;不稳定,易分解。与水能任意混合。

亚硫酸钠　Sodium Sulfite　〔$Na_2SO_3 \cdot 7H_2O = 252.15$〕

本品为白色透明结晶,有亚硫酸样特臭,易风化,在空气中易氧化成硫酸钠。在水中溶解,在乙醇中极微溶解。

亚硫酸氢钠　Sodium Bisulfite　〔$NaHSO_3 = 104.06$〕

本品为白色结晶性粉末,有二氧化硫样特臭,在空气中易被氧化成硫酸盐。在水中溶解,在乙醇中微溶。

1-亚硝基-2-萘酚-3,6-二磺酸钠　Sodium 1-Nitroso-2-naphthol-3,6-disulfonate
〔$C_{10}H_5NNa_2O_8S_2 = 377.26$〕

本品为金黄色结晶或结晶性粉末。在水中溶解,在乙醇中微溶。

亚硝基铁氰化钠　Sodium Nitroprusside　〔$Na_2Fe(NO)(CN)_5 \cdot 2H_2O = 297.95$〕

本品为深红色透明结晶。水溶液逐渐分解变为绿色。在水中溶解,在乙醇中微溶。

亚硝酸钠　Sodium Nitrite　〔$NaNO_2 = 69.00$〕

本品为白色或淡黄色结晶或颗粒;有引湿性;与有机物接触能燃烧和爆炸,并放出有毒和刺激性的过氧化氮和氧化氮气体。在水中溶解,在乙醇或乙醚中微溶。

亚硝酸钴钠　Sodium Cobaltinitrite　〔$Na_3Co(NO_2)_6 = 403.94$〕

本品为黄色或黄棕色结晶性粉末,易分解。在水中极易溶解,在乙醇中微溶。

亚碲酸钠　Sodium Tellurite　〔$Na_2TeO_3 = 221.58$〕

本品为白色粉末。在热水中易溶,在水中微溶。

过硫酸铵　Ammonium Persulfate　〔$(NH_4)_2S_2O_8 = 228.20$〕

本品为白色透明结晶或粉末,无臭,有强氧化性。在水中易溶。

西黄蓍胶　Tragacanth

本品为白色或微黄色粉末,无臭。在碱溶液或过氧化氢溶液中溶解,在乙醇中不溶。

Ⅹa 因子　Factor Ⅹa

本品为白色冻干块状物。由牛血浆提取纯化得到。

刚果红　Congo Red　〔$C_{32}H_{22}N_6Na_2O_6S_2$＝696.68〕

本品为红棕色粉末。在水或乙醇中溶解。

冰醋酸　Acetic Acid Glacial　〔CH_3COOH＝60.05〕

本品为无色透明液体,有刺激性特臭,有腐蚀性,温度低于凝固点(16.7℃)时即凝固为冰状晶体。与水或乙醇能任意混合。

次甲基双丙烯酰胺　N,N'-Methylene Bisacrylamide　〔$C_7H_{10}N_2O_2$＝154.17〕

本品为白色结晶性粉末,水溶液可因水解而形成丙烯酸和氨。在水中略溶。

次没食子酸铋　Bismuth Subgallate　〔$C_7H_5BiO_6 \cdot H_2O$＝430.12〕

本品为黄色粉末;无臭,无味。溶于稀矿酸或稀氢氧化碱溶液并分解,几乎不溶于水、乙醇、乙醚或三氯甲烷。

次氯酸钠溶液　Sodium Hypochlorite Solution　〔$NaOCl$＝74.44〕

本品为淡黄绿色澄明液体,有腐蚀性,具强氧化性及强碱性。与水能任意混合。

次磷酸　Hypophosphorous Acid　〔H_3PO_2＝66.00〕

本品为白色透明结晶,过冷时形成无色油状液体;无臭;有引湿性;系强还原剂。在水、乙醇或乙醚中溶解。

异丁醇　Isobutanol　〔$(CH_3)_2CHCH_2OH$＝74.12〕

本品为无色透明液体,具强折光性,易燃。与水、乙醇或乙醚能任意混合。沸程为107.3～108.3℃。

异丙醇　Isopropanol　〔$(CH_3)_2CHOH$＝60.10〕

本品为无色透明液体,有特臭,味微苦。与水、乙醇或乙醚能任意混合。沸程为82.0～83.0℃。

异丙醚　Isopropyl Ether　〔$C_6H_{14}O$＝102.18〕

本品为无色透明液体,易燃。与乙醇、三氯甲烷、乙醚或苯混溶,在水中微溶。

异戊醇　Isoamylol　〔$(CH_3)_2CHCH_2CH_2OH$＝88.15〕

本品为无色液体,有特臭,易燃。与有机溶剂能任意混合,在水中微溶。沸点为132℃。

异辛烷　Trimethylpentane　〔$(CH_3)_3CCH_2CH(CH_3)_2$＝114.23〕

本品为无色透明液体,与空气能形成爆炸性的混合物,易燃。在丙酮、三氯甲烷、乙醚或苯中溶解,在水中不溶。沸点为99.2℃。

异烟肼　Isoniazide　〔$C_6H_7N_3O$＝137.14〕

本品为无色结晶,白色或类白色的结晶性粉末;无臭;遇光渐变质。本品在水中易溶,在乙醇中微溶,在乙醚中极微溶解。

红碘化汞　Mercuric Iodide,Red　〔HgI_2＝454.40〕

本品为鲜红色粉末,质重;无臭。在乙醚、硫代硫酸钠或碘化钾溶液中溶解,在无水乙醇中微溶,在水中不溶。

麦芽糖　Maltose　〔$C_{12}H_{22}O_{11}$＝342.30〕

本品为白色结晶(β型),味甜。在水中易溶,在乙醇中微溶,在乙醚中不溶。比旋度$[\alpha]_D$为＋125°～＋137°。

汞　Mercury　〔Hg＝200.59〕

本品为银白色有光泽的液态金属,质重,在常温下微量挥发;能与铁以外的金属形成汞齐。在稀硝酸中溶解,在水中不溶。

苏丹Ⅲ　Sudan Ⅲ　〔$C_{22}H_{16}N_4O＝352.40$〕

本品为红棕色粉末。在三氯甲烷或冰醋酸中溶解,在乙醇中微溶,在水中不溶。

苏丹Ⅳ　Sudan Ⅳ　〔$C_{24}H_{20}N_4O＝380.45$〕

本品为深褐色粉末。在乙醇、三氯甲烷、乙醚、苯或苯酚中溶解,在丙酮中微溶,在水中不溶。

还原型辅酶Ⅰ　β-Nicotinamide Adenine Dinucleotide, Reduced, Disodium Salt　〔$C_{21}H_{27}N_7Na_2O_{14}P_2$〕

本品为白色至微黄色粉末。在水中溶解。

连二亚硫酸钠　Sodium Hydrosulfite　〔$Na_2S_2O_4＝174.11$〕

本品为白色或类白色粉末,有特臭,有引湿性,受热或露置空气中能加速分解乃至燃烧。在水中易溶,在乙醇中不溶。

抗坏血酸　Ascorbic Acid　〔$C_6H_8O_6＝176.13$〕

本品为白色结晶或结晶性粉末;无臭,味酸;久置色渐变微黄;水溶液显酸性反应。本品在水中易溶,在乙醇中略溶,在三氯甲烷或乙醚中不溶。

抗凝血酶(ATⅢ)　Antithrombin Ⅲ

本品为白色冻干块状物。由人血浆提取,并经亲和色谱纯化制得。

坚固蓝BB盐　Fast Blue BB Salt　〔$C_{17}H_{18}ClN_3O_3 · 1/2ZnCl_2＝415.96$〕

本品为浅米红色粉末。

吡啶　Pyridine　〔$C_5H_5N＝79.10$〕

本品为无色透明液体,有恶臭,味辛辣,有引湿性,易燃。与水、乙醇、乙醚或石油醚能任意混合。

α,β-吲哚醌　Isatin　〔$C_8H_5NO_2＝147.13$〕

本品为暗红色结晶或结晶性粉末,味苦,能升华。在乙醚或沸水中溶解,在沸醇中易溶,在冷水中几乎不溶。

钌红　Ruthenium Red　〔$Ru_2(OH)_2Cl_4 · 7NH_3 · 3H_2O＝551.23$〕或〔$(NH_3)_5RuO-Ru(NH_3)_4-O-Ru(NH_3)_5Cl_6＝786.35$〕

本品为棕红色粉末。在水中溶解,在乙醇或甘油中不溶。

谷氨酸脱氢酶　Glutamate Dehydrogenase

本品为白色粉末。分子量为260kDa(gel),活力大于500U/mg蛋白。

含氯石灰(漂白粉)　Chlorinated Lime

本品为灰白色颗粒粉末,有氯臭,在空气中即吸收水分和二氧化碳而缓慢分解。在水或乙醇中部分溶解。

邻二氮菲　o-Phenanthroline　〔$C_{12}H_8N_2 · H_2O＝198.22$〕

本品为白色或淡黄色结晶或结晶性粉末,久贮易变色。在乙醇或丙酮中溶解,在水中微溶,在乙醚中不溶。

邻甲基苯胺　o-Toluidine　〔$C_7H_9N＝107.16$〕

本品为淡黄色液体,见光或露置空气中逐渐变为棕红色。在乙醇、乙醚或稀酸中溶解,在水中微溶。

邻甲酚 *o*-Cresol 〔$CH_3C_6H_5OH=108.14$〕

本品为无色液体或结晶;有酚臭;有腐蚀性,有毒;久置空气或见光即逐渐变为棕色。在乙醇、乙醚或三氯甲烷中溶解,在水中微溶。熔点为30℃。

邻苯二甲酸二丁酯 Dibutyl Phthalate 〔$C_{16}H_{22}O_4=278.35$〕

本品为无色或淡黄色油状液体。在乙醇、丙酮、乙醚或苯中易溶,在水中几乎不溶。

邻苯二甲酸二辛酯 Dioctyl Phthalate 〔$C_{24}H_{38}O_4=390.56$〕

本品为无色或淡黄色油状液体,微有特臭。与有机溶剂能任意混合,在水中不溶。

邻苯二甲酸氢钾 Potassium Biphthalate 〔$KHC_6H_4(COO)_2=204.22$〕

本品为白色结晶性粉末。在水中溶解,在乙醇中微溶。

邻苯二醛 *o*-Phthalaldehyde 〔$C_8H_6O_2=134.13$〕

本品为淡黄色针状结晶。在水、乙醇或乙醚中溶解,在石油醚中微溶。

邻联二茴香胺 3,3′-Dimethoxybenzidine 〔$C_{14}H_{16}N_8O_2=244.28$〕

本品为白色结晶,在空气中带紫色光泽。在醇或醚中溶解,在水中不溶。熔点为137~138℃。

邻联(二)茴香胺 *o*-Dianisidine 〔$(CH_3OC_6H_3NH_2)_2=244.29$〕

本品为白色结晶。在乙醇、乙醚或苯中溶解,在水中不溶。

卵磷脂 L-α-Phosphatidyl Choline,from Soyabean 〔$C_{44}H_{88}N_{89}=790.16$〕

本品为黄色至棕色蜡状物。在乙醇、乙醚、三氯甲烷、石油醚中溶解,在苯中微溶,不溶于丙酮、水和冷的植物油。在水中可溶胀成胶体液。

间二硝基苯 *m*-Dinitrobenzene 〔$C_6H_4(NO_2)_2=168.11$〕

本品为淡黄色结晶,易燃。在三氯甲烷、乙酸乙酯或苯中易溶,在乙醇中溶解,在水中微溶。

间甲酚紫 *m*-Cresol Purple 〔$C_{21}H_{18}O_5S=382.44$〕

本品为红黄色或棕绿色粉末。在甲醇、乙醇或氢氧化钠溶液中易溶,在水中微溶。

间苯二酚 Resorcinol 〔$C_6H_4(OH)_2=110.11$〕

本品为白色透明结晶,遇光、空气或与铁接触即变为淡红色。在水、乙醇或乙醚中溶解。

间苯三酚 Phloroglucinol 〔$C_6H_3(OH)_3 \cdot H_2O=162.14$〕

本品为白色或淡黄色结晶性粉末,味甜,见光易变为淡红色。在乙醇或乙醚中易溶,在水中微溶。

辛可宁 Cinchonine 〔$C_{19}H_{22}N_2O=294.40$〕

本品为白色结晶或粉末,味微苦,见光颜色变暗。在乙醇或三氯甲烷中溶解,在乙醚中微溶,在水中几乎不溶。

辛烷磺酸钠 Sodium Octanesulfonate 〔$C_8H_{17}NaO_3S=216.28$〕

没食子酸(五倍子酸) Gallic Acid 〔$C_7H_6O_5 \cdot H_2O=188.14$〕

本品为白色或淡褐色结晶或粉末。在热水、乙醇或乙醚中溶解,在三氯甲烷或苯中不溶。

阿拉伯胶 Acacia

本品为白色或微黄色颗粒或粉末。在水中易溶,形成黏性液体;在乙醇中不溶。

环己烷　Cyclohexane　〔$C_6H_{12}=84.16$〕

本品为无色透明液体，易燃。与甲醇、乙醇、丙酮、乙醚、苯或四氯化碳能任意混合，在水中几乎不溶。沸点为 80.7℃。

环己酮　Cyclohexanone　〔$C_6H_{10}O=98.14$〕

本品为无色油状液体，有薄荷或丙酮臭气，其蒸气与空气能形成爆炸性混合物。与醇或醚能任意混合，在水中微溶。

玫瑰红钠（四氯四碘荧光素钠）　Rose Bengal Sodium Salt　〔$C_{20}H_2Cl_4I_4Na_2O_5=1017.6$〕

本品为棕红色粉末。在水中溶解，溶液呈紫色，无荧光；在硫酸中溶解，溶液呈棕色。

苦酮酸　Picrolonic Acid　〔$C_{10}H_8N_4O_5=264.21$〕

本品为黄色叶状结晶。在乙醇中溶解，在水中微溶。

苯　Benzene　〔$C_6H_6=78.11$〕

本品为无色透明液体，有特臭，易燃。与乙醇、乙醚、丙酮、四氯化碳、二硫化碳或乙酸能任意混合，在水中微溶。沸点为 80.1℃。

2-苯乙酰胺（苯乙酰胺）　2-Phenylacetamide　〔$C_8H_9NO=135.16$〕

本品为白色结晶。在热水或醇中溶解，在冷水或醚中微溶。熔点为 156～160℃。

苯甲酰氯（氯化苯甲酰）　Benzoyl Chloride　〔$C_6H_5COCl=140.57$〕

本品为无色透明液体；有刺激性、腐蚀性；在潮湿空气中会发烟，蒸气有腐蚀性，能引起流泪。与乙醚或二硫化碳能任意混合，在水或乙醇中分解。

苯甲酸　Benzoic Acid　〔$C_6H_5COOH=122.12$〕

本品为白色有丝光的鳞片或针状结晶或结晶性粉末，质轻，无臭或微臭，在热空气中微有挥发性，水溶液显酸性反应。本品在乙醇、三氯甲烷或乙醚中易溶，在沸水中溶解，在水中微溶。

N-苯甲酰-L-精氨酸乙酯盐酸盐　N-Benzoyl-L-Arginine Ethyl Ester Hydrochloride

〔$C_{15}H_{23}ClN_4O_3=342.82$〕

本品为白色或类白色结晶性粉末，在水或无水乙醇中极易溶解。

苯肼　Phenylhydrazine　〔$C_6H_8N_2=108.14$〕

本品为黄色油状液体，在 23℃ 以下为片状结晶；露置于空气中或见光易变为褐色；有腐蚀性；易燃。与乙醇、乙醚、三氯甲烷或苯能混溶，在稀酸中溶解，在水或石油醚中微溶。

苯胺　Aniline　〔$C_6H_5NH_2=93.13$〕

本品为无色或淡黄色透明油状液体，有特臭，露置于空气中或见光渐变为棕色，易燃。与乙醇、乙醚或苯能任意混合，在水中微溶。

苯氧乙醇　Phenoxyethanol　〔$C_6H_5OCH_2CH_2OH=138.17$〕

本品为无色透明液体，有芳香臭。在乙醇、乙醚或氢氧化钠溶液中易溶，在水中微溶。

苯酚　Phenol　〔$C_6H_5OH=94.11$〕

本品为无色或微红色的针状结晶或结晶性块，有特臭，有引湿性，对皮肤及黏膜有腐蚀性，遇光或在空气中色渐变深。在乙醇、三氯甲烷、乙醚、甘油、脂肪油或挥发油中易溶，在水中溶解，在液状石蜡中略溶。

苯替甘氨酸（α-苯甘氨酸）　Anilinoacetic Acid　〔$C_8H_9NO_2=151.16$〕

本品为白色或淡黄色结晶。在水中溶解，在乙醇或乙醚中微溶。

苯醌　Benzoquinone　〔$C_6H_4O_2=108.10$〕

本品为黄色结晶,有特臭,能升华。在乙醇或乙醚中溶解,在水中微溶。

茚三酮　Ninhydrin　〔$C_9H_6O_4=178.14$〕

本品为白色或淡黄色结晶性粉末,有引湿性,见光或露置于空气中逐渐变色。在水或乙醇中溶解,在三氯甲烷或乙醚中微溶。

叔丁羟甲苯　Butylated Hydroxytoluene　〔$C_{15}H_{24}O=220.4$〕

本品为无色结晶或白色结晶性粉末。熔点约为70℃。

叔丁醇　*t*-Butanol　〔$(CH_3)_3COH=74.12$〕

本品为白色结晶,含少量水时为液体;似樟脑臭;有引湿性;易燃。与乙醇或乙醚能任意混合,在水中溶解。沸点为82.4℃。

明胶　Gelatin

本品为淡黄色至黄色、半透明、微带光泽的粉粒或薄片;无臭;潮湿后,易为细菌分解;在水中久浸即吸水膨胀并软化,重量可增加5～10倍。在热水、醋酸或甘油与水的热混合液中溶解,在乙醇、三氯甲烷或乙醚中不溶。

呫吨氢醇　Xanthydrol　〔$C_{13}H_{10}O_2=198.22$〕

本品为淡黄色结晶性粉末。在乙醇、三氯甲烷、乙醚中溶解,在水中不溶。

咖啡因　Caffeine　〔$C_8H_{10}N_4O_2 \cdot H_2O=212.21$〕

本品为白色或带极微黄绿色、有丝光的针状结晶;无臭,味苦;有风化性。在热水或三氯甲烷中易溶,在水、乙醇或丙酮中略溶,在乙醚中极微溶解。

罗丹明 B　Rhodamine B　〔$C_{28}H_{31}ClN_2O_3=479.02$〕

本品为带绿色光泽的结晶或红紫色粉末。在水或乙醇中易溶,水溶液呈蓝红色,稀释后有强荧光;在盐酸或氢氧化钠溶液中微溶。

钍试剂　Thorin　〔$C_{16}H_{11}AsN_2Na_2O_{10}S_2=576.30$〕

本品为红色结晶。在水中易溶,在有机溶剂中不溶。

钒酸铵　Ammonium Vanadate　〔$NH_4VO_3=116.98$〕

本品为白色或微黄色结晶性粉末。在热水或稀氨溶液中易溶,在冷水中微溶,在乙醇中不溶。

金属钠　Sodium Metal　〔$Na=22.99$〕

本品为银白色金属,立方体结构。新切面发光,在空气中氧化变为暗灰色。质软而轻,遇水分解,生成氢氧化钠和氢气并产生热量。能引起燃烧,燃烧时发亮黄色火焰。

乳酸　Lactic Acid　〔$CH_3CH(OH)COOH=90.08$〕

本品为无色至微黄色的澄清黏性液体;几乎无臭,味微酸;有引湿性;水溶液显酸性反应。本品与水、乙醇或乙醚能任意混合,在三氯甲烷中不溶。

乳酸锂　Lithium Lactate　〔$LiC_3H_5O_3=96.01$〕

本品为白色粉末,无臭。在水中溶解。

乳糖　Lactose　〔$C_{12}H_{22}O_{11} \cdot H_2O=360.31$〕

本品为白色的结晶性颗粒或粉末;无臭,味微甜。在水中易溶,在乙醇、三氯甲烷或乙醚中不溶。

变色酸　Chromotropic Acid　〔$C_{10}H_8O_8S_2 \cdot 2H_2O=356.33$〕

本品为白色结晶。在水中溶解。

变色酸钠 Sodium Chromotropate 〔$C_{10}H_6Na_2O_8S_2 \cdot 2H_2O = 400.29$〕

本品为白色或灰色粉末。在水中溶解,溶液呈浅褐色。

庚烷磺酸钠 Sodium Heptanesulfonate 〔$C_7H_{15}NaO_3S \cdot H_2O = 220.27$〕

单硬脂酸甘油酯 Glycerol Monostearate 〔$C_{21}H_{42}O_4 = 358.57$〕

本品为白色或微黄色蜡状固体,有愉快的气味。在热的有机溶剂,如醇、醚或丙酮中溶解,在水中不溶。熔点为 $56 \sim 58 °C$。

茜素红 Alizarin Red 〔$C_{14}H_7NaO_7S \cdot H_2O = 360.28$〕

本品为黄棕色或橙黄色粉末。在水中易溶,在乙醇中微溶,在苯或三氯甲烷中不溶。

茜素氟蓝 Alizarin Fluoro-Blue 〔$C_{19}H_{15}NO_8 = 385.33$〕

本品为橙黄色粉末。在水、乙醇或乙醚中微溶。

茜素磺酸钠(茜红) Sodium Alizarinsulfonate 〔$C_{14}H_7NaO_7S \cdot H_2O = 360.28$〕

本品为橙黄色或黄棕色粉末。在水中易溶,在乙醇中微溶,在三氯甲烷或苯中不溶。

草酸 Oxalic Acid 〔$H_2C_2O_4 \cdot 2H_2O = 126.07$〕

本品为白色透明结晶或结晶性颗粒;易风化。在水或乙醇中易溶,在三氯甲烷或苯中不溶。

草酸三氢钾 Potassium Trihydrogen Oxalate 〔$KH_3(C_2O_4)_2 \cdot 2H_2O = 254.19$〕

本品为白色结晶或结晶性粉末。在水中溶解,在乙醇中微溶。

草酸钠 Sodium Oxalate 〔$Na_2C_2O_4 = 134.00$〕

本品为白色结晶性粉末。在水中溶解,在乙醇中不溶。

草酸铵 Ammonium Oxalate 〔$(NH_4)_2C_2O_4 \cdot H_2O = 142.11$〕

本品为白色结晶,加热易分解。在水中溶解,在乙醇中微溶。

茴香醛 *p*-Methoxybenzaldehyde(Anisaldehyde) 〔$CH_3OC_6H_4CHO = 136.15$〕

本品为无色油状液体。与醇或醚能任意混合,在水中微溶。

荧光母素 Fluorane 〔$C_{20}H_{12}O_3 = 300.31$〕

荧光黄(荧光素) Fluorescein 〔$C_{20}H_{12}O_5 = 332.11$〕

本品为橙黄色或红色粉末。在热乙醇、冰醋酸、碳酸钠溶液或氢氧化钠溶液中溶解,在水、三氯甲烷或苯中不溶。

玻璃酸钾 Potassium Hyaluronate

本品为白色疏松絮状或片状物。在水中易溶。

〔检查〕 ①干燥失重。取本品,置于五氧化二磷干燥器中,减压干燥至恒重,减失的质量不得超过 10%(通则 0831)。②总氮量。按干燥品计算,总氮量应为 $3\% \sim 4\%$(通则 0704 第一法)。③炽灼残渣。遗留残渣按干燥品计算,应为 $14\% \sim 18\%$(通则 0841)。④黏度。0.15% 水溶液的运动黏度(通则 0633 第一法)应为 $5 \sim 6mm^2/s$。⑤pH。0.15% 水溶液的 pH(通则 0631)应为 $6.0 \sim 7.0$。

枸橼酸(柠檬酸) Citric Acid 〔$C_6H_8O_7 \cdot H_2O = 210.14$〕

本品为白色结晶或颗粒,易风化,有引湿性。在水或乙醇中易溶。

枸橼酸钠 Sodium Citrate 〔$C_6H_5Na_3O_7 \cdot H_2O = 294.10$〕

本品为白色结晶或粉末。在水中易溶,在乙醇中不溶。

枸橼酸氢二铵 **Ammonium Citrate Dibasic** 〔$(NH_4)_2HC_6H_5O_7 = 226.19$〕

本品为无色细小结晶或白色颗粒。在水中溶解，在醇中微溶。

枸橼酸铁铵 **Ammonium Ferric Citrate** 〔$C_{12}H_{22}FeN_3O_{14} = 488.16$〕

本品为棕红色或绿色鳞片或粉末，易潮解，见光易还原成亚铁。在水中溶解，在醇或醚中不溶。

枸橼酸铵 **Ammonium Citrate, Tribasic** 〔$C_6H_{17}N_3O_7 = 243.22$〕

本品为白色粉末，易潮解。在水中易溶，在乙醇、丙酮或乙醚中不溶。

胃蛋白酶（猪） **Pepsin**

本品为白色或微黄色鳞片或颗粒，味微酸咸，有引湿性。在水中易溶，在乙醇、三氯甲烷或乙醚中几乎不溶。

胃酶消化物 **Peptone from Poultry**

本品为黄色或浅黄色粉末，溶于水。

咪唑 **Imidazole** 〔$C_3H_4N_2 = 68.08$〕

本品为白色半透明结晶。在水、乙醇、乙醚或吡啶中易溶，在苯中微溶，在石油醚中极微溶解。

钙黄绿素 **Calcein** 〔$C_{30}H_{24}N_2Na_2O_{13} = 666.51$〕

本品为鲜黄色粉末。在水中溶解，在无水乙醇或乙醚中不溶。

钙紫红素 **Calcon** 〔$C_{20}H_{13}N_2NaO_5S = 416.39$〕

本品为棕色或棕黑色粉末。在水或乙醇中溶解。

钙-羧酸 **Calcon Carboxylic Acid**

本品为棕色到黑色结晶或褐色粉末。易溶于碱液和浓氨溶液，微溶于水。

钠石灰 **Soda Lime**

本品为氢氧化钠与氧化钙的混合物，经特殊指示剂着色后制成的粉红色小粒，吸收二氧化碳后颜色逐渐变淡。

钨酸钠 **Sodium Wolframate** 〔$Na_2WO_4 \cdot 2H_2O = 329.86$〕

本品为白色结晶性粉末，易风化。在水中溶解，在乙醇中不溶。

氟化钙 **Calcium Fluoride** 〔$CaF_2 = 78.08$〕

本品为白色粉末或立方体结晶，加热时发光。在浓无机酸中溶解，并分解放出氟化氢；在水中不溶。

氟化钠 **Sodium Fluoride** 〔$NaF = 41.99$〕

本品为白色粉末或方形结晶。在水中溶解，水溶液有腐蚀性，能使玻璃发毛；在乙醇中不溶。

氟化钾 **Potassium Fluoride** 〔$KF = 58.10$〕

本品为白色结晶，有引湿性。在水中易溶，在氢氟酸或浓氨溶液中溶解，在乙醇中不溶。

氢氟酸 **Hydrofluoric Acid** 〔$HF = 20.01$〕

本品为无色发烟液体；有刺激臭，对金属和玻璃有强烈的腐蚀性。与水或乙醇能任意混合。

氢氧化四乙基铵 **Tetraethylammonium Hydroxide** 〔$(C_2H_5)_4NOH = 147.26$〕

本品游离碱仅存在于溶液中或以水合物的形式存在，一般制成10%、25%或60%的水溶液,水溶液无色;具强腐蚀性;具极强碱性,易吸收空气中的二氧化碳。

氢氧化四丁基铵溶液　Tetrabutylammonium Hydroxide Solution　〔$C_{16}H_{37}NO=259.48$〕

本品为无色澄清液体;有氨样臭;具强碱性,易吸收二氧化碳。通常制成 10% 和 20% 的溶液。

氢氧化四甲基铵　Tetramethylammonium Hydroxide　〔$(CH_3)_4NOH=91.15$〕

本品为无色透明液体,易吸收二氧化碳,有腐蚀性。在水或乙醇中溶解。

氢氧化钙　Calcium Hydroxide　〔$Ca(OH)_2=74.09$〕

本品为白色结晶性粉末,易吸收二氧化碳而生成碳酸钙。在水中微溶。

氢氧化钡　Barium Hydroxide　〔$Ba(OH)_2·8H_2O=315.46$〕

本品为白色结晶,易吸收二氧化碳而生成碳酸钡。在水中易溶,在乙醇中微溶。

氢氧化钠　Sodium Hydroxide　〔$NaOH=40.00$〕

本品为白色颗粒或片状物,易吸收二氧化碳与水,有引湿性。在水、乙醇或甘油中易溶。

氢氧化钾　Potassium Hydroxide　〔$KOH=56.11$〕

本品为白色颗粒或棒状物,易吸收二氧化碳而生成碳酸钾,有引湿性。在水或乙醇中溶解。

氢氧化铝　Aluminium Hydroxide　〔$Al(OH)_3=78.00$〕

本品为白色粉末,无味。在盐酸、硫酸或氢氧化钠溶液中溶解,在水或乙醇中不溶。

氢氧化锂　Lithium Hydroxide　〔$LiOH·H_2O=41.95$〕

本品为白色细小单斜结晶;有辣味;具强碱性,在空气中能吸收二氧化碳与水分。在水中溶解,在醇中微溶。

氢氧化锶　Strontium Hydroxide　〔$Sr(OH)_2·8H_2O=265.76$〕

本品为无色结晶或白色结晶;易潮解;在空气中吸收二氧化碳而生成碳酸盐,在干燥的空气中能失去 7 分子结晶水。在热水或酸中溶解,在水中微溶。

氢碘酸　Hydroiodic Acid　〔$HI=127.91$〕

本品为碘化氢的水溶液,无色,见光或久置因析出碘而变微黄色至棕色;有腐蚀性和强烈的刺激性气味。与水或醇能任意混合。

氢硼化钠　Sodium Borohydride　〔$NaBH_4=37.83$〕

本品为白色结晶性粉末,有引湿性。在水、氨溶液、乙二胺或吡啶中溶解,在乙醚中不溶。

香草醛　Vanillin　〔$C_8H_8O_3=152.15$〕

本品为白色结晶,有愉快的香气。在乙醇、三氯甲烷、乙醚、冰醋酸或吡啶中易溶,在油类或氢氧化钠溶液中溶解。

重铬酸钾　Potassium Dichromate　〔$K_2Cr_2O_7=294.18$〕

本品为橙红色结晶,有光泽;味苦;有强氧化性。在水中溶解,在乙醇中不溶。

胨　Peptone

本品为黄色或淡棕色粉末,无臭,味微苦。在水中溶解,在乙醇或乙醚中不溶。

胆甾醇　Cholesterol　〔$C_{27}H_{46}O=386.66$〕

本品的一水合物为白色或淡黄色片状结晶,70～80℃时成为无水物,在空气中能缓慢氧化变黄。在苯、石油醚或植物油中溶解,在乙醇中微溶,在水中几乎不溶。

亮绿　Brilliant Green　〔$C_{27}H_{33}N_2·HSO_4=482.64$〕

本品为金黄色结晶,有光泽。在水或乙醇中溶解,溶液呈绿色。

姜黄粉　Curcuma Powder

本品为姜科植物姜黄根茎的粉末,含有 5% 挥发油、黄色姜黄素、淀粉和树脂。

活性炭　Carbon Active　〔$C=12.01$〕

本品为黑色细微粉末,无臭,无味;具有高容量吸附有机色素及含氮碱的能力。在任何溶剂中均不溶。

洋地黄皂苷　Digitonin　〔$C_{56}H_{92}O_{29}=1229.33$〕

本品为白色结晶。在无水乙醇中略溶,在乙醇中微溶,在水、三氯甲烷或乙醚中几乎不溶。

浓过氧化氢溶液(30%)　Concentrated Hydrogen Peroxide Solution　〔$H_2O_2=34.01$〕

本品为无色透明液体,有强氧化性及腐蚀性。与水或乙醇能任意混合。

浓氨溶液(浓氨水)　Concentrated Ammonia Solution　〔$NH_3 \cdot H_2O=35.05$〕

本品为无色透明液体,有腐蚀性。NH_3 的含量应为 25%～28%(g/g)。与乙醇或乙醚能任意混合。

结晶紫　Crystal Violet　〔$C_{25}H_{30}ClN_3=407.99$〕

本品为暗绿色粉末,有金属光泽。在水、乙醇或三氯甲烷中溶解,在乙醚中不溶。

盐酸　Hydrochloric Acid　〔$HCl=36.46$〕

本品为无色透明液体,有刺激性特臭,有腐蚀性,在空气中冒白烟。HCl 的含量应为 36%～38%。与水或乙醇能任意混合。

盐酸二氨基联苯胺　Diaminobenzidine Hydrochloride　〔$C_{12}H_{14}N_4 \cdot 4HCl \cdot 2H_2O=396.14$〕

本品为白色或灰色粉末。在水中溶解,溶液易氧化而变色。

盐酸甲胺　Methylamine Hydrochloride　〔$CH_3NH_2 \cdot HCl=67.52$〕

本品为白色或类白色结晶,有引湿性。在水或无水乙醇中溶解。

盐酸半胱氨酸　Cysteine Hydrochloride　〔$CH_2(SH)CH(NH_2)COOH \cdot HCl=157.62$〕

本品为白色结晶。在水或乙醇中溶解。

盐酸苯甲酰精氨酰萘胺　　Benzoyl-DL-arginyl-naphthylamide　Hydrochloride　〔$C_{22}H_{25}N_5O_2 \cdot HCl=439.94$〕

本品为白色结晶。在水或乙醇中溶解。

盐酸苯肼　Phenylhydrazine Hydrochloride　〔$C_6H_8N_2 \cdot HCl=144.60$〕

本品为白色或白色透明结晶 ,能升华。在水中易溶,在乙醇中溶解,在乙醚中几乎不溶。

盐酸萘乙二胺　N-Naphthylethylenediamine Dihydrochloride　〔$C_{12}H_{14}N_2 \cdot 2HCl=259.18$〕

本品为白色微带红色或黄绿色结晶。在热水、乙醇或稀盐酸中易溶,在水、无水乙醇或丙酮中微溶。

盐酸 α-萘胺　α-Naphthylamine Hydrochloride　〔$C_{10}H_9N \cdot HCl=179.65$〕

本品为白色结晶性粉末,置于空气中变色。在水、乙醇或乙醚中溶解。

盐酸副品红　Pararosaniline Hydrochloride　〔$C_{19}H_{18}ClN_3=323.8$〕

本品为有绿色光泽的结晶或棕红色粉末。易溶于乙醇而呈绯红色,热水中呈红色,微溶于冷水,不溶于乙醚。

盐酸羟胺　Hydroxylamine Hydrochloride 〔$NH_2OH \cdot HCl = 69.49$〕

本品为白色结晶,吸湿后易分解,有腐蚀性。在水、乙醇或甘油中溶解。

盐酸氨基脲　Semicarbazide Hydrochloride 〔$NH_2CONHNH_2 \cdot HCl = 111.53$〕

本品为白色结晶。在水中易溶,在乙醇或乙醚中不溶。

盐酸普鲁卡因　Procaine Hydrochloride 〔$C_{13}H_{20}N_2O_2 \cdot HCl = 272.78$〕

本品为白色结晶或结晶性粉末,无臭。本品在水中易溶,在乙醇中略溶,在三氯甲烷中微溶,在乙醚中几乎不溶。

原儿茶酸　Protocatechuic Acid 〔$C_7H_6O_4 = 154.12$〕

本品为白色或微带棕色的结晶,置于空气中渐变色。在乙醇或乙醚中溶解,在水中微溶。

钼酸钠　Sodium Molybdate 〔$Na_2MoO_4 \cdot 2H_2O = 241.95$〕

本品为白色结晶性粉末,加热至100℃时失去结晶水。在水中溶解。

钼酸铵　Ammonium Molybdate 〔$(NH_4)_6Mo_7O_{24} \cdot 4H_2O = 1235.86$〕

本品为无色或淡黄绿色结晶。在水中溶解,在乙醇中不溶。

铁　Iron 〔$Fe = 55.85$〕

本品为银灰色丝状或灰黑色无定形粉末,露置于潮湿空气中时遇水易氧化。在稀酸中溶解,在浓酸、稀碱溶液中不溶。

铁氨氰化钠　Sodium Ferricyanide, Ammoniated 〔$Na_3[Fe(CN)_5NH_3] \cdot 3H_2O = 325.98$〕

本品为黄色结晶。在水中溶解。

铁氰化钾　Potassium Ferricyanide 〔$K_3Fe(CN)_6 = 329.25$〕

本品为红色结晶,见光、受热或遇酸均易分解。在水中溶解,在乙醇中微溶。

氧化钬　Holmium Oxide 〔$Ho_2O_3 = 377.86$〕

本品为黄色固体,微有引湿性,溶于酸后生成黄色盐。在水中易溶。

氧化铝　Aluminium Oxide 〔$Al_2O_3 = 101.96$〕

本品为白色粉末,无味,有引湿性。在硫酸中溶解,在氢氧化钠溶液中能缓慢溶解而生成氢氧化物,在水、乙醇或乙醚中不溶。

氧化银　Silver Oxide 〔$Ag_2O = 231.74$〕

本品为棕黑色粉末,质重,见光后逐渐分解,易燃。在稀酸或氨溶液中易溶,在水或乙醇中几乎不溶。

氧化锌　Zinc Oxide 〔$ZnO = 81.39$〕

本品为白色或淡黄色粉末。在稀酸、浓碱或浓氨溶液中溶解,在水或乙醇中不溶。

氧化镁　Magnesium Oxide 〔$MgO = 40.30$〕

本品为白色极细粉末,无气味;暴露于空气中易吸收水分和二氧化碳,与水结合生成氢氧化镁。在稀酸中溶解,在纯水中极微溶解,在醇中不溶。

氧化镧　Lanthanum Oxide 〔$La_2O_3 = 325.84$〕

本品为类白色的无定形粉末。在空气中能吸收二氧化碳。在稀矿酸中溶解而形成盐,在水中不溶。

氨气　Ammonia 〔$NH_3 = 17.03$〕

可取铵盐(氯化铵)与强碱(氢氧化钙)共热,或取浓氨溶液加热,放出的气体经过氧化钙干燥,即得。

本品为无色气体,具氨臭;-33℃时液化,-78℃时凝固成无色晶体。在水中极易溶解,溶解时放出大量热。

7-氨基去乙酰氧基头孢烷酸　7-Aminodesacetoxycepha-losporanic Acid 〔$C_8H_{10}N_2O_3S=214.25$〕

本品为白色或微带黄色的结晶性粉末。在水、乙醇或丙酮中不溶,在强酸或强碱溶液中溶解。

4-氨基安替比林　4-Aminoantipyrine 〔$C_{11}H_{13}N_3O=203.24$〕

本品为淡黄色结晶。在水、乙醇或苯中溶解,在乙醚中微溶。

1-氨基-2-萘酚-4-磺酸　1-Amino-2-naphthol-4-sulfonic Acid 〔$C_{10}H_9NO_4S=239.25$〕

本品为白色或灰色结晶,见光易变色,有引湿性。在热的亚硫酸氢钠或碱溶液中溶解,溶液易氧化;在水、乙醇或乙醚中不溶。

氨基黑 10B　Amido Black 10B 〔$C_{22}H_{14}N_6Na_2O_9S_2=616.50$〕

本品为棕黑色粉末。在水、乙醇或乙醚中溶解,其溶液呈蓝黑色;在硫酸中溶解,溶液呈绿色;在丙酮中微溶。

氨基磺酸　Sulfamic Acid 〔$NH_2SO_3H=97.09$〕

本品为白色结晶。在水中溶解,溶液易水解生成硫酸氢铵;在甲醇或乙醇中微溶;在乙醚或丙酮中不溶。

氨基磺酸铵　Ammonium Sulfamate 〔$NH_2SO_3NH_4=114.13$〕

本品为白色结晶,有引湿性。在水中易溶,在乙醇中难溶。

L-胱氨酸　L-Cystine 〔$C_6H_{12}N_2O_4S_2=240.30$〕

本品为白色结晶。在酸或碱溶液中溶解,在水或乙醇中几乎不溶。

胰蛋白胨　Tryptone

本品为米黄色粉末,极易潮解。在水中溶解,在乙醇、乙醚中不溶。

胰蛋白酶　Trypsin

本品为白色、类白色或淡黄色粉末。在水中溶解,在乙醇中不溶。

胰酶　Pancreatin

本品为类白色至微黄色的粉末;微臭,但无霉败的臭气;有引湿性;水溶液煮沸或遇酸即失去酶活性。

高氯酸　Perchloric Acid 〔$HClO_4=100.46$〕

本品为无色透明液体,为强氧化剂,极易引湿,具挥发性及腐蚀性。与水能任意混合。

高氯酸钡　Barium Perchlorate 〔$Ba(ClO_4)_2 \cdot 3H_2O=390.32$〕

本品为无色晶体,有毒。在水或甲醇中溶解,在乙醇、乙酸乙酯或丙酮中微溶,在乙醚中几乎不溶。

高碘酸　Periodic Acid 〔$HIO_4 \cdot 2H_2O=227.94$〕

本品为无色单斜结晶;有引湿性,暴露于空气中可变成淡黄色;有氧化性。在水中易溶,在乙醇中溶解,在乙醚中微溶。

高碘酸钠　Sodium Periodate 〔$NaIO_4=213.89$〕

本品为白色结晶性粉末。在水、盐酸、硝酸、硫酸或醋酸中溶解,在乙醇中不溶。

高碘酸钾　Potassium Periodate 〔$KIO_4 = 230.00$〕

本品为白色结晶性粉末。在热水中溶解,在水中微溶。

高锰酸钾　Potassium Permanganate 〔$KMnO_4 = 158.03$〕

本品为深紫色结晶,有金属光泽;为强氧化剂。在乙醇、浓酸或其他有机溶剂中即分解而产生游离氧。在水中溶解。

烟酰酪氨酰肼　Nicotinyl-L-tyrosyl-hydrazide 〔$C_{15}H_{16}N_4O_3 = 300.32$〕

本品为白色结晶。在热乙醇中溶解。

酒石酸　Tartaric Acid 〔$H_2C_4H_4O_6 = 150.29$〕

本品为白色透明结晶或白色结晶性粉末。在水、甲醇、乙醇、丙醇或甘油中溶解,在乙醚中微溶,在三氯甲烷中不溶。

酒石酸氢钠　Sodium Bitartrate 〔$NaHC_4H_4O_6 \cdot H_2O = 190.09$〕

本品为白色结晶性粉末,味酸。在热水中易溶,在水或乙醇中不溶。

酒石酸氢钾　Potassium Bitartrate 〔$KHC_4H_4O_6 = 188.18$〕

本品为白色透明结晶或结晶性粉末。在水中溶解,在乙醇中不溶。

酒石酸钾钠　Potassium Sodium Tartrate 〔$KNaC_4H_4O_6 \cdot 4H_2O = 282.22$〕

本品为白色透明结晶或结晶性粉末。在水中溶解,在乙醇中不溶。

酒石酸锑钾　Antimony Potassium Tartrate 〔$C_4H_4KO_7Sb \cdot \frac{1}{2}H_2O = 333.93$〕

本品为无色透明结晶或白色粉末;无臭,味微甜;有风化性。在水中溶解,在乙醇中不溶。

桑色素　Morin 〔$C_{15}H_{10}O_7 = 302.23$〕

本品为淡黄色针状结晶,在空气中变为棕色。在醇中易溶,在碱溶液中溶解,在乙酸或乙醚中微溶。

黄色玉米粉　Corn Flour

本品为黄色玉米加工制成的黄色粉末,不溶于水。

黄氧化汞　Mercuric Oxide, Yellow 〔$HgO = 216.59$〕

本品为黄色或橙黄色粉末,质重,见光渐变黑。在稀硫酸、稀盐酸、稀硝酸中易溶,在水、乙醇、丙酮或乙醚中不溶。

α-萘胺　α-Naphthylamine 〔$C_{10}H_7NH_2 = 143.19$〕

本品为白色针状结晶或粉末,有不愉快臭,露置于空气中渐变为淡红色,易升华。能随水蒸气挥发。在乙醇或乙醚中易溶,在水中微溶。

α-萘酚　α-Naphthol 〔$C_{10}H_7OH = 144.17$〕

本品为白色或略带粉红色的结晶或粉末,有苯酚样特臭,遇光渐变黑。在乙醇、三氯甲烷、乙醚、苯或碱溶液中易溶,在水中微溶。

β-萘酚　β-Naphthol 〔$C_{10}H_7OH = 144.17$〕

本品为白色或淡黄色结晶或粉末,有特臭,见光易变色。在乙醇、乙醚、甘油或氢氧化钠溶液中易溶,在热水中溶解,在水中微溶。

α-萘酚苯甲醇　α-Naphtholbenzein 〔$C_{27}H_{20}O_3 = 392.45$〕

本品为红棕色粉末。在乙醇、乙醚、苯或冰醋酸中溶解,在水中不溶。

β-萘磺酸钠　Sodium β-Naphthalenesulfonate 〔$C_{10}H_7NaO_3S = 230.22$〕

本品为白色结晶或粉末。在水中溶解,在乙醇中不溶。

1,2-萘醌-4-磺酸钠　Sodium 1,2-Naphthoquinone-4-Sulfonate 〔$C_{10}H_5NaO_5S=260.20$〕
本品为白色结晶。在水中易溶,在乙醇中难溶。

萘醌磺酸钾　Potassium Naphthoquinone Sulfonate 〔$C_{10}H_5KO_5S=276.31$〕
本品为金黄色结晶。在 50% 乙醇中溶解,在水中微溶。

酞紫(又名金属酞)　Phthalein Purple,Metalphthalein 〔$C_{32}H_{32}N_2O_{12}=636.58$〕
本品为淡黄色或淡棕色粉末。

〔检查〕　灵敏度。取本品 10mg,加浓氨溶液 1ml,加水至 100ml,摇匀;取 5ml,加水 95ml、浓氨溶液 4ml、乙醇 50ml、0.1mol/L 氯化钡溶液 0.1ml,应显蓝紫色。加 0.1mol/L 乙二胺四乙酸二钠溶液 0.15ml,溶液应变色。

酚红　Phenol Red 〔$C_{19}H_{14}O_5S=354.38$〕
本品为深红色结晶性粉末。在乙醇中溶解,在水、三氯甲烷或醚中不溶,在氢氧化钠溶液或碳酸钠溶液中溶解。

酚酞　Phenolphthalein 〔$C_{20}H_{14}O_4=318.33$〕
本品为白色粉末。在乙醇中溶解,在水中不溶。

酚磺酞　Phenolsulfonphthalein 〔$C_{19}H_{14}O_5S=354.38$〕
本品为深红色结晶性粉末。在乙醇、氢氧化钠或碳酸钠溶液中溶解,在水、三氯甲烷或乙醚中不溶。

硅钨酸　Silicowolframic Acid 〔$SiO_2 \cdot 12WO_3 \cdot 26H_2O=3310.66$〕
本品为白色或淡黄色结晶,有引湿性。在水或乙醇中易溶。

硅胶　Silica Gel 〔$mSiO_2 \cdot nH_2O$〕
本品为白色半透明或乳白色颗粒或小球;有引湿性,一般含水量为 3%～7%。吸湿量可达 40% 左右。

硅藻土　Kieselguhr
本品为白色或类白色粉末,有强吸附力和良好的过滤性。在水、酸或碱溶液中均不溶解。

铝试剂(金精三羧酸铵)　Ammonium Aurintricarboxylate 〔$C_{22}H_{23}N_3O_9=473.44$〕
本品为棕黄色或暗红色的粉末或颗粒。在水或乙醇中溶解。

铜　Copper 〔$Cu=63.55$〕
本品呈红棕色片状、颗粒状、屑状或粉末,有光泽;在干燥的空气中和常温下稳定,久置于潮湿的空气中则生成碱式盐。在热硫酸和硝酸中易溶,在浓氨溶液中溶解并生成络盐。

铬天青 S　Chrome Azurol S 〔$C_{23}H_{13}Cl_2Na_3O_9S=605.31$〕
本品为棕色粉末。在水中溶解,呈棕黄色溶液;在醇中的溶解度较水中小,呈红棕色。

铬黑 T　Eriochrome Black T 〔$C_{20}H_{12}N_3NaO_7S=461.39$〕
本品为棕黑色粉末。在水或乙醇中溶解。

铬酸　Chromic Acid 〔$H_2CrO_4=118.01$〕
本品为三氧化铬的水溶液。

铬酸钾　Potassium Chromate 〔$K_2CrO_4=194.19$〕
本品为淡黄色结晶。在水中溶解,在乙醇中不溶。

偶氮紫　Azo Violet 〔$C_{12}H_9N_3O_4=259.22$〕

本品为红棕色粉末。在乙酸、氢氧化钠溶液或甲苯中溶解。

脲(尿素)　Urea　〔$NH_2CONH_2=60.06$〕

本品为白色结晶或粉末,有氨臭。在水、乙醇或苯中溶解,在三氯甲烷或乙醚中几乎不溶。

5-羟甲基糠醛　5-Hydroxymethyl Furfural　〔$C_6H_6O_3=126.11$〕

本品为针状结晶。在甲醇、乙醇、丙酮、乙酸乙酯或水中易溶,在苯、三氯甲烷或乙醚中溶解,在石油醚中难溶。

8-羟基喹啉　8-Hydroxyquinoline　〔$C_9H_7NO=145.16$〕

本品为白色或淡黄色结晶性粉末,有苯酚样特臭,见光易变黑。在乙醇、丙酮、三氯甲烷、苯或无机酸中易溶,在水中几乎不溶。

液化苯酚　Liquefied Phenol

取苯酚 90g,加水少量,置水浴上缓缓加热,液化后,放冷,添加适量的水,配制成 100ml,即得。

液状石蜡　Paraffin Liquid

本品为无色油状液体,几乎无臭,无味。与多数脂肪油能任意混合,在醚或三氯甲烷中溶解,在水或醇中不溶。

淀粉　Starch　〔$(C_6H_{10}O_5)_n=(162.14)_n$〕

马铃薯淀粉　Potato Starch

本品为茄科植物马铃薯 *Solanum tuberosum* L. 块茎中得到的淀粉。

本品为白色无定形粉末;吸湿性强;在冷时与碘反应,溶液呈蓝紫色。在热水中形成微带蓝色的溶胶,浓度高时则呈糊状,冷却后凝固成胶冻,在冷水、乙醇或乙醚中不溶。

可溶性淀粉　Soluble Starch

本品为白色或淡黄色粉末。在沸水中溶解成透明、微显荧光的液体,在冷水、乙醇或乙醚中不溶。

琥珀酸　Succinic Acid　〔$H_2C_4H_4O_4=118.09$〕

本品为白色结晶。在热水中溶解,在乙醇、丙酮或乙醚中微溶,在苯、二硫化碳、四氯化碳或石油醚中不溶。

琼脂　Agar

线形琼脂,呈细长条状,类白色至淡黄色;半透明,表面皱缩,微有光泽,质轻软而韧,不易折断;完全干燥后,则脆而易碎;无臭,味淡。粉状琼脂为细颗粒或鳞片状粉末,无色至淡黄色;用冷水装片,在显微镜下观察,为无色的不规则多角形黏液质碎片;无臭,味淡。本品在沸水中溶解,在冷水中不溶,但能膨胀成胶块状;水溶液显中性反应。

琼脂糖　Agarose

本品为白色或淡黄色颗粒或粉末,有吸湿性。在热水中溶解。

2,2′-联吡啶　2,2′-Dipyridyl　〔$C_5H_4NC_5H_4N=156.19$〕

本品为白色或淡红色结晶性粉末。在乙醇、三氯甲烷、乙醚、苯或石油醚中易溶,在水中微溶。

联苯胺　Benzidine　〔$H_2NC_6H_4C_6H_4NH_2=184.24$〕

本品为白色或微淡红色结晶性粉末,在空气和光线影响下颜色变深。在沸乙醇中易溶,在乙醚中略溶,在沸水中微溶,在冷水中极微溶解。

葡萄糖　Glucose　〔$C_6H_{12}O_6 \cdot H_2O = 198.17$〕

本品为无色结晶或白色结晶性或颗粒性粉末；无臭，味甜。本品在水中易溶，在乙醇中微溶。

硝基甲烷　Nitromethane　〔$CH_3NO_2 = 61.04$〕

本品为无色油状液体；易燃，其蒸气能与空气形成爆炸性混合物。与水、乙醇或碱溶液能任意混合。

硝基苯　Nitrobenzene　〔$C_6H_5NO_2 = 123.11$〕

本品为无色或淡黄色的油状液体，有苦杏仁臭。在乙醇、乙醚、苯或油类中易溶，在水中极微溶解。

硝酸　Nitric Acid　〔$HNO_3 = 63.01$〕

本品为无色透明液体；在空气中冒烟，有窒息性刺激气味；遇光能产生四氧化二氮而变成棕色。HNO_3 的含量应为 $69\% \sim 71\%$（g/g）。与水能任意混合。

硝酸亚汞　Mercurous Nitrate　〔$HgNO_3 \cdot H_2O = 280.61$〕

本品为白色结晶，稍有硝酸臭。在水或稀硝酸中易溶；在大量水中分解为碱式盐而沉淀。

硝酸亚铈　Cerous Nitrate　〔$Ce(NO_3)_3 \cdot 6H_2O = 434.22$〕

本品为白色透明结晶。在水、乙醇或丙酮中溶解。

硝酸亚铊　Thallous Nitrate　〔$TlNO_3 = 266.40$〕

本品为白色或无色结晶，有毒。极易溶于热水，能溶于冷水，不溶于醇。约在 450℃ 时分解。

硝酸汞　Mercuric Nitrate　〔$Hg(NO_3)_2 \cdot H_2O = 342.62$〕

本品为白色或微黄色结晶性粉末，有硝酸气味，有引湿性。在水或稀硝酸中易溶，在大量水或沸水中生成碱式盐而沉淀。

硝酸钍　Thorium Nitrate　〔$Th(NO_3)_4 \cdot 4H_2O = 552.12$〕

本品为白色结晶或结晶性粉末，为强氧化剂，有放射性，水溶液呈酸性。在水与乙醇中易溶。

硝酸钡　Barium Nitrate　〔$Ba(NO_3)_2 = 261.34$〕

本品为白色结晶或结晶性粉末，与有机物接触、摩擦或撞击能引起燃烧和爆炸。在水中溶解，在乙醇中不溶。

硝酸钠　Sodium Nitrate　〔$NaNO_3 = 84.99$〕

本品为白色透明结晶或颗粒，与有机物接触、摩擦或撞击能引起燃烧和爆炸。在水中溶解，在乙醇中微溶。

硝酸钴　Cobaltous Nitrate　〔$Co(NO_3)_2 \cdot 6H_2O = 291.03$〕

本品为白色结晶或结晶性颗粒。在水或乙醇中易溶，在丙酮或氨溶液中微溶。

硝酸钾　Potassium Nitrate　〔$KNO_3 = 101.10$〕

本品为白色结晶或粉末，与有机物接触、摩擦或撞击能引起燃烧和爆炸。在水中溶解，在乙醇中微溶。

硝酸铁　Ferric Nitrate　〔$Fe(NO_3)_3 \cdot 9H_2O = 404.02$〕

本品为浅紫色至灰白色结晶；微有潮解性，100℃ 以下即开始分解。在水、醇或丙酮中易溶，在硝酸中微溶。

硝酸铅　Lead Nitrate　〔$Pb(NO_3)_2 = 331.21$〕

本品为白色结晶,与有机物接触、摩擦或撞击能引起燃烧和爆炸。在水中溶解,在乙醇中微溶。

硝酸铈铵　Ammonium Ceric Nitrate　〔$Ce(NO_3)_4 \cdot 2NH_4NO_3 = 548.22$〕

本品为橙红色结晶,有强氧化性。在水或乙醇中溶解,在浓硝酸中不溶。

硝酸铝　Aluminum Nitrate　〔$Al(NO_3)_3 \cdot 9H_2O = 375.13$〕

本品为白色结晶,有引湿性,与有机物加热能引起燃烧和爆炸。在水或乙醇中易溶,在丙酮中极微溶解,在乙酸乙酯或吡啶中不溶。

硝酸铜　Cupric Nitrate　〔$Cu(NO_3)_2 \cdot 3H_2O = 241.60$〕

本品为蓝色柱状结晶,与炭末、硫黄或其他可燃性物质加热、摩擦或撞击能引起燃烧和爆炸。在水或乙醇中溶解。

硝酸铵　Ammonium Nitrate　〔$NH_4NO_3 = 80.04$〕

本品为白色透明结晶或粉末。在水中易溶,在乙醇中微溶。

硝酸银　Silver Nitrate　〔$AgNO_3 = 169.87$〕

本品为白色透明片状结晶。在氨溶液中易溶,在水或乙醇中溶解,在醚或甘油中微溶。

硝酸锆　Zirconium Nitrate　〔$Zr(NO_3)_4 \cdot 5H_2O = 429.32$〕

本品为白色结晶;易吸潮;热至100℃分解。在水中易溶,在乙醇中溶解。

硝酸镁　Magnesium Nitrate　〔$Mg(NO_3)_2 \cdot 6H_2O = 256.42$〕

本品为白色结晶,具潮解性。能溶于乙醇及氨溶液;溶于水,水溶液呈中性。于330℃分解。与易燃的有机物混合能发热和燃烧,有导致火灾及爆炸的危险。

硝酸镉　Cadmium Nitrate　〔$Cd(NO_3)_2 \cdot 4H_2O = 308.49$〕

本品为白色针状或斜方形结晶,具潮解性。易溶于水,能溶于乙醇、丙酮和乙酸乙酯,几乎不溶于浓硝酸。与有机物混合时,可发热自燃并爆炸。

硝酸镧　Lanthanum Nitrate　〔$La(NO_3)_3 \cdot 6H_2O = 433.01$〕

本品为白色结晶。在水、乙醇或丙酮中溶解。

硝酸镍　Nickelous Nitrate　〔$Ni(NO_3)_2 \cdot 6H_2O = 290.79$〕

本品为绿色结晶。在水中易溶,水溶液呈酸性;在乙醇或乙二醇中溶解;在丙酮中微溶。

硫乙醇酸(巯基醋酸)　Thioglycollic Acid　〔$CH_2(SH)COOH = 92.12$〕

本品为无色透明液体,有刺激性臭气。与水、乙醇、乙醚或苯能混合。

硫乙醇酸钠　Sodium Thioglycollate　〔$CH_2(SH)COONa = 114.10$〕

本品为白色结晶,有微臭,有引湿性。在水中易溶,在乙醇中微溶。

硫化钠　Sodium Sulfide　〔$Na_2S \cdot 9H_2O = 240.18$〕

本品为白色结晶。在水中溶解,水溶液呈碱性;在乙醇中微溶;在乙醚中不溶。

硫代乙酰胺　Thioacetamide　〔$CH_3CSNH_2 = 75.13$〕

本品为无色或白色片状结晶。在水、乙醇或苯中溶解;在乙醚中微溶。

硫代硫酸钠　Sodium Thiosulfate　〔$Na_2S_2O_3 \cdot 5H_2O = 248.19$〕

本品为白色透明结晶或白色颗粒。在水中溶解并吸热,在乙醇中微溶。

硫黄　Sulfur　〔$S = 32.06$〕

本品为硫的数种同素异构体,呈黄色细小粉末;易燃。在苯、甲苯、四氯化碳或二硫化碳中溶解,在乙醇或乙醚中微溶,在水中不溶。

硫脲　Thiourea　〔$NH_2CSNH_2=76.12$〕

本品为白色斜方晶体或针状结晶,味苦。在水或乙醇中溶解,在乙醚中微溶。

硫氰酸钾　Potassium Thiocyanate　〔$KSCN=97.18$〕

本品为白色结晶。在水或乙醇中溶解。

硫氰酸铵　Ammonium Thiocyanate　〔$NH_4SCH=76.12$〕

本品为白色结晶。在水或乙醇中易溶,在甲醇或丙酮中溶解,在三氯甲烷或乙酸乙酯中几乎不溶。

硫氰酸铬铵(雷氏盐)　Ammonium Reineckate　〔$NH_4Cr(NH_3)_2(SCN)_4 \cdot H_2O=354.45$〕

本品为红色至深红色结晶,在水中能分解游离出氢氰酸而呈蓝色。在热水或乙醇中溶解,在水中微溶。

硫酸　Sulfuric Acid　〔$H_2SO_4=98.08$〕

本品为无色透明的黏稠状液体,与水或乙醇混合时大量放热。H_2SO_4 的浓度应为 95%～98%(g/g)。与水或乙醇能任意混合。相对密度约为 1.84。

硫酸亚铁　Ferrous Sulfate　〔$FeSO_4 \cdot 7H_2O=278.02$〕

本品为淡蓝绿色结晶或颗粒。在水中溶解,在乙醇中不溶。

硫酸汞　Mercuric Sulfate　〔$HgSO_4=296.68$〕

本品为白色颗粒或结晶性粉末,无臭,有毒。在盐酸、热的稀硫酸或浓氯化钠溶液中溶解。

硫酸软骨素 ABC 酶(硫酸软骨素裂解酶 ABC)　Chondroitinase ABC

本品主要从普通变形杆菌中提取得到,可降解硫酸软骨素。本品为白色至褐色或淡橙色粉末,在水中溶解。

硫酸肼　Hydrazine Sulfate　〔$(NH_2)_2 \cdot H_2SO_4=130.12$〕

本品为白色结晶或粉末。在热水中易溶,在水或乙醇中微溶。

硫酸奎宁　Quinine Sulfate　〔$(C_{20}H_{24}N_2O_2)_2 \cdot H_2SO_4 \cdot 2H_2O=782.96$〕

本品为白色细微的针状结晶,无臭,味极苦,遇光渐变色;水溶液显中性反应。在三氯甲烷-无水乙醇(2:1)的混合液中易溶,在水、乙醇、三氯甲烷或乙醚中微溶。

硫酸氢钾　Potassium Bisulfate　〔$KHSO_4=136.17$〕

本品为白色结晶,水溶液呈强酸性。在水中溶解。

硫酸钠　Sodium Sulfate　〔$Na_2SO_4=142.04$〕

本品为白色颗粒性粉末,在潮湿空气中吸收 1 分子水。在水或甘油中溶解,在乙醇中不溶。

硫酸钙(煅石膏)　Calcium Sulfate　〔$CaSO_4 \cdot 2H_2O=172.17$〕

本品为白色结晶性粉末。在铵盐溶液、硫代硫酸钠溶液、氯化钠溶液或酸类中溶解,在水或乙醇中不溶。

硫酸钾　Potassium Sulfate　〔$K_2SO_4=174.26$〕

本品为白色结晶或结晶性粉末。在水或甘油中溶解,在乙醇中不溶。

硫酸铁铵　Ferric Ammonium Sulfate　〔$FeNH_4(SO_4)_2 \cdot 12H_2O=482.20$〕

本品为白色至淡紫色结晶。在水中溶解,在乙醇中不溶。

硫酸铈　Ceric Sulfate　〔$Ce(SO_4)_2 = 332.24$〕

本品为深黄色结晶。在热的酸溶液中溶解;在水中微溶,并分解成碱式盐。

硫酸铈铵　Ammonium Ceric Sulfate　〔$Ce(SO_4)_2 \cdot 2(NH_4)_2SO_4 \cdot 4H_2O = 668.58$〕

本品为黄色或橙黄色结晶性粉末。在酸溶液中溶解,在水中微溶,在乙酸中不溶。

硫酸铝　Aluminium Sulfate　〔$Al_2(SO_4)_3 \cdot 18H_2O = 666.43$〕

本品为白色结晶或结晶性粉末,有光泽。在水中溶解,在乙醇中不溶。

硫酸铝钾(明矾)　Potassium Aluminium Sulfate　〔$KAl(SO_4)_2 \cdot 12H_2O = 474.39$〕

本品为白色透明的结晶或粉末,无臭;味微甜而涩。在水或甘油中易溶,在乙醇或丙酮中不溶。

硫酸铜　Cupric Sulfate　〔$CuSO_4 \cdot 5H_2O = 249.69$〕

本品为蓝色结晶或结晶性粉末。在水中溶解,在乙醇中微溶。

硫酸铵　Ammonium Sulfate　〔$(NH_4)_2SO_4 = 132.14$〕

本品为白色结晶或颗粒。在水中溶解,在乙醇或丙酮中不溶。

硫酸锂　Lithium Sulfate　〔$Li_2SO_4 \cdot H_2O = 127.96$〕

本品为白色结晶。在水中溶解,在乙醇中几乎不溶。

硫酸锌　Zinc Sulfate　〔$ZnSO_4 \cdot 7H_2O = 287.56$〕

本品为白色结晶、颗粒或粉末。在水中易溶,在甘油中溶解,在乙醇中微溶。

硫酸锰　Manganese Sulfate　〔$MnSO_4 \cdot H_2O = 169.02$〕

本品为粉红色结晶。在水中溶解,在乙醇中不溶。

硫酸镁　Magnesium Sulfate　〔$MgSO_4 \cdot 7H_2O = 246.48$〕

本品为白色结晶或粉末,易风化。在水中易溶,在甘油中缓缓溶解,在乙醇中微溶。

硫酸镍　Nickelous Sulfate　〔$NiSO_4 \cdot 7H_2O = 280.86$〕

本品为绿色透明结晶。在水或乙醇中溶解。

硫酸镍铵　Ammonium Nickelous Sulfate　〔$NiSO_4 \cdot (NH_4)_2SO_4 \cdot 6H_2O = 394.99$〕

本品为蓝绿色结晶。在水中溶解,在乙醇中不溶。

喹哪啶红　Quinaldine Red　〔$C_{21}H_{23}IN_2 = 430.33$〕

本品为深红色粉末。在乙醇中溶解,在水中微溶。

锌　Zinc　〔$Zn = 65.39$〕

本品为灰白色颗粒,有金属光泽。在稀酸中溶解并放出氢,在氨溶液或氢氧化钠溶液中缓慢地溶解。

锌试剂　Zincon　〔$C_{20}H_{15}N_4NaO_6S = 462.42$〕

本品为棕色结晶性粉末。在乙醇或氢氧化钠溶液中溶解,在水中不溶。

链霉蛋白酶　Pronase E

本品为白色或微褐色粉末,为从灰色链霉菌(Streptomyces griseus)中分离出的一种非特异蛋白水解酶(Protease)的专有名称。分子量:$15000 \sim 27000$,一般为20000。易溶于盐水和稀盐溶液,最适 pH 为 $7.8 \sim 8.0$。

氰化钾　Potassium Cyanide　〔$KCN = 65.12$〕

本品为白色颗粒或熔块。在水中溶解,在乙醇中微溶。

氰基乙酸乙酯　Ethyl Cyanoacetate　〔$CH_2(CN)COOC_2H_5 = 113.12$〕

本品为无色液体,有酯样特臭,味微甜。与乙醇或乙醚能任意混合,在氨溶液或碱性溶液中溶解,在水中不溶。

氯　Chlorine　〔$Cl_2 = 70.90$〕

由盐酸和二氧化锰作用而制得。本品为黄绿色气体,有剧烈窒息性臭。在二硫化碳或四氯化碳中易溶,在水或碱溶液中溶解。

氯化二甲基苄基烃铵(苯扎氯铵)　Benzalkonium Chloride

本品为白色或微黄色粉末或胶状小片。在水、乙醇或丙酮中极易溶解,在苯中微溶,在乙醚中几乎不溶。

氯化三苯四氮唑　Triphenyltetrazolium Chloride　〔$C_{19}H_{15}ClN_4 = 334.81$〕

本品为白色结晶,遇光颜色变暗。在水、乙醇或丙酮中溶解,在乙醚中不溶。

氯化亚铊　Thallous Chloride　〔$TlCl = 239.85$〕

本品为白色结晶性粉末,有毒。在空气及光线中变成紫色。能溶于沸水,溶于260份冷水,不溶于醇,盐酸能降低其在水中的溶解度。

氯化亚锡　Stannous Chloride　〔$SnCl_2 \cdot 2H_2O = 225.65$〕

本品为白色结晶。在水、乙醇或氢氧化钠溶液中溶解。

氯化金　Auric Chloride　〔$HAuCl_4 \cdot 3H_2O = 393.83$〕

本品为鲜黄色或橙黄色结晶。在水、乙醇或乙醚中溶解,在三氯甲烷中微溶。

氯化钙　Calcium Chloride　〔$CaCl_2 \cdot 2H_2O = 147.01$〕

本品为白色颗粒或块状物,有引湿性。在水或乙醇中易溶。

氯化钡　Barium Chloride　〔$BaCl_2 \cdot 2H_2O = 244.26$〕

本品为白色结晶或粒状粉末。在水或甲醇中易溶,在乙醇、丙酮或乙酸乙酯中几乎不溶。

氯化钠　Sodium Chloride　〔$NaCl = 58.44$〕

本品为白色结晶或结晶性粉末,有引湿性。在水或甘油中溶解,在乙醇或盐酸中极微溶解。

氯化钯　Palladium Chloride　〔$PdCl_2 = 177.33$〕

本品为红色针状结晶,有吸潮性。在水、乙醇、丙酮或氢溴酸中溶解。

氯化钴　Cobaltous Chloride　〔$CoCl_2 \cdot 6H_2O = 237.93$〕

本品为红色或紫红色结晶。在水或乙醇中易溶,在丙酮中溶解,在乙醚中微溶。

氯化钾　Potassium Chloride　〔$KCl = 74.55$〕

本品为白色结晶或结晶性粉末。在水或甘油中易溶,在乙醇中难溶,在丙酮或乙醚中不溶。

氯化铜　Cupric Chloride　〔$CuCl_2 \cdot 2H_2O = 170.48$〕

本品为淡蓝绿色结晶。在水、乙醇或甲醇中溶解,在丙酮或乙酸乙酯中微溶。

氯化铵　Ammonium Chloride　〔$NH_4Cl = 53.49$〕

本品为白色结晶或结晶性粉末。在水或甘油中溶解,在乙醇中微溶。

氯化铯　Cesium Chloride　〔$CsCl = 168.36$〕

本品为无色立方结晶或白色结晶性粉末,有潮解性。在水中易溶,在乙醇中微溶。

氯化锂　Lithium Chloride　〔$LiCl = 42.39$〕

本品为白色结晶性粉末。在水、乙醇、丙酮、乙醚、异戊醇或氢氧化钠溶液中溶解。

氯化锆酰　Zirconyl Chloride　〔$ZrOCl_2 \cdot 8H_2O = 322.25$〕

本品为白色丝状或针状结晶,水溶液呈酸性。在水或乙醇中易溶,在盐酸中微溶。

氯化锌　Zinc Chlorid　〔$ZnCl_2 = 136.30$〕

本品为白色结晶性粉末或熔块。在水中易溶,在乙醇、丙酮或乙醚中溶解。

氯化锶　Strontium Chloride　〔$SrCl_2 \cdot 6H_2O = 266.64$〕

本品为无色透明结晶或颗粒,无气味,在空气中风化,在湿空气中潮解。在水中易溶,在乙醇中溶解。

氯化镁　Magnesium Chloride　〔$MgCl_2 \cdot 6H_2O = 203.30$〕

本品为白色透明结晶或粉末。在水或乙醇中溶解。

氯亚氨基-2,6-二氯醌　2,6-Dichloroquinone Chlorimide　〔$C_6H_2Cl_3NO = 210.45$〕

本品为灰黄色结晶性粉末。在三氯甲烷或乙醚中易溶,在热乙醇或稀氢氧化钠溶液中溶解,在水中不溶。

氯铂酸　Chloroplatinic Acid　〔$H_2PtCl_6 \cdot 6H_2O = 517.90$〕

本品为橙红色结晶,易潮解。在水中易溶,在乙醇、丙酮或乙醚中溶解。

氯胺T　Chloramine T　〔$C_7H_7ClNNaO_2S \cdot 3H_2O = 281.69$〕

本品为白色结晶性粉末,微带氯臭。在水中溶解,在三氯甲烷、乙醚或苯中不溶。

氯酸钾　Potassium Chlorate　〔$KClO_3 = 122.55$〕

本品为白色透明结晶或粉末。在沸水中易溶,在水或甘油中溶解,在乙醇中几乎不溶。

氯磺酸　Chlorosulfonic Acid　〔$SO_2ClOH = 116.52$〕

本品为无色或微黄色液体;具腐蚀性和强刺激性;在空气中发烟;滴于水中能引起爆炸分解,也能被醇和酸分解,在水中分解成硫酸和盐酸。

焦亚硫酸钠　Sodium Pyrosulfite　〔$Na_2S_2O_5 = 190.11$〕

本品为白色结晶或粉末,微有二氧化硫臭气,有引湿性。在水或甘油中溶解,在乙醇中微溶。

焦性没食子酸　Pyrogallic Acid　〔$C_6H_3(OH)_3 = 126.11$〕

本品为白色结晶,有光泽。在水、乙醇或乙醚中溶解,在三氯甲烷、苯或二硫化碳中微溶。

焦锑酸钾　Potassium Pyroantimonate　〔$K_2H_2Sb_2O_7 = 435.73$〕

本品为白色颗粒或结晶性粉末。在热水中易溶,在冷水中难溶,在乙醇中不溶。

滑石粉　Talcum Powder

本品为白色或类白色、微细、无砂性的粉末,手摸有滑腻感。气微,味淡。本品在水、稀盐酸或稀氢氧化钠溶液中均不溶。

巯基乙酸　Mercaptoacetic Acid　〔$C_2H_4O_2S = 92.12$〕

本品为含硫有机化合物,无色透明液体,有强烈刺激性气味。与水混溶,可混溶于乙醇、乙醚,溶于普通溶剂。

巯基乙酸钠　Sodium Mercaptoacetate　〔$C_2H_3NaO_2S = 114.10$〕

本品为白色粉末。在水中易溶,在乙醇中微溶。

蓝色葡聚糖2000　Blue Dextran 2000

本品系在葡聚糖T2000(平均分子量为2×10^6)上引入多环生色团冷冻干燥而成。在水或电解质水溶液中易溶。

蒽酮　　**Anthrone**　〔$C_{14}H_{10}O=194.23$〕

本品为白色结晶。在乙醇、苯或热氢氧化钠溶液中溶解,在水中不溶。

酪胨　　**Pancreatin Hydrolysate**

本品为黄色颗粒,以干酪素为原料,经胰酶水解、活性炭脱色处理、精制而成,用作细菌培养基,特别是作无菌检验培养基。

酪氨酸　　**Tyrosine**　〔$C_9H_{11}NO_3=181.19$〕

本品为白色结晶。在水中溶解,在乙醇或乙醚中不溶。

酪蛋白　　**Casein**

本品为白色或淡黄色的颗粒状粉末,无臭。在水或其他中性溶剂中不溶,在氨溶液或氢氧化钠溶液中易溶。

〔检查〕　①碱度。取本品1g,加水20ml,振摇10min后滤过,滤液遇石蕊试纸不得显碱性反应。②含氮量。按干燥品计算,含氮量应为15.2%～16.0%(通则0704)。③脂肪。不得超过0.5%(通则0713)。④水中溶解物。不得超过0.1%。⑤干燥失重。不得超过10.0%(通则0831)。⑥炽灼残渣。不得超过1%(通则0841)。

酪蛋白胰酶消化物(胰酪胨或酪胨)　　**Casein Tryptone**

本品为浅黄色粉末。由酪蛋白经胰蛋白酶消化而得,易吸湿。在水中煮沸溶解。

碘　　**Iodine**　〔$I_2=253.81$〕

本品为紫黑色鳞片状结晶或块状物,具金属光泽。在乙醇、乙醚或碘化钾溶液中溶解,在水中极微溶解。

碘化四丁基铵　　**Tetrabutylammonium Iodide**　〔$(C_4H_9)_4NI=369.37$〕

本品为白色或微黄色结晶。在乙醇中易溶,在水中溶解,在三氯甲烷中微溶。

碘化钠　　**Sodium Iodide**　〔$NaI=149.89$〕

本品为白色结晶或粉末。在水、乙醇或甘油中溶解。

碘化钾　　**Potassium Iodide**　〔$KI=166.00$〕

本品为白色结晶或粉末。在水、乙醇、丙酮或甘油中溶解,在乙醚中不溶。

碘化镉　　**Cadmium Iodide**　〔$CdI_2=366.22$〕

本品为白色或淡黄色结晶或结晶性粉末。在水、乙醇、乙醚、氨溶液或酸中溶解。

碘酸钾　　**Potassium Iodate**　〔$KIO_3=214.00$〕

本品为白色结晶或结晶性粉末。在水或稀硫酸中溶解,在乙醇中不溶。

硼砂　　**Borax**　〔$Na_2B_4O_7 \cdot 10H_2O=381.37$〕

本品为白色结晶或颗粒,质坚硬。在水或甘油中溶解,在乙醇或酸中不溶。

硼酸　　**Boric Acid**　〔$H_3BO_3=61.83$〕

本品为白色透明结晶或结晶性粉末,有珍珠样光泽。在热水、热乙醇、热甘油中易溶,在水或乙醇中溶解,在丙酮或乙醚中微溶。

微晶纤维素　　**Microcrystalline Cellulose**　〔$C_{6n}H_{10n+2}O_{5n+1}$〕

本品为白色或类白色粉末,无臭,无味。在水、乙醇、丙酮或甲苯中不溶。

羧甲纤维素钠　　**Sodium Carboxymethylcellulose**

本品为白色粉末或细粒,有引湿性。在热水或冷水中易分散、膨胀,1%溶液的黏度为0.005～2.0Pa·s。

溴　Bromine　〔$Br_2 = 159.81$〕

本品为深红色液体,有窒息性刺激臭;发烟,易挥发。与乙醇、三氯甲烷、乙醚、苯或二硫化碳能任意混合,在水中微溶。

溴化十六烷基三甲铵　Cetrimonium Bromide　〔$C_{16}H_{33}N(CH_3)_3Br = 364.45$〕

本品为白色结晶性粉末。在水中溶解,在乙醇中微溶,在乙醚中不溶。

溴化汞　Mercuric Bromide　〔$HgBr_2 = 360.40$〕

本品为白色结晶或结晶性粉末。在热乙醇、盐酸、氢溴酸或溴化钾溶液中易溶,在三氯甲烷或乙醚中微溶。

溴化钠　Sodium Bromide　〔$NaBr = 102.89$〕

本品为白色结晶或粉末。在水中溶解,在乙醇中微溶。

溴化钾　Potassium Bromide　〔$KBr = 119.00$〕

本品为白色结晶或粉末。在水、沸乙醇或甘油中溶解,在乙醇中微溶。

溴甲酚紫　Bromocresol Purple　〔$C_{21}H_{14}Br_2O_5S = 540.23$〕

本品为淡黄色或淡红色结晶性粉末。在乙醇或稀碱溶液中溶解,在水中不溶。

溴甲酚绿　Bromocresol Green　〔$C_{21}H_{14}Br_4O_5S = 698.02$〕

本品为淡黄色或棕色粉末。在乙醇或稀碱溶液中溶解,在水中不溶。

溴酚蓝　Bromophenol Blue　〔$C_{19}H_{10}Br_4O_5S = 669.97$〕

本品为黄色粉末。在乙醇、乙醚、苯或稀碱溶液中溶解,在水中微溶。

溴酸钾　Potassium Bromate　〔$KBrO_3 = 167.00$〕

本品为白色结晶或粉末。在水中溶解,在乙醇中不溶。

溴麝香草酚蓝　Bromothymol Blue　〔$C_{27}H_{28}Br_2O_5S = 624.39$〕

本品为白色或淡红色结晶性粉末。在乙醇、稀碱溶液或氨溶液中易溶,在水中微溶。

溶肉瘤素　Sarcolysin　〔$C_{13}H_{18}Cl_2N_2O_2 = 305.20$〕

本品为针状结晶。在乙醇或乙二醇中溶解,在水中几乎不溶。

溶剂蓝 19　Solvent Blue 19

本品为1-氨基-4-苯氨基蒽醌与1-甲氨基-4-苯氨基蒽醌的混合物。

聚乙二醇 1500　Polyethylene Glycol 1500

本品为白色或乳白色蜡状固体,有轻微的特臭,遇热即熔化。在水或乙醇中溶解。

聚乙二醇 6000　Macrogol 6000

本品为白色蜡状固体薄片或颗粒状粉末,略有特臭,在水或乙醇中易溶,在乙醚中不溶。

聚乙二醇戊二酸酯　{$HO[CH_2CH_2OCO(CH_2)_3COO]_nH = 600 \sim 800$}

本品为棕黑色黏稠液体。在丙酮或三氯甲烷中溶解。

聚山梨酯 80(吐温 80)　Polysorbate 80

本品为淡黄色至橙黄色的黏稠液体,微有特臭。在水、乙醇、甲醇或乙酸乙酯中易溶,在矿物油中极微溶解。

蔗糖　Sucrose　〔$C_{12}H_{22}O_{11} = 342.30$〕

本品为无色结晶或白色结晶性的松散粉末;无臭,味甜。在水中极易溶解,在乙醇中微溶,在三氯甲烷或乙醚中不溶。

酵母浸出粉　Yeast Extract Powder

酵母浸膏　Yeast Extract

本品为红黄色至棕色粉末;有特臭,但无腐败臭。在水中溶解,溶液显弱酸性。

〔检查〕　①氯化物。本品含氯化物以 NaCl 计算,不得超过 5%(通则 0801)。②含氮量。按干燥品计算,含氮量应为 7.2%～9.5%(通则 0704)。③可凝蛋白。取本品的水溶液(1→20),滤过后煮沸,不得发生沉淀。④干燥失重。不得超过 5.0%(通则 0831)。⑤炽灼残渣。不得超过 15%(通则 0841)。

碱式硝酸铋　Bismuth Subnitrate　〔$4BiNO_3(OH)_2BiO(OH)=1461.99$〕

本品为白色粉末,质重;无臭,无味;稍有引湿性。在盐酸、硝酸、稀硫酸或乙酸中溶解,在水或乙醇中几乎不溶。

碱性品红　Fuchsin Basic(Magenta)

本品为深绿色结晶,有金属光泽。在水或乙醇中溶解,在乙醚中不溶。

碳酸钙　Calcium Carbonate　〔$CaCO_3=100.09$〕

本品为白色结晶性粉末。在酸中溶解,在水或乙醇中不溶。

碳酸钠　Sodium Carbonate　〔$Na_2CO_3 \cdot 10H_2O=286.14$〕

本品为白色透明结晶。在水或甘油中溶解,在乙醇中不溶。

碳酸氢钠　Sodium Bicarbonate　〔$NaHCO_3=84.01$〕

本品为白色结晶性粉末。在水中溶解,在乙醇中不溶。

碳酸钾　Potassium Carbonate　〔$K_2CO_3 \cdot 1\frac{1}{2}H_2O=165.23$〕

本品为白色结晶性粉末或颗粒,有引湿性。在水中溶解,在乙醇中不溶。

碳酸铜(碱式)　Cupric Carbonate(Basic)　〔$Cu_2(OH)_2CO_3$ 或 $CuCO_3 \cdot Cu(OH)_2=221.12$〕

本品为绿色或蓝色无定形粉末或暗绿色结晶,有毒。在稀酸及氨溶液中溶解,在水和醇中不溶。

碳酸铵　Ammonium Carbonate

本品为碳酸氢铵与氨基甲酸铵的混合物,为白色半透明的硬块或粉末;有氨臭。在水中溶解,但在热水中分解。在乙醇或浓氨溶液中不溶。

碳酸锂　Lithium Carbonate　〔$Li_2CO_3=73.89$〕

本品为白色粉末或结晶,质轻。在稀酸中溶解,在水中微溶,在乙醇或丙酮中不溶。

镁粉　Magnesium　〔$Mg=24.31$〕

本品为带金属光泽的银白色粉末。在酸中溶解,在水中不溶。

精制煤油　Kerosene,Refined

本品为无色或淡黄色油状液体,有特臭。与三氯甲烷、苯或二硫化碳能混溶,在水或乙醇中不溶。

取市售煤油 300ml,置于 500ml 分液漏斗中,加粗硫酸洗涤 4～5 次,每次 20ml,至酸层显浅黑色为止,分取煤油层,用水将酸洗尽,再用氢氧化钠溶液(1→5)20ml 洗涤,最后用水洗净并用无水氯化钙脱水后,倾入蒸馏瓶中,在砂浴上附空气冷凝管蒸馏,收集 160～250℃时的馏出物,即得。

樟脑　Camphor　〔$C_{10}H_{16}O = 152.25$〕

本品为白色结晶性粉末或无色半透明的硬块，加少量的乙醇、三氯甲烷或乙醚，易研碎成细粉；有刺激性特臭，味初辛，后清凉；在室温下易挥发，燃烧时有黑烟及有光的火焰。在三氯甲烷中极易溶解，在乙醇、乙醚、脂肪油或挥发油中易溶，在水中极微溶解。

樟脑油　Camphor Oil

本品为天然油类，具强烈樟脑臭。在乙醚或三氯甲烷中溶解，在乙醇中不溶。

D-樟脑磺酸　Camphor Sulfonic Acid　〔$C_{10}H_{16}O_4S = 232.30$〕

本品为白色柱状结晶。在甘油、冰醋酸或乙酸乙酯中微溶，在乙醇中极微溶解，在乙醚中几乎不溶。

橄榄油　Olive Oil

本品为淡黄色或微带绿色的液体。与三氯甲烷、乙醚或二硫化碳能任意混合，在乙醇中微溶，在水中不溶。

醋酐　Acetic Anhydride　〔$(CH_3CO)_2O = 102.09$〕

本品为无色透明液体。与三氯甲烷、乙醚或冰醋酸能任意混合，与水混溶生成乙酸，与乙醇混溶生成乙酸乙酯。

乙酸(醋酸)　Acetic Acid　〔$C_2H_4O_2 = 60.05$〕

本品为无色透明液体。$C_2H_4O_2$ 的浓度应为 $36\% \sim 37\%$（g/g）。与水、乙醇、乙醚能任意混合，在二硫化碳中不溶。

醋酸汞　Mercuric Acetate　〔$Hg(C_2H_3O_2)_2 = 318.68$〕

本品为白色结晶或粉末，有乙酸样特臭。在水或乙醇中溶解。

醋酸钠　Sodium Acetate　〔$NaC_2H_3O_2 \cdot 3H_2O = 136.08$〕

本品为白色透明结晶或白色颗粒，易风化。在水中溶解。

醋酸钴　Cobaltous Acetate　〔$Co(C_2H_3O_2)_2 \cdot 4H_2O = 249.08$〕

本品为紫红色结晶。在水、乙醇、稀酸或乙酸戊酯中溶解。

醋酸钾　Potassium Acetate　〔$KC_2H_3O_2 = 98.14$〕

本品为白色结晶或粉末，有引湿性。在水或乙醇中易溶。

醋酸铅　Lead Acetate　〔$Pb(C_2H_3O_2)_2 \cdot 3H_2O = 379.34$〕

本品为白色结晶或粉末。在水或甘油中易溶，在乙醇中溶解。

醋酸氧铀　Uranyl Acetate　〔$UO_2(C_2H_3O_2)_2 \cdot 2H_2O = 424.15$〕

本品为黄色结晶性粉末。在水中溶解，在乙醇中微溶。

醋酸铜　Cupric Acetate　〔$Cu(C_2H_3O_2)_2 \cdot H_2O = 199.65$〕

本品为暗绿色结晶。在水或乙醇中溶解，在乙醚或甘油中微溶。

醋酸铵　Ammonium Acetate　〔$NH_4C_2H_3O_2 = 77.08$〕

本品为白色颗粒或结晶，有引湿性。在水或乙醇中溶解，在丙酮中微溶。

醋酸联苯胺　Benzidine Acetate　〔$C_{14}H_{16}N_2O_2 = 244.29$〕

本品为白色或淡黄色结晶或粉末。在水、乙酸或盐酸中溶解，在乙醇中极微溶解。

醋酸锌　Zinc Acetate　〔$Zn(C_2H_3O_2)_2 \cdot 2H_2O = 219.51$〕

本品为白色结晶。在水或沸乙醇中易溶，在乙醇中微溶。

醋酸镁　Magnesium Acetate　〔$Mg(C_2H_3O_2)_2 = 142.39$〕

本品为白色结晶,有引湿性。在水或乙醇中易溶。

醋酸镉　Cadmium Acetate 〔$Cd(C_2H_3O_2)_2 \cdot 2H_2O = 266.53$〕

本品为白色结晶。在水中易溶,在乙醇中溶解,在乙醚中极微溶解。

镍铝合金　Aluminum Nickel Alloy

本品为灰色金属合金。在氢氧化钠溶液中,铝被溶解而放出氢气,所剩余的镍具有活性。

糊精　Dextrin

本品为白色或类白色的无定形粉末;无臭,味微甜。本品在沸水中易溶,在乙醇或乙醚中不溶。

缬氨酸　Valine 〔$C_5H_{11}NO_2 = 117.15$〕

本品为白色片状结晶,能升华。在水中溶解,在乙醇或乙醚中不溶。

靛胭脂　Indigo Carmine 〔$C_{16}H_8N_2Na_2O_8S_2 = 466.36$〕

本品为蓝色结晶或粉末,有金属光泽。在水中微溶,在乙醇中不溶。

橙黄Ⅳ(金莲橙 OO)　Orange Ⅳ (Tropaeolin OO) 〔$C_{18}H_{14}N_3NaO_3S = 375.38$〕

本品为黄色粉末。在水或乙醇中溶解。

磺胺　Sulfanilamide 〔$C_6H_8N_2O_2S = 172.21$〕

本品为白色叶状或针状结晶或粉末。在沸水、乙醇、丙酮、甘油、盐酸或苛性碱溶液中溶解,在水中微溶,在三氯甲烷、乙醚或苯中不溶。

磺基丁二酸钠二辛酯　Dioctyl Sodium Sulfosuccinate 〔$C_{20}H_{37}NaO_7S = 444.57$〕

本品为白色蜡样固体。在水、甲醇、丙酮、苯或四氯化碳中溶解,在碱性溶液中易水解。

磺基水杨酸　Sulfosalicylic Acid 〔$C_7H_6O_6S \cdot 2H_2O = 254.22$〕

本品为白色结晶或结晶性粉末;遇微量铁时即变为粉红色,高温时分解成酚或水杨酸。在水或乙醇中易溶,在乙醚中溶解。

凝血酶(FⅡa)　Thrombin

本品为白色冻干块状物,由牛血浆或人血浆提取纯化得到。

磷钨酸　Phosphotungstic Acid 〔$P_2O_5 \cdot 20WO_3 \cdot 28H_2O = 5283.34$〕

本品为白色或淡黄色结晶。在水、乙醇或乙醚中溶解。

磷钼酸　Phosphomolybdic Acid 〔$P_2O_5 \cdot 20MoO_3 \cdot 51H_2O = 3939.49$〕

本品为鲜黄色结晶。在水、乙醇或乙醚中溶解。

磷酸　Phosphoric Acid 〔$H_3PO_4 = 98.00$〕

本品为无色透明的黏稠状液体,有腐蚀性。在水中溶解。

磷酸二氢钠　Sodium Dihydrogen Phosphate 〔$NaH_2PO_4 \cdot H_2O = 137.99$〕

本品为白色结晶或颗粒。在水中易溶,在乙醇中几乎不溶。

磷酸二氢钾　Potassium Dihydrogen Phosphate 〔$KH_2PO_4 = 136.09$〕

本品为白色结晶或结晶性粉末。在水中溶解,在乙醇中不溶。

磷酸二氢铵　Ammonium Phosphate Monobasic 〔$NH_4H_2PO_4 = 115.03$〕

本品为无色结晶或白色结晶性粉末,无味。露置于空气中能失去约 8% 的氨。在乙醇中微溶,在丙酮中不溶。

磷酸三辛酯　Trioctyl Phosphate 〔$(C_8H_{17})_3PO_4 = 434.64$〕

本品为无色或淡黄色油状液体。在乙醇、丙酮或乙醚中溶解。

磷酸三钙 Calcium Orthophosphate 〔$Ca_3(PO_4)_2 = 310.20$〕

本品为白色无定形粉末;无味;在空气中稳定,在热水中分解。在稀盐酸或硝酸中溶解,在水、乙醇或乙酸中几乎不溶。

磷酸钠 Sodium Phosphate 〔$Na_3PO_4 \cdot 12H_2O = 380.12$〕

本品为无色或白色颗粒。在水中易溶,在乙醇中微溶。

磷酸氢二钠 Disodium Hydrogen Phosphate 〔$Na_2HPO_4 \cdot 12H_2O = 358.14$〕

本品为白色结晶或颗粒状粉末,易风化。在水中溶解,在乙醇中不溶。

磷酸氢二钾 Dipotassium Hydrogen Phosphate 〔$K_2HPO_4 = 174.18$〕

本品为白色颗粒或结晶性粉末。在水中易溶,在乙醇中微溶。

磷酸氢二铵 Diammonium Hydrogen Phosphate 〔$(NH_4)_2HPO_4 = 132.06$〕

本品为白色结晶或结晶性粉末,露置于空气中能失去氨而变成磷酸二氢铵。在水中溶解,在乙醇中不溶。

磷酸铵钠 Sodium Ammonium Phosphate 〔$Na(NH_4)_2PO_4 \cdot 4H_2O = 226.10$〕

本品为白色结晶或颗粒,易风化并失去部分氨。在水中溶解,在乙醇中不溶。

曙红钠 Eosin Sodium 〔$C_{20}H_6Br_4Na_2O_5 = 691.86$〕

本品为红色粉末。在水中易溶,水溶液呈红色荧光;在乙醇中微溶;在乙醚中不溶。

糠醛 Furfural 〔$C_5H_4O_2 = 96.09$〕

本品为无色或淡黄色油状液体,置于空气中或见光易变为棕色。与水、乙醇或乙醚能任意混合。

鞣酸 Tannic Acid 〔$C_{76}H_{52}O_{46} = 1701.22$〕

本品为淡黄色或淡棕色粉末,质疏松;有特臭;置于空气中或见光颜色逐渐变深。在水或乙醇中溶解。

麝香草酚 Thymol 〔$C_{10}H_{14}O = 150.22$〕

本品为白色结晶。在水中极微溶解。

麝香草酚酞 Thymolphthalein 〔$C_{28}H_{30}O_4 = 430.54$〕

本品为白色粉末。在乙醇中溶解,在水中不溶。

麝香草酚蓝 Thymol Blue 〔$C_{27}H_{30}O_5S = 466.60$〕

本品为棕绿色结晶性粉末。在乙醇中溶解,在水中不溶。

三、试 液

一氯化碘试液

取碘化钾 0.14g 与碘酸钾 90mg,加水 125ml 其使溶解,再加盐酸 125ml,即得。本液应置于玻璃瓶内,密闭,在凉处保存。

N-乙酰-L-酪氨酸乙酯试液

取 N-乙酰-L-酪氨酸乙酯 24.0mg,加乙醇 0.2ml 使其溶解,加磷酸盐缓冲液(取 0.067mol/L 磷酸二氢钾溶液 38.9ml 与 0.067mol/L 磷酸氢二钠溶液 61.6ml,混合,pH 为 7.0)2ml,加指示液(取等量的 0.1% 甲基红的乙醇溶液与 0.05% 亚甲蓝的乙醇溶液,混匀)1ml,用水稀释至 10ml,即得。

乙醇制对二甲氨基苯甲醛试液

取对二甲氨基苯甲醛 1g,加乙醇 9.0ml 与盐酸 2.3ml 使其溶解,再加乙醇至 100ml,即得。

乙醇制氢氧化钾试液

可取用乙醇制氢氧化钾滴定液(0.5mol/L)。

乙醇制氨试液

取无水乙醇,加浓氨溶液使每 100ml 中含 NH_3 9~11g,即得。本液应置于橡皮塞瓶中保存。

乙醇制硝酸银试液

取硝酸银 4g,加水 10ml 溶解后,加乙醇,配制成 100ml,即得。

乙醇制硫酸试液

取硫酸 57ml,加乙醇稀释至 1000ml,即得。本液中 H_2SO_4 的浓度应为 9.5%~10.5%。

乙醇制溴化汞试液

取溴化汞 2.5g,加乙醇 50ml,微热使其溶解,即得。本液应置于玻璃塞瓶内,在暗处保存。

二乙基二硫代氨基甲酸钠试液

取二乙基二硫代氨基甲酸钠 0.1g,加水 100ml 溶解后,滤过,即得。

二乙基二硫代氨基甲酸银试液

取二乙基二硫代氨基甲酸银 0.25g,加三氯甲烷适量与三乙胺 1.8ml,加三氯甲烷至 100ml,搅拌使其溶解,放置过夜,用脱脂棉滤过,即得。本液应置于棕色玻璃瓶内,密塞,置于阴凉处保存。

二苯胺试液

取二苯胺 1g,加硫酸 100ml 使其溶解,即得。

二盐酸二甲基对苯二胺试液

取二盐酸二甲基对苯二胺 0.1g,加水 10ml,即得。需新鲜少量配制,于冷处避光保存。若试液变成红褐色,不可再使用。

二氨基萘试液

取 2,3-二氨基萘 0.1g 与盐酸羟胺 0.5g,加 0.1mol/L 盐酸溶液 100ml,必要时加热使其溶解,放冷滤过,即得。本液应临用新配,避光保存。

二硝基苯试液

取间二硝基苯 2g,加乙醇使其溶解成 100ml,即得。

二硝基苯甲酸试液

取 3,5-二硝基苯甲酸 1g,加乙醇使其溶解成 100ml,即得。

二硝基苯肼乙醇试液

取 2,4-二硝基苯肼 1g,加乙醇 1000ml 使其溶解,再缓缓加入盐酸 10ml,摇匀,即得。

二硝基苯肼试液

取 2,4-二硝基苯肼 1.5g,加硫酸溶液(1→2)20ml,溶解后,加水配制成 100ml,滤过,即得。

稀二硝基苯肼试液

取 2,4-二硝基苯肼 0.15g,加入含硫酸 0.15ml 的无醛乙醇 100ml,使其溶解,即得。

二氯化汞试液

取二氯化汞 6.5g,加水使其溶解成 100ml,即得。

二氯靛酚钠试液

取 2,6-二氯靛酚钠 0.1g,加水 100ml 溶解后,滤过,即得。

丁二酮肟试液

取丁二酮肟 1g,加乙醇 100ml 使其溶解,即得。

三硝基苯酚试液

本液为三硝基苯酚的饱和水溶液。

三硝基苯酚锂试液

取碳酸锂 0.25g 与三硝基苯酚 0.5g,加沸水 80ml 使其溶解,放冷,加水配制成 100ml,即得。

三氯化铁试液

取三氯化铁 9g,加水使其溶解成 100ml,即得。

三氯化铝试液

取三氯化铝 1g,加乙醇使其溶解成 100ml,即得。

三氯化锑试液

本液为三氯化锑饱和的三氯甲烷溶液。

三氯醋酸试液

取三氯醋酸 6g,加三氯甲烷 25ml 溶解后,加浓过氧化氢溶液 0.5ml,摇匀,即得。

五氧化二钒试液

取五氧化二钒适量,加磷酸激烈振摇 2h 后得到其饱和溶液,用垂熔玻璃漏斗滤过,取滤液 1 份,加水 3 份,混匀,即得。

水合氯醛试液

取水合氯醛 50g,加水 15ml 与甘油 10ml 使其溶解,即得。

水杨酸铁试液

(1)取硫酸铁铵 0.1g,加稀硫酸 2ml 与水适量,配制成 100ml。

(2)取水杨酸钠 1.15g,加水使其溶解成 100ml。

(3)取醋酸钠 13.6g,加水使其溶解成 100ml。

(4)取上述硫酸铁铵溶液 1ml、水杨酸钠溶液 0.5ml、醋酸钠溶液 0.8ml 与稀醋酸 0.2ml,临用前混合,加水配制成 5ml,摇匀,即得。

六氰络铁氢钾试液

取六氰络铁氢钾 5g,用少量水洗涤后,加水适量使其溶解,用水稀释至 100ml,即得。本液临用新制。

甘油乙醇试液

取甘油、稀乙醇各 1 份,混合,即得。

甘油淀粉润滑剂

取甘油 22g,加入可溶性淀粉 9g,加热至 140℃,保持 30min 并不断搅拌,放冷,即得。

甘油醋酸试液

取甘油、50％醋酸溶液与水各 1 份，混合，即得。

甲醛试液

可取用"甲醛溶液"。

甲醛硫酸试液

取硫酸 1ml，滴加甲醛试液 1 滴，摇匀，即得。本液应临用新制。

四苯硼钠试液

取四苯硼钠 0.1g，加水使其溶解，配制成 100ml，即得。

对二甲氨基苯甲醛试液

取对二甲氨基苯甲醛 0.125g，加无氮硫酸 65ml 与水 35ml 的冷混合液溶解后，加三氯化铁试液 0.05ml，摇匀，即得。本液配制后在 7 日内使用。

对甲苯磺酰-L-精氨酸甲酯盐酸盐试液

取对甲苯磺酰-L-精氨酸甲酯盐酸盐 98.5mg，加三羟甲基氨基甲烷缓冲液（pH 8.1）5ml 使其溶解，加指示液（取等量 0.1％甲基红的乙醇溶液与 0.05％亚甲蓝的乙醇溶液，混匀）0.25ml，用水稀释至 25ml。

对氨基苯磺酸-α-萘胺试液

取无水对氨基苯磺酸 0.5g，加乙酸 150ml 溶解后；另取盐酸-α-萘胺 0.1g，加乙酸 150ml 使其溶解。将两液混合，即得。本液久置显粉红色，用时可加锌粉脱色。

对羟基联苯试液

取对羟基联苯 1.5g，加 5％氢氧化钠溶液 10ml 与水少量使其溶解后，再加水稀释至 100ml。本液贮存于棕色瓶中，可保存数月。

亚铁氰化钾试液

取亚铁氰化钾 1g，加水 10ml 使其溶解，即得。本液应临用新制。

亚硝基铁氰化钠试液

取亚硝基铁氰化钠 1g，加水使其溶解成 20ml，即得。本液应临用新制。

亚硝基铁氰化钠乙醛试液

取 1％亚硝基铁氰化钠溶液 10ml，加乙醛 1ml，混匀，即得。

亚硝酸钠乙醇试液

取亚硝酸钠 5g，加 60％乙醇使其溶解成 1000ml，即得。

亚硝酸钠试液

取亚硝酸钠 1g，加水使其溶解成 100ml，即得。

亚硝酸钴钠试液

取亚硝酸钴钠 10g，加水使其溶解成 50ml，滤过，即得。

亚硫酸氢钠试液

取亚硫酸氢钠 10g，加水使其溶解成 30ml，即得。本液应临用新制。

亚硫酸钠试液

取无水亚硫酸钠 20g，加水 100ml 使其溶解，即得。本液应临用新制。

亚碲酸钠（钾）试液

取亚碲酸钠（钾）0.1g，加新鲜煮沸后冷至 50℃的水 10ml 使其溶解，即得。

过氧化氢试液

取浓过氧化氢溶液(30％),加水稀释成 3％的溶液。临用时配制。

血红蛋白试液

取牛血红蛋白 1g,加盐酸溶液(取 1mol/L 盐酸溶液 65ml,加水至 1000ml)使其溶解成 100ml,即得。本液置于冰箱中保存,2 日内使用。

次氯酸钠试液

取次氯酸钠溶液适量,加水制成 NaClO 含量不少于 4％的溶液,即得。本液应置于棕色瓶内,在暗处保存。

次溴酸钠试液

取氢氧化钠 20g,加水 75ml 使其溶解后,加溴 5ml,再加水稀释至 100ml,即得。本液应临用新制。

异烟肼试液

取异烟肼 0.25g,加盐酸 0.31ml,加甲醇或无水乙醇使其溶解成 500ml,即得。

多硫化铵试液

取硫化铵试液,加硫黄使其饱和,即得。

苏丹Ⅲ试液

取苏丹Ⅲ 0.01g,加 90％乙醇 5ml 溶解后,加甘油 5ml,摇匀,即得。本液应置于棕色的玻璃瓶中保存,在 2 个月内应用。

吲哚醌试液

取 α,β-吲哚醌 0.1g,加丙酮 10ml 溶解后,加冰醋酸 1ml,摇匀,即得。

含碘酒石酸铜试液

取硫酸铜 7.5g、酒石酸钾钠 25g、无水碳酸钠 25g、碳酸氢钠 20g 与碘化钾 5g,依次溶于 800ml 水中;另取碘酸钾 0.535g,加水适量使其溶解后,缓缓加入上述溶液中,再加水配制成 1000ml,即得。

邻苯二醛试液

取邻苯二醛 1.0g,加甲醇 5ml 与 0.4mol/L 硼酸溶液(用 45％氢氧化钠溶液调节 pH 至 10.4)95ml,振摇使邻苯二醛溶解,加硫乙醇酸 2ml,用 45％氢氧化钠溶液调节 pH 至 10.4。

间苯二酚试液

取间苯二酚 1g,加盐酸使其溶解成 100ml,即得。

间苯三酚试液

取间苯三酚 0.5g,加乙醇使其溶解成 25ml,即得。本液应置于玻璃塞瓶内,在暗处保存。

间苯三酚盐酸试液

取间苯三酚 0.1g,加乙醇 1ml,再加盐酸 9ml,混匀。本液应临用新制。

钌红试液

取 10％醋酸钠溶液 1～2ml,加钌红适量使其呈酒红色,即得。本液应临用新制。

玫瑰红钠试液

取玫瑰红钠 0.1g,加水使其溶解成 75ml,即得。

苯酚二磺酸试液

取新蒸馏的苯酚 3g,加硫酸 20ml,置于水浴上加热 6h,趁其尚未凝固时倾入玻璃塞瓶内,即得。用时可置于水浴上微热,使其熔化。

茚三酮试液

取茚三酮 2g,加乙醇使其溶解成 100ml,即得。

咕吨氢醇甲醇试液

可取用 85% 咕吨氢醇的甲醇溶液。

钒酸铵试液

取钒酸铵 0.25g,加水使其溶解成 100ml,即得。

变色酸试液

取变色酸钠 50mg,加硫酸与水的冷混合液(9∶4)100ml 使其溶解,即得。本液应临用新制。

茜素氟蓝试液

取茜素氟蓝 0.19g,加氢氧化钠溶液(1.2→100)12.5ml,加水 800ml 与醋酸钠结晶 0.25g,用稀盐酸调节 pH 至 5.4 左右,用水稀释至 1000ml,摇匀,即得。

茜素锆试液

取硝酸锆 5mg,加水 5ml 与盐酸 1ml;另取茜素磺酸钠 1mg,加水 5ml。将两液混合,即得。

草酸试液

取草酸 6.3g,加水使其溶解成 100ml,即得。

草酸铵试液

取草酸铵 3.5g,加水使其溶解成 100ml,即得。

茴香醛试液

取茴香醛 0.5ml,加乙酸 50ml 使其溶解,加硫酸 1ml,摇匀,即得。本液应临用新制。

枸橼酸醋酐试液

取枸橼酸 2g,加醋酐 100ml 使其溶解,即得。

品红亚硫酸试液

取碱性品红 0.2g,加热水 100ml 溶解后,放冷,加亚硫酸钠溶液(1→10)20ml、盐酸 2ml,用水稀释至 200ml,加活性炭 0.1g,搅拌并迅速滤过,放置 1h 以上,即得。本液应临用新制。

品红焦性没食子酸试液

取碱性品红 0.1g,加新沸的热水 50ml 溶解后,冷却,加亚硫酸氢钠的饱和溶液 2ml,放置 3h 后,加盐酸 0.9ml,放置过夜,加焦性没食子酸 0.1g,振摇使其溶解,加水稀释至 100ml,即得。

钨酸钠试液

取钨酸钠 25g,加水 72ml 溶解后,加磷酸 2ml,摇匀,即得。

氟化钠试液

取氟化钠 0.5g,加 0.1mol/L 盐酸溶液使其溶解成 100ml,即得。本液应临用新制。

氢氧化四甲基铵试液

取 10% 氢氧化四甲基铵溶液 1ml,加无水乙醇,配制成 10ml,即得。

氢氧化钙试液

取氢氧化钙 3g,置于玻璃瓶中,加水 1000ml,密塞。时时猛力振摇,放置 1 小时,即得。用时倾取上清液。

氢氧化钠试液

取氢氧化钠 4.3g,加水使其溶解成 100ml,即得。

氢氧化钡试液

取氢氧化钡,加新沸过的冷水配制成饱和的溶液,即得。本液应临用新制。

氢氧化钾试液

取氢氧化钾 6.5g,加水使其溶解成 100ml,即得。

香草醛试液

取香草醛 0.1g,加盐酸 10ml 使其溶解,即得。

香草醛硫酸试液

取香草醛 0.2g,加硫酸 10ml 使其溶解,即得。

重铬酸钾试液

取重铬酸钾 7.5g,加水使其溶解成 100ml,即得。

重氮二硝基苯胺试液

取 2,4-二硝基苯胺 50mg,加盐酸 1.5ml 溶解后,加水 1.5ml,置于冰浴中冷却,滴加 10％亚硝酸钠溶液 5ml,随加随振摇,即得。

重氮对硝基苯胺试液

取对硝基苯胺 0.4g,加稀盐酸 20ml 与水 40ml 使其溶解,冷却至 15℃,缓缓加入 10％亚硝酸钠溶液,至取溶液 1 滴能使碘化钾淀粉试纸变为蓝色,即得。本液应临用新制。

重氮苯磺酸试液

取对氨基苯磺酸 1.57g,加水 80ml 与稀盐酸 10ml,在水浴上加热溶解后,放冷至 15℃,缓缓加入亚硝酸钠溶液(1→10)6.5ml,随加随搅拌,再加水稀释至 100ml,即得。本液应临用新制。

亮绿试液

取亮绿 0.1g,加水 100ml 使其溶解。

盐酸试液

取盐酸 8.4ml,加水稀释成 100ml。

盐酸氨基脲试液

取盐酸氨基脲 2.5g 与醋酸钠 3.3g,研磨均匀,用甲醇 30ml 转移至锥形瓶中,在 4℃ 以下放置 30min,滤过,滤液加甲醇,配制成 100ml,即得。

盐酸羟胺乙醇试液

取盐酸羟胺溶液(34.8→100)1 份,醋酸钠-氢氧化钠试液 1 份和乙醇 4 份,混合。

盐酸羟胺试液

取盐酸羟胺 3.5g,加 60％乙醇使其溶解成 100ml,即得。

盐酸羟胺醋酸钠试液

取盐酸羟胺与无水醋酸钠各 0.2g,加甲醇 100ml,即得。本液应临用新制。

钼硫酸试液

取钼酸铵 0.1g,加硫酸 10ml 使其溶解,即得。

钼酸铵试液

取钼酸铵 10g,加水使其溶解成 100ml,即得。

钼酸铵硫酸试液

取钼酸铵 2.5g,加硫酸 15ml,加水使其溶解成 100ml,即得。本液配制后 2 周内使用。

铁氨氰化钠试液

取铁氨氰化钠 1g,加水使其溶解成 100ml,即得。

铁氰化钾试液

取铁氰化钾 1g,加水 10ml 使其溶解,即得。本液应临用新制。

稀铁氰化钾试液

取 1％铁氰化钾溶液 10ml,加 5％三氯化铁溶液 0.5ml 与水 40ml,摇匀,即得。

氨试液

取浓氨溶液 400ml,加水配制成 1000ml,即得。

浓氨试液

可取浓氨溶液。

氨制硝酸银试液

取硝酸银 1g,加水 20ml 溶解后,滴加氨试液,随加随搅拌,至初起的沉淀将近全溶,滤过,即得。本液应置于棕色瓶内,在暗处保存。

氨制硝酸镍试液

取硝酸镍 2.9g,加水 100ml 使其溶解,再加氨试液 40ml,振摇,滤过,即得。

氨制氯化铜试液

取氯化铜 22.5g,加水 200ml 溶解后,加浓氨试液 100ml,摇匀,即得。

氨制氯化铵试液

取浓氨试液,加等量的水稀释后,加氯化铵使其饱和,即得。

1-氨基-2-萘酚-4-磺酸试液

取无水亚硫酸钠 5g、亚硫酸氢钠 94.3g 与 1-氨基-2-萘酚-4-磺酸 0.7g,充分混匀;临用时取此混合物 1.5g,加水 10ml 使其溶解,必要时滤过,即得。

高氯酸试液

取 70％高氯酸 13ml,加水 500ml,用 70％高氯酸精确调节 pH 至 0.5,即得。

高氯酸铁试液

取 70％高氯酸 10ml,缓缓分次加入铁粉 0.8g,微热使其溶解,放冷,加无水乙醇稀释至 100ml,即得。用时取上液 20ml,加 70％高氯酸 6ml,用无水乙醇稀释至 500ml。

高碘酸钠试液

取高碘酸钠 1.2g,加水 100ml 使其溶解,即得。

高锰酸钾试液

可取用高锰酸钾滴定液(0.02mol/L)。

酒石酸氢钠试液

取酒石酸氢钠 1g,加水使其溶解成 10ml,即得。本液应临用新制。

α-萘酚试液

取 15％的 α-萘酚乙醇溶液 10.5ml,缓缓加硫酸 6.5ml,混匀后再加乙醇 40.5ml 及水

4ml,混匀,即得。

硅钨酸试液

取硅钨酸 10g,加水使其溶解成 100ml,即得。

铜吡啶试液

取硫酸铜 4g,加水 90ml 溶解后,加吡啶 30ml,即得。本液应临用新制。

铬酸钾试液

取铬酸钾 5g,加水使其溶解成 100ml,即得。

联吡啶试液

取 2,2'-联吡啶 0.2g、醋酸钠结晶 1g 与冰醋酸 5.5ml,加水适量使其溶解成 100ml,即得。

硝铬酸试液

(1)取硝酸 10ml,加入 100ml 水中,混匀。

(2)取三氧化铬 10g,加水 100ml 使其溶解。

用时将两液等量混合,即得。

硝酸亚汞试液

取硝酸亚汞 15g,加水 90ml 与稀硝酸 10ml 使其溶解,即得。本液应置于棕色瓶内,加汞 1 滴,密塞保存。

硝酸亚铈试液

取硝酸亚铈 0.22g,加水 50ml 使其溶解,加硝酸 0.1ml 与盐酸羟胺 50mg,加水稀释至 1000ml,摇匀,即得。

硝酸汞试液

取黄氧化汞 40g,加硝酸 32ml 与水 15ml 使其溶解,即得。本液应置于玻璃塞瓶内,在暗处保存。

硝酸钡试液

取硝酸钡 6.5g,加水使其溶解成 100ml,即得。

硝酸铈铵试液

取硝酸铈铵 25g,加稀硝酸使其溶解成 100ml,即得。

硝酸银试液

可取用硝酸银滴定液(0.1mol/L)。

硫化钠试液

取硫化钠 1g,加水使其溶解成 10ml,即得。本液应临用新制。

硫化氢试液

本液为硫化氢的饱和水溶液。

本液应置于棕色瓶内,在暗处保存。本液若无明显的硫化氢臭,或与等容的三氯化铁试液混合时不能生成大量的硫沉淀,即不适用。

硫化铵试液

取氨试液 60ml,通硫化氢使其饱和后,再加氨试液 40ml,即得。

本液应置于棕色瓶内,在暗处保存。本液若发生大量的硫沉淀,即不适用。

硫代乙酰胺试液

取硫代乙酰胺 4g,加水使其溶解成 100ml,置于冰箱中保存。临用前取混合液(由 1mol/L

氢氧化钠溶液 15ml、水 5.0ml 及甘油 20ml 混合而成)5.0ml,加上述硫代乙酰胺溶液 1.0ml,置于水浴上加热 20s,冷却,立即使用。

硫代硫酸钠试液

可取用硫代硫酸钠滴定液(0.1mol/L)。

硫脲试液

取硫脲 10g,加水使其溶解成 100ml,即得。

硫氰酸汞铵试液

取硫氰酸铵 5g 与二氯化汞 4.5g,加水使其溶解成 100ml,即得。

硫氰酸铬铵试液

取硫氰酸铬铵 0.5g,加水 20ml,振摇 1h 后,滤过,即得。本液应临用新制。配制后 48h 内使用。

硫氰酸铵试液

取硫氰酸铵 8g,加水使其溶解成 100ml,即得。

硫酸亚铁试液

取硫酸亚铁结晶 8g,加新沸过的冷水 100ml 使其溶解,即得。本液应临用新制。

硫酸汞试液

取黄氧化汞 5g,加水 40ml 后,缓缓加硫酸 20ml,随加随搅拌,再加水 40ml,搅拌使其溶解,即得。

硫酸苯肼试液

取盐酸苯肼 60mg,加硫酸溶液(1→2)100ml 使其溶解,即得。

硫酸钙试液

本液为硫酸钙的饱和水溶液。

硫酸钛试液

取二氧化钛 0.1g,加硫酸 100ml,加热使其溶解,放冷,即得。

硫酸钾试液

取硫酸钾 1g,加水使其溶解成 100ml,即得。

硫酸铁试液

取硫酸铁 5g,加适量水使其溶解,加硫酸 20ml,摇匀,加水稀释至 100ml,即得。

硫酸铜试液

取硫酸铜 12.5g,加水使其溶解成 100ml,即得。

硫酸铜铵试液

取硫酸铜试液适量,缓缓滴加氨试液,至初生的沉淀将近完全溶解,静置,倾取上层的清液,即得。本液应临用新制。

硫酸镁试液

取未风化的硫酸镁结晶 12g,加水使其溶解成 100ml,即得。

稀硫酸镁试液

取硫酸镁 2.3g,加水使其溶解成 100ml,即得。

紫草试液

取紫草粗粉 10g,加 90% 乙醇 100ml,浸渍 24h 后,滤过;滤液中加入等量的甘油,混合,放置 2h,滤过,即得。本液应置于棕色玻璃瓶中,在 2 个月内使用。

氰化钾试液

取氰化钾 10g,加水使其溶解成 100ml,即得。

氯铂酸试液

取氯铂酸 2.6g,加水使其溶解成 20ml,即得。

氯化三苯四氮唑试液

取氯化三苯四氮唑 1g,加无水乙醇使其溶解成 200ml,即得。

氯化亚锡试液

取氯化亚锡 1.5g,加水 10ml 与少量的盐酸使其溶解,即得。本液应临用新制。

氯化金试液

取氯化金 1g,加水 35ml 使其溶解,即得。

氯化钙试液

取氯化钙 7.5g,加水使其溶解成 100ml,即得。

氯化钡试液

取氯化钡的细粉 5g,加水使其溶解成 100ml,即得。

氯化钴试液

取氯化钴 2g,加盐酸 1ml,加水溶解并稀释至 100ml,即得。

氯化铵试液

取氯化铵 10.5g,加水使其溶解成 100ml,即得。

氯化铵镁试液

取氯化镁 5.5g 与氯化铵 7g,加水 65ml 溶解后,加氨试液 35ml,置于玻璃瓶内,放置数日后,滤过,即得。本液若显混浊,应滤过后再使用。

氯化锌碘试液

取氯化锌 20g,加水 10ml 使其溶解,加碘化钾 2g 溶解后,再加碘使其饱和,即得。本液应置于棕色玻璃瓶内保存。

氯亚氨基-2,6-二氯醌试液

取氯亚氨基-2,6-二氯醌 1g,加乙醇 200ml 使其溶解,即得。

氯试液

本液为氯的饱和水溶液。应临用新制。

氯酸钾试液

本液为氯酸钾的饱和硝酸溶液。

稀乙醇

取乙醇 529ml,加水稀释至 1000ml,即得。本液在 20℃时 C_2H_5OH 的浓度应为 49.5%～50.5%(V/V)。

稀甘油

取甘油 33ml,加水稀释成 100ml,再加樟脑一小块或液化苯酚 1 滴,即得。

稀盐酸

取盐酸 234ml,加水稀释至 1000ml,即得。本液中 HCl 的浓度应为 9.5%～10.5%。

稀硝酸

取硝酸 105ml,加水稀释至 1000ml,即得。本液中 HNO_3 的浓度应为 9.5%～10.5%。

稀硫酸

取硫酸 57ml,加水稀释至 1000ml,即得。本液中 H_2SO_4 的浓度应为 9.5%～10.5%。

稀醋酸

取冰醋酸 60ml,加水稀释至 1000ml,即得。

焦锑酸钾试液

取焦锑酸钾 2g,在 85ml 热水中溶解,迅速冷却,加入氢氧化钾溶液(3→20)10ml;放置 24h,滤过,加水稀释至 100ml,即得。

蒽酮试液

取蒽酮 0.7g,加硫酸 50ml 使其溶解,再以硫酸溶液(70→100)稀释至 500ml。

碘化汞钾试液

取二氯化汞 1.36g,加水 60ml 使其溶解;另取碘化钾 5g,加水 10ml 使其溶解。将两液混合,加水稀释至 100ml,即得。

碘化钾试液

取碘化钾 16.5g,加水使其溶解成 100ml,即得。本液应临用新制。

碘化钾碘试液

取碘 0.5g 与碘化钾 1.5g,加水 25ml 使其溶解,即得。

碘化铋钾试液

取次硝酸铋/碱式硝酸铋 0.85g,加冰醋酸 10ml 与水 40ml 溶解后,加碘化钾溶液(4→10) 20ml,摇匀,即得。

改良碘化铋钾试液

取碘化铋钾试液 1ml,加 0.6mol/L 盐酸溶液 2ml,加水至 10ml,即得。

稀碘化铋钾试液

取次硝酸铋/碱式硝酸铋 0.85g,加冰醋酸 10ml 与水 40ml 溶解后,即得。临用前取 5ml, 加碘化钾溶液(4→10)5ml,再加冰醋酸 20ml,用水稀释至 100ml,即得。

碘化镉试液

取碘化镉 5g,加水使其溶解成 100ml,即得。

碘试液

可取用碘滴定液(0.05mol/L)。

碘试液(用于微生物限度检查)

取碘 6g 与碘化钾 5g,加水 20ml 使其溶解,即得。

碘铂酸钾试液

取氯化铂 20mg,加水 2ml 溶解后,加 4%碘化钾溶液 25ml;若发生沉淀,可振摇使其溶解。加水配制成 50ml,摇匀,即得。

浓碘铂酸钾试液

取氯铂酸 0.15g 与碘化钾 3g,加水使其溶解成 60ml,即得。

硼酸试液

本液为硼酸饱和的丙酮溶液。

溴化钾溴试液

取溴 30g 与溴化钾 30g,加水使其溶解成 100ml,即得。

溴化氰试液

取溴试液适量,滴加 0.1mol/L 硫氰酸铵溶液至溶液变为无色,即得。本液应临用新制,有毒。

溴百里香酚蓝试液

取溴百里香酚蓝 0.3g,加 1mol/L 的氢氧化钠溶液 5ml 使其溶解,加水稀释至 1000ml,即得。

溴试液

取溴 2~3ml,置于用凡士林涂塞的玻璃瓶中,加水 100ml,振摇使其成为饱和的溶液,即得。本液应置于暗处保存。

福林试液

取钨酸钠 10g 与钼酸钠 2.5g,加水 70ml、85％磷酸 5ml 与盐酸 10ml,置于 200ml 烧瓶中,缓缓加热回流 10h,放冷;再加硫酸锂 15g、水 5ml 与溴滴定液 1 滴,煮沸约 15min,至溴除尽,放冷至室温,加水制成 100ml。滤过,滤液作为贮备液,置于棕色瓶中,于冰箱中保存。临用前,取贮备液 2.5ml,加水稀释至 10ml,摇匀,即得。

福林酚试液

(1)福林酚试液 A。取 4％碳酸钠溶液与 0.2mol/L 的氢氧化钠溶液等体积混合(溶液甲),取 0.04mol/L 硫酸铜溶液与 2％酒石酸钠溶液等体积混合(溶液乙),用时将溶液甲、溶液乙按 50:1 混合,即得。

(2)福林酚试液 B。取钨酸钠 100g、钼酸钠 25g,加水 700ml、85％磷酸 50ml 与盐酸 100ml,置于磨口圆底烧瓶中,缓缓加热回流 10h,放冷;再加硫酸锂 150g、水 50ml 和溴数滴,加热煮沸 15min,冷却;加水稀释至 1000ml,滤过,将滤液作为贮备液,置于棕色瓶中。临用前加水 1 倍,摇匀,即得。

酸性茜素锆试液

取茜素磺酸钠 70mg,加水 50ml 溶解后,缓缓加入 0.6％二氯化氧锆($ZrOCl_2 \cdot 8H_2O$)溶液 50ml 中,用混合酸溶液(每 1000ml 中含盐酸 123ml 与硫酸 40ml)稀释至 1000ml,放置 1h,即得。

酸性硫酸铁铵试液

取硫酸铁铵 20g 与硫酸 9.4ml,加水至 100ml,即得。

酸性氯化亚锡试液

取氯化亚锡 20g,加盐酸使其溶解成 50ml,滤过,即得。本液配成后 3 个月即不适用。

碱式醋酸铅试液

取一氧化铅 14g,加水 10ml,研磨成糊状;用水 10ml 洗入玻璃瓶中,加含醋酸铅 22g 的水溶液 70ml,用力振摇 5min 后,时时振摇;放置 7 日,滤过,加新沸过的冷水制成 100ml,即得。

稀碱式醋酸铅试液

取碱式醋酸铅试液 4ml,加新沸过的冷水制成 100ml,即得。

碱性三硝基苯酚试液

取 1％三硝基苯酚溶液 20ml,加 5％氢氧化钠溶液 10ml,加水稀释至 100ml,即得。本液临用新制。

碱性四氮唑蓝试液

取 0.2％四氮唑蓝的甲醇溶液 10ml 与 12％氢氧化钠的甲醇溶液 30ml,临用时混合,即得。

碱性亚硝基铁氰化钠试液

取亚硝基铁氰化钠与碳酸钠各 1g,加水使其溶解成 100ml,即得。

碱性连二亚硫酸钠试液

取连二亚硫酸钠 50g,加水 250ml 使其溶解,加含氢氧化钾 28.57g 的水溶液 40ml,混合,即得。本液应临用新制。

碱性枸橼酸铜试液

(1)取硫酸铜 17.3g 与枸橼酸 115.0g,加微温或温水使其溶解成 200ml。

(2)取在 180℃干燥 2h 的无水碳酸钠 185.3g,加水使其溶解成 500ml。

临用前取(2)液 50ml,在不断振摇下,缓缓加入(1)液 20ml 内,冷却后,加水稀释至 100ml,即得。

碱性盐酸羟胺试液

(1)取氢氧化钠 12.5g,加无水甲醇使其溶解成 100ml。

(2)取盐酸羟胺 12.5g,加无水甲醇 100ml,加热回流使其溶解。

用时将两液等量混合,滤过,即得。本液应临用新制,配制后 4h 内使用。

碱性酒石酸铜试液

(1)取硫酸铜结晶 6.93g,加水使其溶解成 100ml。

(2)取酒石酸钾钠结晶 34.6g 与氢氧化钠 10g,加水使其溶解成 100ml。

用时将两液等量混合,即得。

碱性 β-萘酚试液

取 β-萘酚 0.25g,加氢氧化钠溶液(1→10)10ml 使其溶解,即得。本液应临用新制。

碱性焦性没食子酸试液

取焦性没食子酸 0.5g,加水 2ml 溶解后,加氢氧化钾 12g 的水溶液 8ml,摇匀,即得。本液应临用新制。

碱性碘化汞钾试液

取碘化钾 10g,加水 10ml 溶解后,缓缓加入二氯化汞的饱和水溶液,随加随搅拌,至生成的红色沉淀不再溶解,加氢氧化钾 30g,溶解后,再加二氯化汞的饱和水溶液 1ml 或 1ml 以上,并用适量的水稀释至 200ml,静置,使沉淀,即得。用时倾取上层的澄明液应用。

〔检查〕 取本液 2ml,加入含氨 0.05mg 的水 50ml 中,应即时显黄棕色。

碳酸钠试液

取一水合碳酸钠 12.5g 或无水碳酸钠 10.5g,加水使其溶解成 100ml,即得。

碳酸氢钠试液

取碳酸氢钠 5g,加水使其溶解成 100ml,即得。

碳酸钾试液

取无水碳酸钾 7g,加水使其溶解成 100ml,即得。

碳酸铵试液

取碳酸铵 20g 与氨试液 20ml,加水使其溶解成 100ml,即得。

醋酸汞试液

取醋酸汞 5g,研细,加温热的冰醋酸使其溶解成 100ml,即得。本液应置于棕色瓶内,密闭保存。

醋酸钠试液

取醋酸钠结晶 13.6g,加水使其溶解成 100ml,即得。

醋酸钠-氢氧化钠试液

取醋酸钠 10.3g、氢氧化钠 86.5g,加水溶解并稀释至 1000ml。

醋酸钴试液

取醋酸钴 0.1g,加甲醇使其溶解成 100ml,即得。

醋酸钾试液

取醋酸钾 10g,加水使其溶解成 100ml,即得。

醋酸铅试液

取醋酸铅 10g,加新沸过的冷水溶解后,滴加乙酸使溶液澄清,加新沸过的冷水制成 100ml,即得。

醋酸氧铀锌试液

取醋酸氧铀 10g,加冰醋酸 5ml 与水 50ml,微热使其溶解;另取醋酸锌 30g,加冰醋酸 3ml 与水 30ml,微热使其溶解。将两液混合,放冷,滤过,即得。

醋酸铵试液

取醋酸铵 10g,加水使其溶解成 100ml,即得。

醋酸铜试液

取醋酸铜 0.1g,加水 5ml 与乙酸数滴使其溶解后,加水稀释至 100ml,滤过,即得。

浓醋酸铜试液

取醋酸铜 13.3g,加水 195ml 与乙酸 5ml 使其溶解,即得。

靛胭脂试液

取靛胭脂,加硫酸 12ml 与水 80ml 的混合液,溶解成每 100ml 中含 $C_{16}H_8N_2O_2(SO_3Na)_2$ 0.09~0.11g 的溶液,即得。

靛基质试液

取对二甲氨基苯甲醛 5.0g,加入戊醇(或丁醇)75ml,充分振摇,使其完全溶解后,再取浓盐酸 25ml 徐徐滴入,边加边振摇,以免骤热导致溶液色泽变深;或取对二甲氨基苯甲醛 1.0g,加入 95％乙醇 95ml,充分振摇,使其完全溶解后,取盐酸 20ml 徐徐滴入。

磺胺试液

取磺胺 50mg,加 2mol/L 盐酸溶液 10ml 使其溶解,即得。

磺基丁二酸钠二辛酯试液

取磺基丁二酸钠二辛酯 0.9g,加水 50ml,微温使其溶解,冷却至室温后,加水稀释至 200ml,即得。

磷试液

取对甲氨基苯酚硫酸盐 0.2g,加水 100ml 使其溶解后,加焦亚硫酸钠 20g,溶解,即得。本液应置于棕色具塞玻璃瓶中保存,配制后 2 周即不适用。

磷钨酸试液

取磷钨酸 1g,加水使其溶解成 100ml,即得。

磷钨酸钼试液

取钨酸钠 10g 与磷钼酸 2.4g,加水 70ml 与磷酸 5ml,回流煮沸 2h,放冷,加水稀释至 100ml,摇匀,即得。本液应置于玻璃瓶内,在暗处保存。

磷钼钨酸试液

取钨酸钠 100g、钼酸钠 25g,加水 700ml 使其溶解,加盐酸 100ml、磷酸 50ml,加热回流 10h,放冷,再加硫酸锂 150g、水 50ml 和溴 0.2ml,煮沸除去残留的溴(约 15min),冷却,加水稀释至 1000ml,滤过,即得。本液不得显绿色(若放置后变为绿色,可加溴 0.2ml,煮沸除去多余的溴即可)。

磷钼酸试液

取磷钼酸 5g,加无水乙醇使其溶解成 100ml,即得。

磷酸氢二钠试液

取磷酸氢二钠结晶 12g,加水使其溶解成 100ml,即得。

镧试液

取氧化镧(La_2O_3)5g,用水润湿,缓慢加盐酸 25ml 使其溶解,并用水稀释成 100ml,静置过夜,即得。

糠醛试液

取糠醛 1ml,加水使其溶解成 100ml,即得。本液应临用新制。

鞣酸试液

取鞣酸 1g,加乙醇 1ml,加水溶解并稀释至 100ml,即得。本液应临用新制。

四、试 纸

二氯化汞试纸

取滤纸条浸入二氯化汞的饱和溶液中,1h 后取出,在暗处以 60℃干燥,即得。

三硝基苯酚试纸

取滤纸条浸入三硝基苯酚的饱和水溶液中,湿透后,取出,阴干,即得。临用时,浸入碳酸钠溶液(1→10)中,使其均匀湿润。

刚果红试纸

取滤纸条浸入刚果红指示液中,湿透后,取出晾干,即得。

红色石蕊试纸

取滤纸条浸入石蕊指示液中,加极少量的盐酸使其呈红色,取出,干燥,即得。

〔检查〕 灵敏度:取 0.1mol/L 氢氧化钠溶液 0.5ml,置于烧杯中,加新沸过的冷水 100ml 混合后,没入宽 10～12mm 的红色石蕊试纸 1 条,不断搅拌。30s 内,试纸应变色。

姜黄试纸

取滤纸条浸入姜黄指示液中,湿透后,置于玻璃板上,在 100℃干燥,即得。

氢氧化镍试纸

取滤纸条浸入 30%硫酸镍浓氨溶液中,取出,晾干;再浸入 1mol/L 氢氧化钠溶液中数分钟,使滤纸上布满均匀的氢氧化镍沉淀;取出滤纸,用水洗涤(不可晾干),储藏在潮湿的棉绒上备用。

氨制硝酸银试纸

取滤纸条浸入氨制硝酸银试液中,湿透后,取出,即得。

硝酸汞试纸

取硝酸汞的饱和溶液 45ml,加硝酸 1ml,摇匀,将滤纸条浸入此溶液中,湿透后,取出晾干,即得。

蓝色石蕊试纸

取滤纸条浸入石蕊指示液中,湿透后,取出,干燥,即得。

〔检查〕 灵敏度:取 0.1mol/L 盐酸溶液 0.5ml,置于烧杯中,加新沸过的冷水 100ml,混合后,投入宽 10～12mm 的蓝色石蕊试纸 1 条,不断搅拌。45s 内,试纸应变色。

碘化钾淀粉试纸

取滤纸条浸入含有碘化钾 0.5g 的新制的淀粉指示液 100ml 中,湿透后,取出干燥,即得。

溴化汞试纸

取滤纸条浸入乙醇制溴化汞试液中,1h 后取出,在暗处干燥,即得。

醋酸铅试纸

取滤纸条浸入醋酸铅试液中,湿透后,取出,在 100℃ 干燥,即得。

醋酸铜联苯胺试纸

取醋酸联苯胺的饱和溶液 9ml,加水 7ml 与 0.3% 醋酸铜溶液 16ml,将滤纸条浸入此溶液中,湿透后,取出晾干,即得。

醋酸镉试纸

取醋酸镉 3g,加乙醇 100ml 使其溶解;加氨试液至生成的沉淀绝大部分溶解,滤过;将滤纸条浸入滤液中,临用时取出晾干,即得。

五、缓冲液

乙醇-醋酸铵缓冲液(pH 3.7)

取 5mol/L 醋酸溶液 15ml,加乙醇 60ml 和水 20ml,用 10mol/L 氢氧化铵溶液调节 pH 至 3.7,用水稀释至 1000ml,即得。

0.5% 十二烷基硫酸钠的磷酸盐缓冲液

取磷酸二氢钠 6.9g、氢氧化钠 0.9g、十二烷基硫酸钠 5g,加水 800ml,超声处理 30min,用 2mol/L 氢氧化钠溶液调节 pH 值至 6.8,用水稀释至 1000ml。

三乙胺缓冲液(pH 3.2)

取磷酸 8ml、三乙胺 14ml,加水稀释至 1000ml,用三乙胺调节 pH 值至 3.2,加水 500ml,混匀,即得。

0.1mol/L 三羟甲基氨基甲烷缓冲液

称取三羟甲基氨基甲烷 121g,加水溶解并稀释至 900ml,用 25% 枸橼酸溶液调节 pH 值至 7.2,并用水稀释至 1000ml。

三羟甲基氨基甲烷缓冲液(pH 8.0)

取三羟甲基氨基甲烷 12.14g,加水 800ml,搅拌使用溶解,并稀释至 1000ml,用 6mol/L

盐酸溶液调节 pH 值至 8.0,即得。

三羟甲基氨基甲烷缓冲液(pH 8.1)

取氯化钙 0.294g,加 0.2mol/L 三羟甲基氨基甲烷溶液 40ml 使其溶解,用 1mol/L 盐酸溶液调节 pH 值至 8.1,加水稀释至 100ml,即得。

三羟甲基氨基甲烷缓冲液(pH 9.0)

取三羟甲基氨基甲烷 6.06g,加盐酸赖氨酸 3.65g、氯化钠 5.8g、乙二胺四乙酸二钠 0.37g,再加水溶解,制成 1000ml,调节 pH 值至 9.0,即得。

乌洛托品缓冲液

取乌洛托品 75g,加水溶解后,加浓氨溶液 4.2ml,再用水稀释至 250ml,即得。

巴比妥缓冲液(pH 7.4)

取巴比妥钠 4.42g,加水使其溶解并稀释至 400ml,用 2mol/L 盐酸溶液调节 pH 值至 7.4,滤过,即得。

巴比妥缓冲液(pH 8.6)

取巴比妥 5.52g 与巴比妥钠 30.9g,加水使其溶解成 2000ml,即得。

巴比妥-氯化钠缓冲液(pH 7.8)

取巴比妥钠 5.05g,加氯化钠 3.7g 及水适量使其溶解;另取明胶 0.5g,加水适量,加热溶解后并入上述溶液中。然后用 0.2mol/L 盐酸溶液调节 pH 值至 7.8,再用水稀释至 500ml,即得。

甲酸钠缓冲液(pH 3.3)

取 2mol/L 甲酸溶液 25ml,加酚酞指示液 1 滴,用 2mol/L 氢氧化钠溶液中和,再加入 2mol/L 甲酸溶液 75ml,用水稀释至 200ml,调节 pH 值至 3.25~3.30,即得。

邻苯二甲酸盐缓冲液(pH 5.6)

取邻苯二甲酸氢钾 10g,加水 900ml,搅拌使其溶解,用氢氧化钠试液(必要时用稀盐酸)调节 pH 值至 5.6,加水稀释至 1000ml,混匀,即得。

邻苯二甲酸氢钾-氢氧化钠缓冲液(pH 5.0)

取 0.2mol/L 的邻苯二甲酸氢钾 100ml,用 0.2mol/L 氢氧化钠溶液约 50ml 调节 pH 至 5.0,即得。

枸橼酸盐缓冲液

取枸橼酸 4.2g,加 1mol/L 的 20%乙醇制氢氧化钠溶液 40ml 使其溶解,再用 20%乙醇稀释至 100ml,即得。

枸橼酸盐缓冲液(pH 6.2)

取 2.1%枸橼酸水溶液,用 50%氢氧化钠溶液调节 pH 值至 6.2,即得。

枸橼酸-磷酸氢二钠缓冲液(pH 4.0)

甲液:取枸橼酸 21g 或无水枸橼酸 19.2g,加水使其溶解成 1000ml,置于冰箱内保存。乙液:取磷酸氢二钠 71.63g,加水使其溶解成 1000ml。取上述甲液 61.45ml 与乙液 38.55ml 混合,摇匀,即得。

枸橼酸-磷酸氢二钠缓冲液(pH 7.0)

甲液:取枸橼酸 21g 或无水枸橼酸 19.2g,加水使其溶解成 1000ml,置于冰箱中保存。乙液:取磷酸氢二钠 71.63g,加水使其溶解成 1000ml。取上述甲液 17.65ml 与乙液 82.35ml 混合,摇匀,即得。

盐酸三羟甲基氨基甲烷缓冲液(pH 7.2)

A 液:盐酸三羟甲基氨基甲烷 15.8g,细菌内毒素检查用水 100ml。B 液:三羟甲基氨基甲烷 1.2g,细菌内毒素检查用水 10ml。

A 液 100ml B 液 10ml 细菌内毒素检查用水加至 550ml。用 0.1mol/L 盐酸溶液或 0.1mol/L 氢氧化钠溶液调节 pH 值至 7.2,用无热原的输液瓶分装,加塞压盖后 121℃ 灭菌 15min。

2-氧代戊二酸缓冲液

取 2-氧代戊二酸 220mg,用盐酸三乙醇胺缓冲液(pH 8.0)(取三乙醇胺 1ml,加无氨蒸馏水 60ml,用稀盐酸溶液调节 pH 值至 8.0)60ml 溶解。

氨-氯化铵缓冲液(pH 8.0)

取氯化铵 1.07g,加水使其溶解成 100ml,再加稀氨溶液(1→30)调节 pH 值至 8.0,即得。

氨-氯化铵缓冲液(pH 10.0)

取氯化铵 5.4g,加水 20ml 溶解后,加浓氨溶液 35ml,再加水稀释至 100ml,即得。

硼砂-氯化钙缓冲液(pH 8.0)

取硼砂 0.572g 与氯化钙 2.94g,加水约 800ml 使其溶解后,用 1mol/L 盐酸溶液约 2.5ml 调节 pH 值至 8.0,加水稀释至 1000ml,即得。

硼砂-碳酸钠缓冲液(pH 10.8～11.2)

取无水碳酸钠 5.30g,加水使其溶解成 1000ml;另取硼砂 1.91g,加水使其溶解成 100ml。临用前取碳酸钠溶液 973ml 与硼砂溶液 27ml,混匀,即得。

硼酸-氯化钾缓冲液(pH 9.0)

取硼酸 3.09g,加 0.1mol/L 氯化钾溶液 500ml 使其溶解,再加 0.1mol/L 氢氧化钠溶液 210ml,即得。

醋酸钠缓冲液

取醋酸-醋酸钠缓冲液(pH 3.6)4ml,加水稀释至 100ml。

醋酸盐缓冲液(pH 3.5)

取醋酸铵 25g,加水 25ml 溶解后,加 7mol/L 盐酸溶液 38ml,用 2mol/L 盐酸溶液或 5mol/L 氨溶液准确调节 pH 值至 3.5(电位法指示),用水稀释至 100ml,即得。

醋酸-锂盐缓冲液(pH 3.0)

取冰醋酸 50ml,加水 800ml 混合后,用氢氧化锂调节 pH 值至 3.0,再加水稀释至 1000ml,即得。

醋酸-醋酸钠缓冲液(pH 3.6)

取醋酸钠 5.1g,加冰醋酸 20ml,再加水稀释至 250ml,即得。

醋酸-醋酸钠缓冲液(pH 3.7)

取无水醋酸钠 20g,加水 300ml 溶解后,加溴酚蓝指示液 1ml 及冰醋酸 60～80ml,至溶液从蓝色转变为纯绿色,再加水稀释至 1000ml,即得。

醋酸-醋酸钠缓冲液(pH 3.8)

取 2mol/L 醋酸钠溶液 13ml 与 2mol/L 醋酸溶液 87ml,加入每 1ml 含铜 1mg 的硫酸铜溶液 0.5ml,再加水稀释至 1000ml,即得。

醋酸-醋酸钠缓冲液(pH 4.5)

取醋酸钠 18g,加冰醋酸 9.8ml,再加水稀释至 1000ml,即得。

醋酸-醋酸钠缓冲液(pH 4.6)

取醋酸钠 5.4g,加水 50ml 使其溶解,用冰醋酸调节 pH 值至 4.6,再加水稀释至 100ml,即得。

醋酸-醋酸钠缓冲液(pH 6.0)

取醋酸钠 54.6g,加 1mol/L 醋酸溶液 20ml 使其溶解后,加水稀释至 500ml,即得。

醋酸-醋酸钾缓冲液(pH 4.3)

取醋酸钾 14g,加冰醋酸 20.5ml,再加水稀释至 1000ml,即得。

醋酸-醋酸铵缓冲液(pH 4.5)

取醋酸铵 7.7g,加水 50ml 使其溶解后,加冰醋酸 6ml 与适量的水,制成 100ml,即得。

醋酸-醋酸铵缓冲液(pH 4.8)

取醋酸铵 77g,加水约 200ml 使其溶解,加冰醋酸 57ml,再加水至 1000ml,即得。

醋酸-醋酸铵缓冲液(pH 6.0)

取醋酸铵 100g,加水 300ml 使其溶解,加冰醋酸 7ml,摇匀,即得。

磷酸-三乙胺缓冲液(pH 3.2)

取磷酸约 4ml 与三乙胺约 7ml,加 50%甲醇稀释至 1000ml,用磷酸调节 pH 值至 3.2,即得。

磷酸盐缓冲液

取磷酸二氢钠 38.0g 与磷酸氢二钠 5.04g,加水配制成 1000ml,即得。

磷酸盐缓冲液(pH 2.0)

甲液:取磷酸 16.6ml,加水至 1000ml,摇匀。乙液:取磷酸氢二钠 71.63g,加水使其溶解成 1000ml。取上述甲液 72.5ml 与乙液 27.5ml 混合,摇匀,即得。

磷酸盐缓冲液(pH 2.5)

取磷酸二氢钾 100g,加水 800ml,用盐酸调节 pH 值至 2.5,用水稀释至 1000ml。

磷酸盐缓冲液(pH 5.0)

取 0.2mol/L 磷酸二氢钠溶液一定量,用氢氧化钠试液调节 pH 值至 5.0,即得。

磷酸盐缓冲液(pH 5.8)

取磷酸二氢钾 8.34g 与磷酸氢二钾 0.87g,加水使其溶解成 1000ml,即得。

磷酸盐缓冲液(pH 6.5)

取磷酸二氢钾 0.68g,加 0.1mol/L 氢氧化钠溶液 15.2ml,用水稀释至 100ml,即得。

磷酸盐缓冲液(pH 6.6)

取磷酸二氢钠 1.74g、磷酸氢二钠 2.7g 与氯化钠 1.7g,加水使其溶解成 400ml,即得。

磷酸盐缓冲液(pH 6.8)

取 0.2mol/L 磷酸二氢钾溶液 250ml,加 0.2mol/L 氢氧化钠溶液 118ml,用水稀释至 1000ml,摇匀,即得。

磷酸盐缓冲液(含胰酶)(pH 6.8)

取磷酸二氢钾 6.8g,加水 500ml 使其溶解,用 0.1mol/L 氢氧化钠溶液调节 pH 值至 6.8;另取胰酶 10g,加水适量使其溶解。将两液混合后,加水稀释至 1000ml,即得。

磷酸盐缓冲液(pH 7.0)

取磷酸二氢钾 0.68g,加 0.1mol/L 氢氧化钠溶液 29.1ml,用水稀释至 100ml,即得。

磷酸盐缓冲液(pH 7.2)

取 0.2mol/L 磷酸二氢钾溶液 50ml 与 0.2mol/L 氢氧化钠溶液 35ml,加新沸过的冷水稀释至 200ml,摇匀,即得。

磷酸盐缓冲液(pH 7.3)

取磷酸氢二钠 1.9734g 与磷酸二氢钾 0.2245g,加水使其溶解成 1000ml,调节 pH 值至 7.3,即得。

磷酸盐缓冲液(pH 7.4)

取磷酸二氢钾 1.36g,加 0.1mol/L 氢氧化钠溶液 79ml,用水稀释至 200ml,即得。

磷酸盐缓冲液(pH 7.6)

取磷酸二氢钾 27.22g,加水使其溶解成 1000ml,取 50ml,加 0.2mol/L 氢氧化钠溶液 42.4ml,再加水稀释至 200ml,即得。

磷酸盐缓冲液(pH 7.8)

甲液:取磷酸氢二钠 35.9g,加水溶解,并稀释至 500ml。乙液:取磷酸二氢钠 2.76g,加水溶解,并稀释至 100ml。取上述甲液 91.5ml 与乙液 8.5ml 混合,摇匀,即得。

磷酸盐缓冲液(pH 7.8～8.0)

取磷酸氢二钾 5.59g 与磷酸二氢钾 0.41g,加水使其溶解成 1000ml,即得。

六、滴定液

乙二胺四乙酸二钠滴定液(0.05mol/L)

$C_{10}H_{14}N_2Na_2O_8 \cdot 2H_2O = 372.24$　　18.61g→1000ml

【配制】　取乙二胺四乙酸二钠 19g,加适量的水使其溶解成 1000ml,摇匀。

【标定】　取于约 800℃ 灼烧至恒重的基准氧化锌 0.12g,精密称定,加稀盐酸 3ml 使其溶解,加水 25ml,加 0.025% 甲基红的乙醇溶液 1 滴,滴加氨试液至溶液显微黄色,加水 25ml 与氨-氯化铵缓冲液(pH 10.0)10ml,再加铬黑 T 指示液少量,用本液滴定至溶液由紫色变为纯蓝色,并将滴定的结果用空白试验校正。每 1ml 乙二胺四乙酸二钠滴定液(0.05mol/L)相当于 4.069mg 的氧化锌。根据本液的消耗量与氧化锌的取用量,算出本液的浓度,即得。

【贮藏】　置于玻璃塞瓶中,避免与橡皮塞、橡皮管等接触。

乙醇制氢氧化钾滴定液(0.5mol/L 或 0.1mol/L)

$KOH = 56.11$　28.06g→1000ml;5.611g→1000ml

【配制】　①乙醇制氢氧化钾滴定液(0.5mol/L):取氢氧化钾 35g,置于锥形瓶中,加无醛乙醇适量使其溶解并稀释成 1000ml,用橡皮塞密塞,静置 24h 后,迅速倾取上清液,置于具橡皮塞的棕色玻璃瓶中。②乙醇制氢氧化钾滴定液(0.1mol/L):取氢氧化钾 7g,置于锥形瓶中,加无醛乙醇适量使其溶解并稀释成 1000ml,用橡皮塞密塞,静置 24h 后,迅速倾取上清液,置于具橡皮塞的棕色玻璃瓶中。

【标定】　①乙醇制氢氧化钾滴定液(0.5mol/L):精密量取盐酸滴定液(0.5mol/L)25ml,加水 50ml 稀释后,加酚酞指示液数滴,用本液滴定。根据本液的消耗量,算出本液的浓度,即得。②乙醇制氢氧化钾滴定液(0.1mol/L):精密量取盐酸滴定液(0.1mol/L)25ml,加水50ml稀释后,加酚酞指示液数滴,用本液滴定。根据本液的消耗量,算出本液的浓度,即得。

本液临用前应标定浓度。

【贮藏】 置于具橡皮塞的棕色玻璃瓶中,密闭保存。

四苯硼钠滴定液(0.02mol/L)

$(C_6H_5)_4BNa = 342.22$ 6.845g→1000ml

【配制】 取四苯硼钠7.0g,加水50ml振摇使其溶解,加入新配制的氢氧化铝凝胶(取三氯化铝1.0g,溶于25ml水中,在不断搅拌下缓缓滴加氢氧化钠试液至pH 8~9),加氯化钠16.6g,充分搅匀,加水250ml,振摇15min,静置10min,滤过,滤液中滴加氢氧化钠试液至pH 8~9,再加水稀释至1000ml,摇匀。

【标定】 精密量取本液10ml,加醋酸-醋酸钠缓冲液(pH 3.7)10ml与溴酚蓝指示液0.5ml,用烃铵盐滴定液(0.01mol/L)滴定至蓝色,并将滴定的结果用空白试验校正。根据烃铵盐滴定液(0.01mol/L)的消耗量,算出本液的浓度,即得。

本液临用前应标定浓度。

若需用0.01mol/L的四苯硼钠滴定液,可取0.02mol/L的四苯硼钠滴定液,在临用前加水稀释制成。必要时标定浓度。

【贮藏】 置于棕色玻璃瓶中,密闭保存。

甲醇制氢氧化钾滴定液(0.1mol/L)

$KOH = 56.11$ 5.611g→1000ml

【配制】 取氢氧化钾6.8g,加水4ml使其溶解,加甲醇稀释成1000ml,用橡皮塞密塞,静置24h后,迅速倾取上清液,置于具橡皮塞的棕色玻璃瓶中。

【标定】 同乙醇制氢氧化钾滴定液(0.5mol/L)的标定(通则8006)。

【贮藏】 置于具橡皮塞的棕色玻瓶中,密闭保存。

甲醇钠滴定液(0.1mol/L)

$CH_3ONa = 54.02$ 5.402g→1000ml

【配制】 取无水甲醇(含水量在0.2%以下)150ml,置于冰水冷却的容器中,分次加入新切的金属钠2.5g,待完全溶解后,加无水苯(含水量在0.02%以下)适量,配制成1000ml,摇匀。

【标定】 取在五氧化二磷干燥器中减压干燥至恒重的基准苯甲酸约0.4g,精密称定,加无水甲醇15ml使其溶解,加无水苯5ml与1%麝香草酚蓝的无水甲醇溶液1滴,用本液滴定至蓝色,并将滴定的结果用空白试验校正。每1ml的甲醇钠滴定液(0.1mol/L)相当于12.21mg的苯甲酸。根据本液的消耗量与苯甲酸的取用量,算出本液的浓度,即得。

本液标定时应注意防止二氧化碳的干扰和溶剂的挥发,每次临用前均应重新标定。

【贮藏】 置于密闭的、附有滴定装置的容器内,避免与空气中的二氧化碳及湿气接触。

甲醇锂滴定液(0.1mol/L)

$CH_3OLi = 37.97$ 3.797g→1000ml

除取新切的金属锂0.694g外,该滴定液的配制、标定、贮藏方法参照甲醇钠滴定液

（0.1mol/L）。

亚硝酸钠滴定液（0.1mol/L）

$NaNO_2 = 69.00$　　$6.900g \rightarrow 1000ml$

【配制】　取亚硝酸钠 7.2g，加无水碳酸钠（Na_2CO_3）0.10g，加水适量使其溶解成 1000ml，摇匀。

【标定】　取在 120℃ 干燥至恒重的基准对氨基苯磺酸约 0.5g，精密称定，加水 30ml 与浓氨试液 3ml，溶解后，加盐酸（1→2）20ml，搅拌，在 30℃ 以下用本液迅速滴定，滴定时将滴定管尖端插入液面下约 2/3 处，随滴随搅拌；至接近终点时，将滴定管尖端提出液面，用少量水洗涤尖端，洗液并入溶液中，继续缓缓滴定，用永停滴定法（通则 0701）指示终点。每 1ml 亚硝酸钠滴定液（0.1mol/L）相当于 17.32mg 的对氨基苯磺酸。根据本液的消耗量与对氨基苯磺酸的取用量，算出本液浓度，即得。

若需用 0.05mol/L 的亚硝酸钠滴定液，可取 0.1mol/L 的亚硝酸钠滴定液加水稀释制成。必要时标定浓度。

【贮藏】　置于具玻璃塞的棕色玻璃瓶中，密闭保存。

草酸滴定液（0.05mol/L）

$CH_2O_4 \cdot 2H_2O = 126.07$　　$6.304g \rightarrow 1000ml$

【配制】　取草酸 6.4g，加水适量使其溶解成 1000ml，摇匀。

【标定】　精密量取本液 25ml，加水 200ml 与硫酸 10ml，用高锰酸钾滴定液（0.02mol/L）滴定，至接近终点时，加热至 65℃，继续滴定至溶液显微红色，并保持 30s 不褪色；当滴定结束时，溶液温度应不低于 55℃。根据高锰酸钾滴定液（0.02mol/L）的消耗量，算出本液的浓度，即得。

若需用 0.25mol/L 的草酸滴定液，可取草酸约 32g，照上法配制与标定，但改用 0.1mol/L 的高锰酸钾滴定液进行滴定。

【贮藏】　置于具玻璃塞的棕色玻璃瓶中，密闭保存。

氢氧化四丁基铵滴定液（0.1mol/L）

$(C_4H_9)_4NOH = 259.48$　　$25.95g \rightarrow 1000ml$

【配制】　取碘化四丁基铵 40g，置于具塞锥形瓶中，加无水甲醇 90ml 使其溶解，置于冰浴中放冷，加氧化银细粉 20g，密塞，剧烈振摇 60min；取此混合液数毫升，离心，取上清液检查碘化物，若显碘化物正反应，则在上述混合液中再加氧化银 2g，剧烈振摇 30min 后，再做碘化物试验，直至无碘化物反应为止。混合液用垂熔玻璃滤器滤过，容器和垂熔玻璃滤器用无水甲苯洗涤 3 次，每次 50ml；合并洗液和滤液，用无水甲苯-无水甲醇（3:1）稀释至 1000ml，摇匀，并通入不含二氧化碳的干燥氮气 10min。若溶液不澄清，可再加少量无水甲醇。

【标定】　取在五氧化二磷干燥器中减压干燥至恒重的基准苯甲酸约 90mg，精密称定，加二甲基甲酰胺 10ml 使其溶解，加 0.3% 麝香草酚蓝的无水甲醇溶液 3 滴，用本液滴定至蓝色（以电位法校对终点），并将滴定的结果用空白试验校正。每 1ml 氢氧化四丁基铵滴定液（0.1mol/L）相当于 12.21mg 的苯甲酸。根据本液的消耗量与苯甲酸的取用量，算出本液的浓度，即得。

【贮藏】　置于密闭的容器内，避免与空气中的二氧化碳及湿气接触。

氢氧化四甲基铵滴定液(0.1mol/L)

$(CH_3)_4NOH=91.15$　$9.115\rightarrow1000ml$

【配制】　取氢氧化四甲基铵9.115g,加水至1000ml,摇匀。

【标定】　取经硅胶干燥24h的苯甲酸0.3g,精密称定,加二甲基甲酰胺90ml溶解,加0.1%麝香草酚蓝二甲基甲酰胺溶液3滴,用本液滴定至蓝色,并将滴定结果用空白试验校正。每1ml氢氧化四甲基铵滴定液(0.1mol/L)相当于12.21mg的苯甲酸。根据本液的消耗量和苯甲酸的取用量,算出本液的浓度,即得。

【贮藏】　置于密闭的容器内,避免与空气中的二氧化碳及湿气接触。

氢氧化钠滴定液(1mol/L、0.5mol/L或0.1mol/L)

$NaOH=40.00$　$40.00g\rightarrow1000ml$;$20.00g\rightarrow1000ml$;$4.000g\rightarrow1000ml$

【配制】　取氢氧化钠适量,加水振摇使其溶解成饱和溶液,冷却后,置于聚乙烯塑料瓶中,静置数日,澄清后备用。

(1)氢氧化钠滴定液(1mol/L)。取澄清的氢氧化钠饱和溶液56ml,加新沸过的冷水,配制成1000ml,摇匀。

(2)氢氧化钠滴定液(0.5mol/L)。取澄清的氢氧化钠饱和溶液28ml,加新沸过的冷水,配制成1000ml,摇匀。

(3)氢氧化钠滴定液(0.1mol/L)。取澄清的氢氧化钠饱和溶液5.6ml,加新沸过的冷水,配制成1000ml,摇匀。

【标定】　①氢氧化钠滴定液(1mol/L)。取在105℃干燥至恒重的基准邻苯二甲酸氢钾约6g,精密称定,加新沸过的冷水50ml,振摇,使其尽量溶解;加酚酞指示液2滴,用本液滴定;在接近终点时,应使邻苯二甲酸氢钾完全溶解,滴定至溶液显粉红色。每1ml氢氧化钠滴定液(1mol/L)相当于204.2mg的邻苯二甲酸氢钾。根据本液的消耗量与邻苯二甲酸氢钾的取用量,算出本液的浓度,即得。②氢氧化钠滴定液(0.5mol/L)。取在105℃干燥至恒重的基准邻苯二甲酸氢钾约3g,照上法标定。每1ml氢氧化钠滴定液(0.5mol/L)相当于102.1mg的邻苯二甲酸氢钾。③氢氧化钠滴定液(0.1mol/L)。取在105℃干燥至恒重的基准邻苯二甲酸氢钾约0.6g,照上法标定。每1ml氢氧化钠滴定液(0.1mol/L)相当于20.42mg的邻苯二甲酸氢钾。

若需用浓度为0.05mol/L、0.02mol/L或0.01mol/L的氢氧化钠滴定液,可取0.1mol/L的氢氧化钠滴定液加新沸过的冷水稀释制成。必要时,可用盐酸滴定液(0.05mol/L、0.02mol/L或0.01mol/L)标定浓度。

【贮藏】　置于聚乙烯塑料瓶中,密封保存;塞中有2孔,孔内各插入玻璃管1支,1支与钠石灰管相连,1支供吸出本液使用。

重铬酸钾滴定液(0.01667mol/L)

$K_2Cr_2O_7=294.18$　$4.903g\rightarrow1000ml$

【配制】　取基准重铬酸钾,在120℃干燥至恒重后,称取4.903g,置于1000ml量瓶中,加水适量使其溶解并稀释至刻度,摇匀,即得。

烃铵盐滴定液(0.01mol/L)

$C_{22}H_{40}ClN=354.01$　$3.8g\rightarrow1000ml$

【配制】　取氯化二甲基苄基烃铵 3.8g,加水溶解后,加醋酸-醋酸钠缓冲液(pH 3.7)10ml,再加水稀释成 1000ml,摇匀。

【标定】　取在 150℃干燥 1h 的分析纯氯化钾约 0.18g,精密称定,置于 250ml 量瓶中,加醋酸-醋酸钠缓冲液(pH 3.7)使其溶解并稀释至刻度,摇匀;精密量取 20ml,置于 50ml 量瓶中,精密加入四苯硼钠滴定液(0.02mol/L)25ml,用水稀释至刻度,摇匀;经干燥滤纸滤过,精密量取续滤液 25ml,置于 150ml 锥形瓶中,加溴酚蓝指示液 0.5ml,用本液滴定至蓝色,并将滴定的结果用空白试验校正。每 1ml 烃铵盐滴定液(0.01ml/L)相当于 0.7455mg 的氯化钾。

盐酸滴定液(1mol/L、0.5mol/L、0.2mol/L 或 0.1mol/L)

HCl=36.46　36.46g→1000ml;18.23g→1000ml;7.292g→1000ml;3.646g→1000ml

【配制】　盐酸滴定液(1mol/L):取盐酸 90ml,加水适量,配制成 1000ml,摇匀。

盐酸滴定液(0.5mol/L、0.2mol/L 或 0.1mol/L)照上法配制,但盐酸的取用量分别为 45ml、18ml 或 9.0ml。

【标定】　①盐酸滴定液(1mol/L)。取在 270～300℃干燥至恒重的基准无水碳酸钠约 1.5g,精密称定,加水 50ml 使其溶解,加甲基红-溴甲酚绿混合指示液 10 滴,用本液滴定至溶液由绿色转变为紫红色时,煮沸 2min,冷却至室温,继续滴定至溶液由绿色变为暗紫色。每 1ml 盐酸滴定液(1mol/L)相当于 53.00mg 的无水碳酸钠。根据本液的消耗量与无水碳酸钠的取用量,算出本液的浓度,即得。②盐酸滴定液(0.5mol/L)照上法标定,但基准无水碳酸钠的取用量改为约 0.8g。每 1ml 盐酸滴定液(0.5mol/L)相当于 26.50mg 的无水碳酸钠。③盐酸滴定液(0.2mol/L)照上法标定,但基准无水碳酸钠的取用量改为约 0.3g。每 1ml 盐酸滴定液(0.2mol/L)相当于 10.60mg 的无水碳酸钠。④盐酸滴定液(0.1mol/L)照上法标定,但基准无水碳酸钠的取用量改为约 0.15g。每 1ml 盐酸滴定液(0.1mol/L)相当于 5.30mg 的无水碳酸钠。

若需使用浓度为 0.05mol/L、0.02mol/L 或 0.01mol/L 的盐酸滴定液,可取盐酸滴定液(1mol/L 或 0.1mol/L)加水稀释制成。必要时标定浓度。

高氯酸滴定液(0.1mol/L)

HClO$_4$=100.46　10.05g→1000ml

【配制】　取无水冰醋酸(按含水量计算,每 1g 水加醋酐 5.22ml)750ml,加入高氯酸(70%～72%)8.5ml,摇匀;在室温下缓缓滴加醋酐 23ml,边加边摇,加完后再振摇均匀,放冷;加无水冰醋酸适量,配制成 1000ml,摇匀,放置 24h。若所测供试品易乙酰化,则须用水分测定法(通则 0832 第一法"1. 容量滴定法")测定本液的含水量,再用水和醋酐调节至本液的含水量为 0.01%～0.2%。

【标定】　取在 105℃干燥至恒重的基准邻苯二甲酸氢钾约 0.16g,精密称定,加无水冰醋酸 20ml 使其溶解,加结晶紫指示液 1 滴,用本液缓缓滴定至蓝色,并将滴定的结果用空白试验校正。每 1ml 高氯酸滴定液(0.1mol/L)相当于 20.42mg 的邻苯二甲酸氢钾。根据本液的消耗量与邻苯二甲酸氢钾的取用量,算出本液的浓度,即得。

若需用 0.05mol/L 或 0.02mol/L 的高氯酸滴定液,可取 0.1mol/L 的高氯酸滴定液,用无水冰醋酸稀释制成,并标定浓度。

本液也可用二氧六环配制:取高氯酸(70%～72%)8.5ml,加异丙醇 100ml 溶解后,再加二氧六环稀释至 1000ml。标定时,取在 105℃ 干燥至恒重的基准邻苯二甲酸氢钾约 0.16g,精密称定,加丙二醇 25ml 与异丙醇 5ml,加热使其溶解,放冷,加二氧六环 30ml 与甲基橙-二甲苯蓝 FF 混合指示液数滴,用本液滴定至由绿色变为蓝灰色,并将滴定的结果用空白试验校正,即得。

【贮藏】 置于棕色玻璃瓶中,密闭保存。

高氯酸钡滴定液(0.05mol/L)

$Ba(ClO_4)_2 \cdot 3H_2O = 390.32$　　$19.52g \rightarrow 1000ml$

【配制】 取氢氧化钡 15.8g,加水 75ml 和高氯酸 7.5ml,用高氯酸调节 pH 值至 3.0,必要时过滤。加乙醇 150ml,加水稀释至 250ml,用醋酸-醋酸钠缓冲液(取无水醋酸钠 10g,加水 300ml 使其溶解,用冰醋酸调节 pH 值至 3.7,用水稀释至 1000ml)稀释至 1000ml。

【标定】 精密量取硫酸滴定液(0.05mol/L)5ml,加水 5ml 及上述醋酸-醋酸钠缓冲液 50ml、乙醇 60ml,以 0.1% 茜素红溶液 0.5ml 为指示液,用本液滴定至橙红色。根据本液的消耗量,算出本液的浓度,即得。

高锰酸钾滴定液(0.02mol/L)

$KMnO_4 = 158.03$　　$3.161g \rightarrow 1000ml$

【配制】 取高锰酸钾 3.2g,加水 1000ml,煮沸 15min,密塞,静置 2 日以上,用垂熔玻璃滤器滤过,摇匀。

【标定】 取在 105℃ 干燥至恒重的基准草酸钠约 0.2g,精密称定,加新沸过的冷水 250ml 与硫酸 10ml,搅拌使其溶解,自滴定管中迅速加入本液约 25ml(边加入,边振摇,以避免产生沉淀),待褪色后,加热至 65℃,继续滴定至溶液显微红色并保持 30s 不褪;当到达滴定终点时,溶液温度应不低于 55℃,每 1ml 高锰酸钾滴定液(0.02mol/L)相当于 6.70mg 的草酸钠。根据本液的消耗量与草酸钠的取用量,算出本液的浓度,即得。

若需用 0.002mol/L 的高锰酸钾滴定液,可取 0.02mol/L 的高锰酸钾滴定液加水稀释,煮沸,放冷,必要时滤过,再标定其浓度。

【贮藏】 置于具玻璃塞的棕色玻璃瓶中,密闭保存。

硝酸汞滴定液(0.02mol/L 或 0.05mol/L)

$Hg(NO_3)_2 \cdot H_2O = 342.62$　　$6.85g \rightarrow 1000ml;17.13g \rightarrow 1000ml$

【配制】 ①硝酸汞滴定液(0.02mol/L)。取硝酸汞 6.85g,加 1mol/L 硝酸溶液 20ml 使其溶解,用水稀释至 1000ml,摇匀。②硝酸汞滴定液(0.05mol/L)。取硝酸汞 17.2g,加水 400ml 与硝酸 5ml 溶解后,滤过,再加水适量,配制成 1000ml,摇匀。

【标定】 ①硝酸汞滴定液(0.02mol/L)。取在 110℃ 干燥至恒重的基准氯化钠约 15mg,精密称定,加水 50ml 使其溶解,照电位滴定法(通则 0701),以铂电极作为指示电极,汞-硫酸亚汞电极作为参比电极,在不断搅拌下用本液滴定。每 1ml 硝酸汞滴定液(0.02mol/L)相当于 2.338mg 的氯化钠。根据本液的消耗量与氯化钠的取用量,算出本液的浓度,即得。②硝酸汞滴定液(0.05mol/L)。取在 110℃ 干燥至恒重的基准氯化钠约 0.15g,精密称定,加水 100ml 使其溶解,加二苯偕肼指示液 1ml,在剧烈振摇下用本液滴定至显淡玫瑰紫色。每 1ml 硝酸汞滴定液(0.05mol/L)相当于 5.844mg 的氯化钠。根据本液的消耗量与氯化钠的取用量,算出本液的浓度,即得。

硝酸铋滴定液(0.01mol/L)

$Bi(NO_3)_3 \cdot 5H_2O = 485.10$　$4.851g \rightarrow 1000ml$

【配制】　取硝酸铋 4.86g,加稀硝酸 100ml 使其溶解,加水至 1000ml,摇匀。

【标定】　精密量取本液 25ml,加水 50ml 及二甲酚橙指示液 3 滴,用乙二胺四乙酸二钠滴定液(0.01mol/L)滴定至溶液颜色由红色变为黄色。根据乙二胺四乙酸二钠滴定液(0.01mol/L)的消耗量,算出本液的浓度,即得。

硝酸铅滴定液(0.05mol/L)

$Pb(NO_3)_2 = 331.21$　$16.56g \rightarrow 1000ml$

【配制】　取硝酸铅约 17.5g,精密称定,置于 1000ml 量瓶中,加水溶解并稀释至刻度,摇匀,即得。

【标定】　精密量取本滴定液 25ml,加冰醋酸 3ml 与六亚甲基四胺 5g,加水 70ml 与二甲酚橙指示液(2g/L)2 滴,用乙二胺四乙酸二钠滴定液(0.05mol/L)滴定至溶液显亮黄色。根据乙二胺四乙酸二钠滴定液(0.05mol/L)的消耗量,算出本液的浓度,即得。

若需用 0.001mol/L 的硝酸铅滴定液,可取 0.05mol/L 的硝酸铅滴定液加水稀释制成,必要时标定浓度。

【贮藏】　置于棕色玻璃瓶中,密闭保存。

硝酸银滴定液(0.1mol/L)

$AgNO_3 = 169.87$　$16.99g \rightarrow 1000ml$

【配制】　取硝酸银 17.5g,加水适量使其溶解成 1000ml,摇匀。

【标定】　取在 110℃ 干燥至恒重的基准氯化钠约 0.2g,精密称定,加水 50ml 使其溶解,再加糊精溶液(1→50)5ml、碳酸钙 0.1g 与荧光黄指示液 8 滴,用本液滴定至混浊液由黄绿色变为微红色。每 1ml 硝酸银滴定液(0.1mol/L)相当于 5.844mg 的氯化钠。根据本液的消耗量与氯化钠的取用量,算出本液的浓度,即得。

若需用 0.01mol/L 的硝酸银滴定液,可取 0.1mol/L 的硝酸银滴定液,在临用前加水稀释制成。

【贮藏】　置于具玻璃塞的棕色玻璃瓶中,密闭保存。

硫代硫酸钠滴定液(0.1mol/L 或 0.05mol/L)

$Na_2S_2O_3 \cdot 5H_2O = 248.19$　$24.82g \rightarrow 1000ml;12.41g \rightarrow 1000ml$

【配制】　①硫代硫酸钠滴定液(0.1mol/L)。取硫代硫酸钠 26g 与无水碳酸钠 0.20g,加新沸过的冷水适量,使其溶解并稀释至 1000ml,摇匀,放置 1 个月后滤过。②硫代硫酸钠滴定液(0.05mol/L)。取硫代硫酸钠 13g 与无水碳酸钠 0.10g,加新沸过的冷水适量,使其溶解并稀释至 1000ml,摇匀,放置 1 个月后滤过。或取硫代硫酸钠滴定液(0.1mol/L),加新沸过的冷水稀释制成。

【标定】　①硫代硫酸钠滴定液(0.1mol/L)。取在 120℃ 干燥至恒重的基准重铬酸钾 0.15g,精密称定,置于碘瓶中,加水 50ml 使其溶解,加碘化钾 2.0g,轻轻振摇使其溶解,加稀硫酸 40ml,摇匀,密塞;在暗处放置 10min 后,加水 250ml 稀释,用本液滴定至接近终点时,加淀粉指示液 3ml,继续滴定至蓝色消失而显亮绿色,并将滴定的结果用空白试验校正。每 1ml 硫代硫酸钠滴定液(0.1mol/L)相当于 4.903mg 的重铬酸钾。根据本液的消耗量与重铬酸钾的取用量,算出本液的浓度,即得。②硫代硫酸钠滴定液(0.05mol/L)。照上法标定,但基准重铬酸钾的取用量改为约 75mg。每 1ml 硫代硫酸钠滴定液(0.05mol/L)相当于 2.452mg 的重铬酸钾。

室温在 25℃ 以上时,应将反应液及稀释用水的温度降至约 20℃。

若需用浓度为 0.01mol/L 或 0.005mol/L 的硫代硫酸钠滴定液,可取 0.1mol/L 或 0.05mol/L 的硫代硫酸钠滴定液,在临用前加新沸过的冷水稀释制成,必要时标定浓度。

硫氰酸铵滴定液(0.1mol/L)

$NH_4SCN = 76.12$ 7.612g→1000ml

【配制】 取硫氰酸铵 8.0g,加水使其溶解成 1000ml,摇匀。

【标定】 精密量取硝酸银滴定液(0.1mol/L)25ml,加水 50ml、硝酸 2ml 与硫酸铁铵指示液 2ml,用本液滴定至溶液微显淡棕红色;经剧烈振摇后仍不褪色,即为终点。根据本液的消耗量,算出本液的浓度,即得。

硫氰酸钠滴定液(0.1mol/L)或硫氰酸钾滴定液(0.1mol/L)均可作为本液的代用品。

硫酸滴定液(0.5mol/L、0.25mol/L、0.1mol/L 或 0.05mol/L)

$H_2SO_4 = 98.08$ 49.04g→1000ml;24.52g→1000ml;9.81g→1000ml;4.904g→1000ml

【配制】 硫酸滴定液(0.5mol/L):取硫酸 30ml,缓缓注入适量水中,冷却至室温,加水稀释至 1000ml,摇匀。

硫酸滴定液(0.25mol/L、0.1mol/L 或 0.05mol/L)照上法配制,但硫酸的取用量分别为 15ml、6ml 或 3ml。

【标定】 照盐酸滴定液(1mol/L、0.5mol/L、0.2mol/L 或 0.1mol/L)项下的方法标定,即得。

若需用 0.01mol/L 的硫酸滴定液,可取硫酸滴定液(0.5mol/L、0.1mol/L 或 0.05mol/L)加水稀释制成,必要时标定浓度。

硫酸亚铁铵滴定液(0.1mol/L)

$Fe(NH_4)_2(SO_4)_2 \cdot 6H_2O = 392.13$ 39.21g→1000ml

【配制】 取硫酸亚铁铵 40g,溶于预先冷却的 40ml 硫酸和 200ml 水的混合液中,加水适量,配制成 1000ml,摇匀。

本液临用前应标定浓度。

【标定】 精密量取本液 25ml,加邻二氮菲指示液 2 滴,用硫酸铈滴定液(0.1mol/L)滴定至溶液由浅红色转变为淡绿色。根据硫酸铈滴定液(0.1mol/L)的消耗量,算出本液的浓度,即得。

硫酸铈滴定液(0.1mol/L)

$Ce(SO_4)_2 \cdot 4H_2O = 404.30$ 40.43g→1000ml

【配制】 取硫酸铈 42g(或硫酸铈铵 70g),加含有硫酸 28ml 的水 500ml,加热溶解后,放冷,加水适量,配制成 1000ml,摇匀。

【标定】 取在 105℃ 干燥至恒重的基准草酸钠约 0.2g,精密称定,加水 75ml 使其溶解,加硫酸溶液(取硫酸 20ml 加入 50ml 水中混匀,放冷)6ml,边加、边振摇,加盐酸 10ml,加热至

70～75℃,用本液滴定至溶液呈微黄色。每 1ml 硫酸铈滴定液(0.1mol/L)相当于 6.700mg 的草酸钠。根据本液的消耗量与草酸钠的取用量,算出本液的浓度,即得。

若需用 0.01mol/L 的硫酸铈滴定液,可精密量取 0.1mol/L 的硫酸铈滴定液,用每 100ml 中含硫酸 2.8ml 的水定量稀释制成。

氯化钡滴定液(0.1mol/L)

$BaCl_2 \cdot 2H_2O = 244.26$　24.43g→1000ml

【配制】　取氯化钡 24.4g,加水适量使其溶解成 1000ml,摇匀。

【标定】　精密量取本液 10ml,加水 60ml 和浓氨试液 3ml,加酞紫 0.5～1mg,用乙二胺四乙酸二钠滴定液(0.05mol/L)滴定至紫色开始消褪,加乙醇 50ml,继续滴定至紫蓝色消失,并将滴定的结果用空白试验校正。每 1ml 乙二胺四乙酸二钠滴定液(0.05mol/L)相当于 12.22mg 的氯化钡。根据乙二胺四乙酸二钠滴定液(0.05mol/L)的消耗量,算出本液的浓度,即得。

锌滴定液(0.05mol/L)

$Zn = 65.39$　3.270g→1000ml

【配制】　取硫酸锌 15g(相当于锌约 3.3g),加稀盐酸 10ml 与水适量,使其溶解成 1000ml,摇匀。

【标定】　精密量取本液 25ml,加 0.025%甲基红的乙醇溶液 1 滴,滴加氨试液至溶液显微黄色,加水 25ml、氨-氯化铵缓冲液(pH 10.0)10ml 与铬黑 T 指示液少量,用乙二胺四乙酸二钠滴定液(0.05mol/L)滴定至溶液由紫色变为纯蓝色,并将滴定的结果用空白试验校正。根据乙二胺四乙酸二钠滴定液(0.05mol/L)的消耗量,算出本液的浓度,即得。

碘滴定液(0.05mol/L)

$I_2 = 253.81$　12.69g→1000ml

【配制】　取碘 13.0g,加碘化钾 36g 与水 50ml 溶解后,加盐酸 3 滴与水适量,配制成 1000ml 的溶液,摇匀,用垂熔玻璃滤器滤过。

【标定】　精密量取本液 25ml,置于碘瓶中,加水 100ml 与盐酸溶液(9→100)1ml,轻摇混匀,用硫代硫酸钠滴定液(0.1mol/L)滴定至接近终点时,加淀粉指示液 2ml,继续滴定至蓝色消失。根据硫代硫酸钠滴定液(0.1mol/L)的消耗量,算出本液的浓度,即得。

若需用 0.025mol/L 的碘滴定液,可取 0.05mol/L 的碘滴定液加水稀释制成。

【贮藏】　置于具玻璃塞的棕色玻瓶中,密闭,在凉处保存。

碘酸钾滴定液(0.05mol/L 或 0.01667mol/L)

$KIO_3 = 214.00$　10.700g→1000ml;3.5667g→1000ml

【配制】　①碘酸钾滴定液(0.05mol/L)。取基准碘酸钾,在 105℃ 干燥至恒重后,精密称取 10.700g,置于 1000ml 量瓶中,加水适量使其溶解并稀释至刻度,摇匀,即得。②碘酸钾滴定液(0.01667mol/L)。取基准碘酸钾,在 105℃ 干燥至恒重后,精密称取 3.5667g,置于 1000ml 量瓶中,加水适量使其溶解并稀释至刻度,摇匀,即得。

溴滴定液(0.05mol/L)

$Br_2 = 159.81$　7.990g→1000ml

【配制】 取溴酸钾 3.0g 与溴化钾 15g,加水适量使其溶解成 1000ml,摇匀。

【标定】 精密量取本液 25ml,置于碘瓶中,加水 100ml 与碘化钾 2.0g,振摇使其溶解;加盐酸 5ml,密塞,振摇,在暗处放置 5min,用硫代硫酸钠滴定液(0.1mol/L)滴定至接近终点时,加淀粉指示液 2ml,继续滴定至蓝色消失。根据硫代硫酸钠滴定液(0.1mol/L)的消耗量,算出本液的浓度,即得。

室温在 25℃以上时,应将反应液的温度降至约 20℃。本液每次临用前均应标定浓度。

若需用 0.005mol/L 的溴滴定液,可取 0.05mol/L 的溴滴定液加水稀释制成,并标定浓度。

【贮藏】 置于具玻璃塞的棕色玻璃瓶中,密闭,在凉处保存。

溴酸钾滴定液(0.01667mol/L)

$KBrO_3 = 167.00 \quad 2.784g \rightarrow 1000ml$

【配制】 取溴酸钾 2.8g,加水适量使其溶解成 1000ml,摇匀。

【标定】 精密量取本液 25ml,置于碘瓶中,加碘化钾 2.0g 与稀硫酸 5ml,密塞,摇匀,在暗处放置 5min 后,加水 100ml 稀释,用硫代硫酸钠滴定液(0.1mol/L)滴定至接近终点时,加淀粉指示液 2ml,继续滴定至蓝色消失。根据硫代硫酸钠滴定液(0.1mol/L)的消耗量,算出本液的浓度,即得。

室温在 25℃以上时,应将反应液及稀释用水的温度降至约 20℃。

醋酸钠滴定液(0.1mol/L)

$C_2H_3NaO_2 = 82.04 \quad 8.204g \rightarrow 1000ml$

【配制】 取无水碳酸钠 5.3g,加无水冰醋酸(按含水量计算,每 1g 水加醋酐 5.22ml)100ml,加无水冰醋酸至 1000ml,摇匀。

【标定】 精密量取高氯酸滴定液(0.1mol/L)15ml,加结晶紫指示液数滴,用本液滴定至绿色。根据本液的消耗量,算出本液的浓度,即得。

七、常用洗液

1. 铬酸洗液(重铬酸钾的硫酸溶液) 主要用于洗涤被无机物沾污的器皿,对有机物和油污的去污能力也较强。配制方法:称取 5g 重铬酸钾于烧杯中,用少量水润湿,边搅拌,边缓慢加入 80ml 浓硫酸,冷却后贮存于磨口玻璃瓶中。

2. 氢氧化钠-高锰酸钾洗液 用于洗涤油污及有机物,用此洗液洗涤后,器皿上会留下二氧化锰,需再用盐酸洗涤。配制方法:将 4g 高锰酸钾溶于少量水中,慢慢加入 100ml 10% 氢氧化钠溶液。

3. 氢氧化钠-乙醇溶液 用于洗涤聚合体、油脂及其他有机物。配制方法:将 120g 氢氧化钠溶解在 120ml 水中,再用 95% 乙醇稀释至 1L。

4. 酸性洗液 浓盐酸常被用于洗去附着在器皿上的氧化剂或不溶于水的无机物;1:1 的盐酸常被用于洗涤灼烧过的坩埚;硝酸-氢氟酸洗液是玻璃器皿和石英器皿的优良洗涤剂,洗涤效率高、速度快,但该洗液对玻璃器皿和石英器皿有腐蚀作用,不适于洗涤精密玻璃仪器、标准磨口仪器、活塞、砂芯漏斗、光学玻璃、比色皿、精密石英部件等。

5. 酸性草酸和盐酸羟胺洗涤液 适用于洗涤氧化性物质,如沾有高锰酸钾、三价铁化合物等的容器。配制方法:取 10g 草酸或 1g 盐酸羟胺溶于 100ml 20％盐酸溶液中。

　　6. 肥皂液、碱液及合成洗涤剂　　用于洗涤油脂和某些有机物,使用时按具体情况配制为合适浓度的溶液即可。